中医临床必备实用疗法系列丛书

谭同来 总主编

谭同来 张咏梅 编著

论治法，以法统方，传承精华
勤临证，辨证遣药，守正创新

中医泻下法

U0284586

山西出版传媒集团
山西科学技术出版社

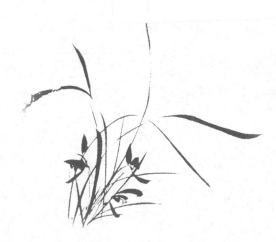

中医临床必备实用疗法系列丛书
编委会名单

序

　　疗法，即治疗方法，是在辨清证候、审明病因、确定病机、落实病位之后，有针对性地采取的治疗方法，是理、法、方、药重要的一环，是中医临床工作者"一拨其本，诸病悉除"必须掌握的秘钥。

　　法随证立，方从法出。疗法堪为上承辨证，下统方药的至关重要一环，起着承上启下的桥梁作用。随着自然科学的发展，人们对病证的深入研究，理论推演出许多新治法，派生出许多新方剂；从治疗疾病的丰富经验中，自创了许多行之有效的方剂，提炼归纳为许多新治法。无论是理论推演式，还是经验总结式得出的新疗法，这些都是弥足珍贵的，对于中医临床工作者拓宽视野，提高疗效，无不裨益。为此，我们承担了山西科学技术出版社《中医临床必备实用疗法》系列丛书的编撰工作。

　　《中医临床必备实用疗法》系列丛书，分为《中医发汗法》《中医泻下法》《中医清热法》《中医补益法》4 部，按概述、分类、适用病证、历代方剂、常用药对、名医案例六部分阐述，体例新颖，以法统方，选方严谨，治方述证，以案证法，环环相扣，如掌观螺，历历在目。丛书可谓是一套内容丰富、专业规范、简明扼要、时代气息强的疗法新书。

"清如秋菊何妨瘦，洁似夏荷不畏染"。面对社会主义经济建设的潮涌浪奔，无论是做理论研究的，还是临床工作者，我们应该不忘初心，"为天地立心，为生民立命，为往圣继绝学，为万世开大平"。这是时代赋予我们一代人的重托。

谭同来，于湘江之滨

目　录

目录

第一章 概述

泻下法，又称通里泻下法，简称下法，为"八法"之一，是运用通便下积，荡热逐实的方药，将积滞、宿食、燥屎、瘀血、痰积、水饮等有形实邪从下排出体外的一种治疗大法。泻下法在中医临床治病中应用广泛，收效迅捷，发挥着不可替代的作用。许多名医精于此法，在治疗伤寒、温病、杂症、急症中圆融活变，收到了桴鼓相应的疗效。

一、泻下法的起源发展

泻下法源远流长，代有发展。早在两千年前的《内经》就有下法治病的有关记载：①病邪深，里实证具，宜用下法。《素问·热论》云："其未满三日者可汗而已，其满三日者可泻而已。"②病位在中、下，适用下法。《素问·阴阳应象大论》曰："其下者，引而竭之；中满者，泻之于内。"③病性属实，体质强壮，可采用下法。《素问·阴阳应象大论》说："其实者，散而泻之。"《素问·至真大论》

指出"衰者补之，强者泻之""盛者泻之""留者攻之"。说明里热内积、腑实腹满者当用泻下之法。④运用下法，适可而止。《内经》中载有"大积大聚，其可犯也，衰其大半而止""大毒治病，下去其六"的治疗原则。尽管《内经》未论及具体方治，但这对后世使用通里泻下法奠定了理论基础。

东汉医圣张仲景在《伤寒论》《金匮要略》中匠心独运，根据不同病症，创制了寒下、温下、峻下、缓下、润下等36个方剂，开泻下法用治阳明腑实、瘀结、水饮、肠痈、黄疸、宿食诸症之先河。

（1）攻下积滞：仲景巧妙配伍以温下的大黄附子汤；缓下的麻子仁丸、调胃承气汤、蜜煎导方等，寒下的大、小承气汤攻积导滞。在《金匮要略·腹满寒疝宿食病》中云："胁下偏痛，发热，其脉紧弦，此寒也，以温药下之，宜大黄附子汤。""病人有宿食，何以别之？"师曰："寸口脉浮而大，按之反涩，尺中微而涩，故知有宿食，大承气汤主之。""下利谵语者，有燥屎也，小承气汤主之。"在《伤寒论》248条指出"太阳病三日，发汗不解，蒸蒸发热者，属胃也，调胃承气汤主之。"在《金匮要略·五脏风寒积聚病脉证并治》中说："趺阳脉浮而涩，浮则胃气强，涩则小便数，浮涩相搏，大便坚实，其脾为约，麻子仁丸主之。"仲景认为，凡阳明腑实，大便不通，腹满胀，壮热烦渴，神昏谵语，痞、满、燥、实、坚证具备者均须用大承气汤峻下热结；以痞满为主时宜用小承气汤泻热通便、破滞除满；以燥实为主的，又当用调胃承气汤泻下燥结，调和胃气。

（2）化瘀止血：仲景灵活运用下法活血化瘀，泻火凉血。邪热入血，既可引起出血，又可导致血瘀；火热亢盛，迫血上溢可致吐血、衄血，瘀血下蓄。①破瘀下血：《金匮要略·卷下》云："产后腹痛，……必腹中有瘀血著脐下也，下瘀血汤主之。"其方中有大黄、桃仁、䗪虫等药，逐瘀之力峻猛，对于经闭、癥瘕等症，服后收到"血下如豚肝"的满意效果。同理，"妇人经水不利下，抵当汤主之。""妇人少腹满如敦状，小便困难而不渴，此为水与血俱结在血室也，大黄甘遂汤主之。""病疟以月一日发，当以十五日愈，设不差，当月尽解，如其不差，当云何？师曰：此结为癥瘕，名曰疟母，急治之，宜鳖甲丸。"以上这些《金匮要略》条文均为仲景用攻下法破血化瘀治疗下焦蓄血证。②虚羸瘀血，攻补兼施：《金匮要略·血痹虚劳病脉证并治第六》"五劳虚极羸瘦、腹满不能食、食伤、忧伤、饮伤、房室伤、饥伤、劳伤、经络营卫气伤、内有干血、肌肤甲错、两目黯黑，缓中补虚，大黄䗪虫丸主之。"虚劳羸极，气血运行无力，停滞而成干血，其势不轻，若不速除其积，则新血难生，益增其虚，所以应用大黄、䗪虫、水蛭、虻虫、蛴螬、干漆、桃仁等众多破瘀下血之品，攻其痼疾；另一方面，伍以芍药、地黄、甘草益气养血，且炼蜜为丸，峻药缓图。这实属攻补兼施第一方！③仲景对瘀血轻证用桃仁承气汤，又主治马坠及一切筋骨损伤。对吐血、衄血等症，仲景用泻心汤主之。方中重用大黄泻火凉血，便血自止。

（3）攻下热毒：《金匮要略·疮痈肠痈浸淫病脉证并治》云："肠痈者，少腹肿痞，按之如淋，小便自调，时时发热，自汗出，复恶寒。其脉迟紧者，脓未成可下之，当有血。脉洪数者，脓已成，不可下也。大黄牡丹汤主之。"此即仲景所首创疗肠痈基本常用方。大黄牡丹汤功在泻热下瘀，散结消肿。一旦瘀热得除，则毒无以聚，可杜成脓恶化。由于本方攻破作用较强，为防脓肿溃破，扩散弥漫之恶果，故凡"脉洪数者，脓已成，不可下也。"

（4）攻逐水饮：对于水饮久结，仲景善用峻下逐水之品攻之，"病悬饮者，十枣汤主之。"此内饮邪结于胁下的悬饮证。值得重视的是十枣汤的煮服法："芫花（熬）、甘遂、大戟各等份，右三味，捣筛，……先煮肥大枣十枚……内药末，强人服一钱匕，赢人服半钱匕……得快下后，糜粥自养。"该煮法既能充分发挥其药力，又能缓和药性，护其胃气而不伤正气，《金匮要略·痰饮篇·水气篇》对水走肠间，饮邪内结，气不化津，出现浮肿、腹满、小便不利、大便不畅等宜用己椒苈黄丸（防己、椒目、葶苈子、大黄）。水热互结胸胁，气机阻滞不通之结胸证，症见胸胁疼痛，心下痞硬，拒按，用大陷胸汤（大黄、甘遂、芒硝）以泻热逐水破结。病情较缓则用大陷胸丸（大陷胸汤加葶苈、杏仁、炼蜜为丸）。对于饮邪留止，结于中焦，则以甘遂半夏汤直达其所，破结逐水。

（5）通腑退黄：《金匮要略·黄疸病脉证并治》中论黄疸虽分谷疸、酒疸、女劳疸。究其病因主要责之湿与热，即所谓"黄家所得，从湿得之""胃中苦浊，浊气下流""阴被其寒，热流膀胱"，故其治疗多以通腑退黄，清利湿热，以大黄组成的方剂有三首：茵陈蒿汤、栀子大黄汤、大黄硝石汤。茵陈蒿汤主要清利湿热以退黄，适用于寒热不食、食即头眩，心胸不安，久久发黄之谷疸病；栀子大黄汤则治心中懊恼而热壅的酒黄疸；大黄硝石汤则治疗黄疸腹满，小便不利而赤者、自汗出的表里证。前方用大黄合栀子、豆豉清热退黄除烦，使湿热去而懊恼解；后方大黄合硝石、黄柏等药物利湿除黄，清热通便，使小便利而腹满除。

（6）泄热止呕：《金匮要略·呕吐哕下利病脉证治》"食已即吐者，大黄甘草汤主之。"本条中据呕吐为胃肠实热所致，胃肠为阳明之腑，以通为顺，实热内壅、腑气不通，胃失和降上逆呕吐。以大黄荡涤肠胃，通降胃气，配以甘草缓之可达泄热通腑而止呕。近人将此方加入代赭石、半夏、党参治疗神经性呕吐收效显著。

（7）宣通气机：凡因气滞兼实积而致脘腹胀痛一证，可用大黄、枳实、厚朴组成的厚朴三物汤宣通气机，去其积实；因于胃热气滞而致心下痞满者，又可治以大黄黄连汤；心下热痞兼表阳虚者，则予以含大黄的附子泻心汤复阳固表，泻火消痞。

（8）其他方面：仲景以大黄合桂枝汤，以厚朴三物合桂枝汤去芍药以治太阳阳明合病，此即桂枝加大黄汤和厚朴七物汤。或以小承气汤与小柴胡汤合用组为大柴胡汤双解少阳、阳明之邪。饮邪停滞于肺，挟胃热上冲时，用苓甘五味姜辛半杏大黄汤以宣肺化痰逐饮，加大黄一味，既清胃热，又逐水消痰。对产后瘀阻、胃实之证亦倡用下法。产妇多亡血，如有该下之证，则不可拘泥于产后血虚而怯于攻下。"病解能食，七八日更发热者，此为胃实，大承气汤主之。"本证是由于产后郁冒，便坚不能食，遂发展为胃实。显然胃实为"新病"，当先治之，宜与大承气汤通腑荡实。"产后七八日，无太阳证，少腹坚痛，此恶露不尽；不大便，烦躁发热，切脉微实，再倍发热，日晡时烦躁者，不食，食则谵语，至夜即愈，宜大承气主之。热在里，结在膀胱也。"明确指出了产妇，热聚于中，血结于下，急宜通腑泄热，逐瘀下血并举。非大承气汤莫属。总之，仲景创制的这些泻下方剂巧思效宏，药应症情，丝丝入扣，至今仍被中医临床工作者推崇、借鉴效仿。

唐代药王孙思邈博采群书，勤学古训，删裁繁复，系统总结了唐以前我国医学发展的宝贵经验，并广泛搜集世间治病验方，精心筛选和验证，结合自己长期的临床实践经验，数十年如一日，含辛茹苦，终于著成了《备急千金要方》和《千金翼方》两部不朽著作。书中提出了许多重要理论、治疗原则和方法。其对泻下法的药物配伍和药物剂型进行了有益的探索，并拓展了下法治病的新领域。

（1）药物配伍：《千金翼方》卷十八吐血第四中，载有

"吐血百治不差，疗十十差，神验不传方。"药仅地黄汁，生大黄二味，但药简意赅，配伍精当，地黄甘寒毓阴，凭凉营以泻火；大黄苦寒直折，藉涤荡以祛瘀；地黄补其虚，大黄泻其实；地黄守而不走，大黄走而不守。动静相合，开阖相济；且补且泻，亦填亦削。地黄得大黄，则养阴而不腻滞，止血而无留瘀之弊；大黄得地黄，则清泄而不伤阴，逐瘀而少耗血之虑，相反相成。实为下法配伍新方。他还用芍药配大黄，组成神度明丸，主治久患腹内胀满积聚，气上抢心，大小便不通之证；又以大黄配苦酒治疗产子后血不尽；用大黄佐以芒硝分治鲙食不消和行路热伤所致血尿。用大黄辅之蚯蚓治关节内瘀血；以大黄、当归伍用治从高处坠下所致崩中；以大黄、葶苈子并用，治疗黄疸。

（2）药物剂型：孙氏记载了泻下法的许多新剂型。诸如十二物寒水石散、八味黄芪散敷之方、松脂膏、生鱼薄乳痈方、蛇衔生肉膏、浸汤方、坐导药方、大黄榻洗方、莽草汤浴方等外用剂型。创用大黄炭新剂型治疗关节疾病。名方之一紫雪丹即传说系"昆明池龙"所赠，号称"龙宫秘方"所载。

（3）拓展了新领域：孙氏所著的《千金要方》《千金翼方》篇幅浩大，载方数以千计。其中有大量的下法方剂，并开拓了下法应用的新领域。如用大黄丸、秦椒丸、荡泡汤治疗不孕症；用大黄丸治疗带下和消渴证；用去三虫方驱肠道寄生虫；用小槐角丸疗久痔；用灭瘢膏治瘢痕；用泻肝汤治眼息肉；用栀子丸治酒渣鼻。还首创了大黄制剂的屠苏酒用以预防治疗传染病，来"辟疫气令人不染温病"，并有"一人饮一家无疫，一家饮一里无疫"之效。

金元时期，医道兴盛，名医辈出。刘完素在《宣明论方》中论治外感病颇多创见，提出"表里未解，可攻里"的理论，自制防风通圣散主治风淫外袭，邪郁不解，化热成实，形成表里俱实，风火壅盛之候，疗效卓著；自制凉膈散主治表证不解，半入于里，下证未全，燥热郁结于内的烦扰不得眠，便溺秘结；自制三一承气汤治疗狂越证；在调胃承气汤基础上加当归，化裁为当归承气汤，主治瘀血便溺秘结。倡导"以下为清，釜底抽薪"之法而立方，深受医家重视。

金元四大家之一的张从正尤以攻下法名震于世，临床疗疾推崇下法，在《儒门事亲·十形三疗》中载医案139则，其中用下法和吐下兼用的占40%，吐法的占30%，单用汗法的仅占4%。他认为"积聚陈莝于中，留积寒热在内"，均应尽逐，宜用下法。无论"寒湿固冷，热客下焦，在下之病，可泄而出之"。泻下能使"陈莝去而肠胃清，癥瘕尽而营卫昌，不补之中有真补焉"。所著《儒门事亲》进一步扩充下法具有磨积、逐水、破经、泄气及催生、下乳等多方面功效，诸如浊水停积、壅积不去、疮肿焮痛、打扑闪挫、汤沃火烧、车辗犬伤等俱可投用泻下之法。把攻下方剂分为寒下、凉下、温下、热下等类，以治疗热实、寒实、水实、痰实、食积、血瘀等病。举出巴豆、牵牛、朴硝、大黄、甘遂、芫花、大戟等泻下药30种，寒实证每用巴豆霜，实热证每用牵牛、大黄，重牵牛而轻巴豆，以巴豆性热而牵牛性寒的缘故。故张氏创立并常用的攻下方，多含有牵牛、大黄等泻下药且剂量大而性猛烈。如浚川散：大黄、郁李仁各一两，芒硝、甘遂各五钱，木香三钱；导水丸：大黄、黄芩各二两，滑石、牵牛各四两，加甘遂一两；泄水丸：大戟、芫花、甘遂、海带、海藻、郁李仁、续随子各半两，樟柳根一两；四生丸（润肠丸）：黑牵牛、大黄、朴硝、皂角各等份；藏用丸：大黄、黄芩各三两，滑石、黑牵牛各四两等等，都是例证。张氏还明确了洞泄寒中（俗称休息痢）、伤寒脉浮、表里俱虚、《内经》中五痞心证、厥而唇青，手足冷（内热深者）属寒者（可以脉别之）、小儿内泻转生慢惊，及两目直视鱼口出气者、十二经败甚等症的7条禁忌原则。

迨至明清，随着温病学的兴起、昌盛，泻下法日趋发展、完善。明代吴有性鸣高立异，灼见粲然，吴氏在《温疫论》中认为"疫者，胃家事也……既传入胃，必从下解。""因其毒甚，传变亦速，用药不得不紧。"首倡"温病下不厌早""客邪贵乎早逐。"主张"注意逐邪，勿拘结粪"，强调"邪不去则病不瘳，延缠日久，愈沉愈伏"，务"知邪之所在，早拔去病根为要。"对热性病提出了"不必悉具，但见舌黄、心腹痞满"便于下法的见解。指出"温邪可泻者，约三十余症"，总结出一套攻下宜忌理论，立说精当，示人规范。

明代医家陶华鉴于燥金内结，气血已衰之邪实正虚病证，泻下则元气不支，补正则邪实益壅，遂组制黄龙汤等，借以攻补兼施，正邪并顾，临床运用颇广。

明代名医张介宾以温补为宗，去陈言之糟粕，阐前哲之心旨。立医家之八阵，补其不足、调和偏性、攻其有余、散其外邪、寒凉清热、温阳散寒、固其滑脱，因证立方。在《景岳全书·方阵》所载方剂中，新旧攻方有119首。主张新病邪气结聚，病本属实，即用峻猛之剂以拨除其根为首务，以免遗患。临证中，张氏善用攻药大黄，誉之为药中良将，颇具胆识。如他治一壮年"热结三焦，二便俱闭，先以大承气汤用大黄五七钱，如石投水，又用神佑丸及导法，俱不能通，且前后俱闭，危剧益甚，遂以大承汤加生大黄二两、芒硝三钱、牙皂二钱煎服，黄昏进药，四鼓始通，大便后小便渐利。"而收良效。他应用攻逐法治疗水肿杂病也独具心法。张氏治水治肿，既注重温阳补肾，以奋气化，又推崇古法治肿，大剂攻逐，导水浚利，以泄壅滞。他在《景岳全书·肿胀》说："古法治肿，大都不用补剂，而多用去水等药，微则分利，甚则推逐……如舟车、神佑丸、浚川散、禹攻散、十枣汤之类，皆所以逐水也。"张氏认为只要"审证的确""则此等法诚不可废。"

清代著名医家叶桂在《温热论》中指出："三焦不得从外解，必致成里结。里结于何？在阳明胃与肠也。亦须用下法。"针对三焦湿热蕴结不解，与肠腑积滞交相搏结的病理特点，叶氏指出"下之宜轻"，法应轻下、频下，至便燥为止，"必大便硬乃为无湿，慎不可再攻"的运用方法。确实思虑缜密，所论切合因机，值得师法。

清代温病学家吴瑭著述《温病条辨》，承仲景之旨，发承气之微，在《伤寒论》大承气汤、小承气汤、调胃承气汤、桃核承气汤的基础上，灵活变动，广为制方。针对温病临床错综复杂的特殊情况，将益气、滋阴、宣肺、清热、开窍、化痰、养血等法与下法有机结合，创制了新加黄龙汤、宣白承气汤、导赤承气汤、牛黄承气汤、增液承气汤、护胃承气汤、承气合小陷胸汤、桃仁承气汤、加减桃仁承气汤等一系列承气方剂，使下法的运用趋于完善。他认为阳明腑实，单用仲景承气汤而下之不通者，有五种情况，须根据其不同病机，配合其他相应的方法加以处理。其一为应下失下，腑实兼有气阴大伤，正虚不能运药，故下之不应，甚至原药吐出，须"邪正合治"，以益气、滋阴与攻下合法的新加黄龙汤主之。其二为阳明腑实兼有痰热阻肺，肺气不降，故临床兼见喘促不宁，痰涎壅滞，右寸实大等症，须"脏腑合治"，以清热宣肺与攻下合法的宣白承气汤主之。其三为阳明腑实兼有小肠热甚，火腑不通，故临床兼见左尺牢坚，小便赤痛及烦渴等症，须"二肠同治"，以甘苦化阴与攻下合法的导赤承气汤主之。其四为腑实兼有热闭心包，故临床兼见神昏舌短，饮不解渴等症，须"两少阴合治"，以清心开窍与攻下合法的牛黄承气汤主之，即以安宫牛黄丸开手少阴之闭，以大黄泻阳明之实而救足少阴之消。其五为腑实兼有津液不足，无水舟停，可先服增液汤两剂，以增水行舟，若再不下者，则须"一腑中气血合"，以增液润肠与攻下合法的增液承气汤主之。

又如下后数日，热不退，或退不尽，津液大伤，邪气复聚于胃，大便不通而兼见口燥咽干，舌苔干黑，或金黄色，脉沉而有力，须再次攻下者，吴鞠通反对吴又可用小承气之法，以免枳、朴伤气耗阴，而改用护胃承气汤，滋阴清热，兼以轻下。

对于温病三焦俱急，大便不通而兼见大热大渴，舌燥，脉不浮而躁甚，舌色金黄，痰涎壅甚者，认为非下不可，不下则阴液立见消亡；但又不可单以承气攻下，恐引上焦余邪陷入而成结胸之证，故以小陷胸合承气汤，涤三焦之邪，一齐俱出。

可见吴氏治疗温病，既善用承气，又慎用承气，加减变化，极具斟酌，进退取舍，唯当是求，堪称运用下法之楷模。

清代名医陈士铎倡导阳水肿甚，证实邪实，正尚未衰，而当下脉症俱见，务应抓紧时机，主以攻逐，"直夺其水势。"在《石室秘录·水肿治法》阐析说："水势滔天，必开决其水口，则水旋消。"可见，湿热壅结三焦，隧道闭塞的阳水实证，堪从荡下逐水立法。

清代伤寒名家柯琴，终身穷研仲景《伤寒论》之灵奥，深得仲景下法适宜原则，他在《伤寒论翼》卷下末篇《制方大法》中说"里证皆因郁热，下药不用苦寒，则瘀热不除，而邪无出路。所以攻剂必用大黄，攻里不远寒也。然此为阳明胃热言耳。如恶寒痞硬，阳虚阴结者，又当以姜附巴豆之类兼之矣。"此是谓热实于里，固当用苦寒以攻里，承气汤是用；寒实于里，则当用苦热以攻里，白散、备急之类。

"膀胱主水，为太阳之里，十枣、五苓为太阳水道之下药。胃府主谷，为阳明之里，三承气为阳明谷道下药。胆府主气，为少阳之里，大柴胡为少阳气分之下药。此三阳之下药，三阳实邪之出路也。"十枣汤下心下泛滥之水；五苓散下膀胱热结之水。前为峻泻剂，后为渗泄剂。三承气为里实痞、满、燥、坚的下剂；大柴胡汤为经邪渐入府之下剂，各归其属。

柯琴还说："……不必如后人先攻后补、先补后攻之斟酌也。攻里既有调胃承气汤矣，然里邪在上焦者，有夹水夹痰之异；在中焦者，有初硬后溏、燥屎定硬之分，非调胃所能平也。因制有小陷胸以清胸膈之痰，大陷胸以下胸膈之水。小承气以试胃家之矢气，大承气以攻肠胃之燥屎。方有分寸，邪去而元气无伤，不致有顾此遗彼，太过不及之患也。"柯琴是说在辨证立法时，须随机运用，只要辨证准确，立法相吻，择方即施，不必拘于先里后表、先表后里，先攻后补，先补后攻之戒律，即"有是证则投是药"之谓。特殊并病合病则另当别论。

中华人民共和国成立以来，我国中西医药界的有识之士，对通里泻下法进行了广泛深入的研究，取得了许多新成就。

（1）通里泻下法治疗疾病的研究：用通里泻下法与清热、理气、解毒、破气、化瘀、逐水、补益等治法配合应用，治疗疾病的范围非常广泛。尤其在治疗急腹症方面，通里泻下法常常作为首选的治疗方法，因为急腹症的特征多属郁（气机郁滞）、结（实邪结聚）、热（实热内盛或湿热内蕴）、瘀（血行瘀阻）、厥（气血逆乱），其间可以相兼为患，转为他病。这与急腹症的主要病理是机能障碍、梗阻、炎症、血运失常及中毒休克等变化基本类同。通过下法治疗使其通则不痛。如治疗急性阑尾炎（肠痈）用大黄牡丹皮汤化裁，大量资料显示，近期疗效在80%以上。实验证明该方能加速阑尾腔内的钡剂排空，有利于梗阻与炎症的消除；治疗胆道蛔虫病用乌梅汤（丸）加减，在安蛔的同时加入驱蛔与通下药，有利于蛔虫排出；治疗胆系感染和胆石症，在疏肝利胆的基础上，通里攻下，采用"急攻疗法"治疗胆石症，排石率可达70.2%；治疗急性肠梗阻，西医立足于"静"，中医则立足于"动"，主张通下，因势利导，排除积滞以解除梗阻。近数十年来，中西医结合，在急腹症的治疗方面取得了覆杯即愈的疗效。对常见急腹症的病位、病机和治法作了如下探索：

①急性腹膜炎：病位：脾、胃、大小肠；病机：气滞、血瘀、实热；治法：清热解毒、行气祛瘀、通里攻下。

②溃疡病急性穿孔：病位：脾、胃；病机：气血骤闭、湿热、实热；治法：疏通气血、清热解毒、清热燥湿、通里攻下。

③急性肠梗阻：病位：大小肠；病机：气滞、血瘀、热结、寒凝、湿阻、虫积、食积；治法：开结通下。

④急性阑尾炎：病位：大小肠；病机：气滞、血瘀、毒热；治法：清热解毒、行气祛瘀、通里攻下。

⑤胆系感染及胆石症：病位：肝、胆、脾、胃；病机：气郁、血瘀、湿热、火毒；治法：理气开郁、清热燥湿、通里攻下。

⑥胆道蛔虫病：病位：肝、胆、脾、胃；病机：脏寒、虫积、气滞、湿热；治法：制蛔温脏、理气止痛、攻下驱蛔。

⑦急性胰腺炎：病位：脾、胃、肝、胆；病机：气滞、血瘀、湿热；治法：清热燥湿、疏理肝气、通里攻下。

⑧尿路结石症：病位：膀胱、肾；病机：气滞、血瘀、湿热、肾虚；治法：清热利湿、通淋消石。

（2）通里泻下方剂的研究：实验表明，大承气汤可增加肠道运动，解除梗阻并能使肠内容物通过部分梗阻点下行，有利于肠道的扩张和收缩；复方胆道排石汤中的大黄、白芍利胆作用最强。观察到番泻叶、巴豆等能增加胆汁分泌，降低括约肌紧张；由甘遂、京大戟、芫花、牵牛子等组成的十枣汤等方，药效峻猛，对肠黏膜有强烈的刺激作用，不但可引起峻泻，并且有利尿效应，从而使大量水分从大小便排出，适用于水肿、胸水、腹水等病变。

（3）通里泻下法作用机理的研究：对下法作用机理做了广泛的研究，其作用机理有下面几种：①下法可以改善肠道运动。②下法可改善肠管血流量。观察发现大承气汤能增加肠血流量，改善肠管血液运行状态，通过增加肠蠕动和肠壁血流循环可改善肠中细菌状态，从而消除炎症。③下法可影响毛细血管的通透性。实验证明，大承气汤对毛细血管通透性有抑制作用，减少炎性物质渗出，限制炎性病灶扩散。④下法有抗菌作用。大黄作为寒下药应用最多，对多种细菌有不同程度的抑制作用，应用于多种炎性病变均取得良好效果。⑤下法可促进腹腔内血液吸收。实验观察到甘遂通过促进肠道运动能促进腹腔内血液吸收。⑥下法可预防手术腹腔的粘连，复方大承气汤有预防腹腔内肠粘连作用。⑦下法有利胆作用。大黄可促进胆汁分泌，使胆红素和胆汁酸含量增加。⑧下法有利尿、降压及降血脂作用。

二、泻下法的立法依据

《素问·五脏别论》说："所谓五脏者，藏精气而不泻也，故满而不能实；六腑者，传化物而不藏，故实而不能满也。"强调五脏的精气宜保持充满，但必须流通布散而不应呆滞；六腑内应有水谷食物，但必须传导变化，以保持虚实更替永不塞满的状态。胆、胃、小肠、大肠、膀胱、三焦的共同生理特点是受盛和传化水谷，因而其气具有通降下行的特性。

众所周知，"胃为水谷之海"，饮食入口，容纳于胃，通过胃的磨化和腐熟作用后，精微物质由脾转输而营养全身，未被消化的食糜则下传小肠，张介宾《类经·藏象》说："小肠居胃之下，受盛胃中水谷而分清浊，水液由此而渗于前，糟粕由此而归于后，脾气化而上升，小肠化则下降。"糟粕遂入大肠，"大肠者，传道之官，变化出焉。"糟粕复经大肠的燥化和传导作用，形成粪便排出体外。所以，《素问·五藏别论》说："六腑者，传化物而不藏，故实而不能满。所以然者，水谷入口，则胃实而肠虚。食下，则肠实而胃虚。"每一腑都必须适时排空其内容物，才能保持六腑通畅，功能协调。换言之，只有胃肠通降得宜，传导有序，保持"实而不满"，虚实更替，方能完成整个饮食物的传化过程，从而化生人体赖以营养的阴津、阳气，维持着机体正常的生理活动。故有"六腑以通为用，以降为顺"之说。

当人体感受外邪，内传脏腑，干扰脏腑功能，从而导致痰、湿、瘀、水以及宿食、燥屎等有形的病理物质在体内蓄积；或是人体脏腑功能失调、气血运行失畅，导致肠中糟粕停留或是产生瘀血、水湿、痰浊、癥瘕等有形的病理物质。这些积滞形成后又会对人体内在的动态平衡以及脏腑的功能状态造成新的影响和破坏，导致疾病的加重和恶化。所以对这类疾病的治疗，当务之急是去除停积在体内的有形物质。使人体脏腑功能得以尽快地恢复，而去除这些有形的病理物质的最佳方法就是《内经》中的"中满者泻之于内，其实者散而泻之""留者攻之"，而泻下法就是通过荡涤肠胃，泻出肠中积滞，或积水、瘀血，使停留于肠胃的宿食、燥屎、冷积、瘀血、结痰、停水等从下窍而出，以驱邪除病的一种治疗方法。正如清代王孟英指出"移其邪由腑出，正是病之去路"。

三、泻下法的主要功效

（一）退热

发热一症，成因颇多。若表邪传里，深入阳明，与肠中有形糟粕结为燥屎。复因腑热熏蒸，腾达于外，往往出现高热不退或日晡潮热，汗出谵语，烦渴引饮，腹满疼痛，大便秘结，小溲短黄，脉象沉实，舌红苔黄或黑燥起刺等，治宜通降下夺，引而竭之。俾燥实下泄，烈焰消解，则脉静身凉，诸恙顿除。

（二）凉膈

若上、中二焦邪郁生热，胸膈热聚，症见身热口渴，面赤唇焦，胸膈烦热，口舌生疮，或咽痛吐衄，便秘溲赤，或大便不畅，舌红苔黄，脉滑数。当泻火通便，清上泄下，使郁热从上、下，内、外全消，达到"凉膈"的目的。

（三）涤饮

水气为患，留结于中，三焦升降之气阻隔难通，发为悬饮，症见咳唾胸胁引痛，心下痞硬，干呕短气，头痛目眩，或胸背掣痛不得息，脉沉迟。治当攻水邪之窠穴，决其渎而下之，则气顺呕止，心下痞硬除。《伤寒论》的十枣汤涤饮，即是此例。

（四）平喘

肺与大肠互为表里。若外邪内传，热结于里，阳明燥实不得下泄，腑浊之气攻冲于上，每致肺失清肃，气道不利，发生喘逆之变，其主要证候是喘急面赤，痰黄稠黏，咯吐不爽，烦热口渴，头昏目眩，胸膈胀闷窒塞，不能平卧，大便艰结，形如羊屎，小便短黄，脉象滑实，苔黄厚而燥等。当从峻下里实，通降腑结入手，一旦燥实下泄，则肺复宣降，气顺喘平。

（五）消肿

这里的肿指水肿。若水湿内停，郁而化热，壅结于脘腹经隧，肠胃气阻形成的阳水。症见水肿水胀，口渴，气粗，腹坚，大便秘，脉沉数有力。此当以峻攻泄水之剂，则热清肿消。景岳的舟车丸消水肿，即是此例。

（六）消痞

痞指痞满。若积滞内停，蕴生湿热。症见脘腹痞满胀痛，痢疾里急后重，舌苔黄腻，脉沉有力，或兼滑数。治当行气导滞，攻积泻热。则宿垢得下，清阳得升，痞满则消。子和所制木香槟榔丸，即是此例。

（七）消痈

痈指肠痈。肠痈之病，陈实功《外科正宗》云："气血乖违，湿动痰生，多致肠胃痞塞，运化不通，气血凝滞而成。"肠痈初起，右少腹肿痞，按之痛如淋，小便自调，或右足屈而不伸，牵引则疼痛加剧，或伴时时发热，自汗恶寒，舌苔薄黄微腻，脉滑数。因其病位偏低，位于少腹肠中，且为有形实积，遵《内经》"其下者，引而竭之""其实者，散而泻之"之旨，治宜泻下泄热破瘀，消肿散结，则肠痈初起则消。

（八）退黄

黄指黄疸，以身目黄染，小便色黄为其主要见症。阳明里热，邪热乘势与肠中残存湿浊相合，搏击不解，氤氲熏蒸，影响肝胆的疏泄功能，致胆汁不循常道，浸淫肌肤，下注膀胱，而出现身目俱黄，色泽鲜明，发热口渴，心烦呕恶，脘腹胀满，大便秘结，小溲短少黄浑，脉象弦数，舌红苔黄腻等象。通过通利腑结，促使湿热之邪下泄，胆汁不受其熏灼，胆汁复循常道，身黄随之自撤。

（九）除痛

腑以通为顺。故阳明里结，积滞胃肠，壅遏不畅，气机痹塞，失其通降之能，每见腹满硬痛，手不可近，呕恶厌食，矢气频转，大便不下，身热烦渴，手足濈然汗出，小溲短黄，脉象沉实，舌苔黄厚而燥等。此当抓住腑气不通的病理机转，因势利导，主以通里攻下之法，俾大便一通，腑积下泄，于是痛随利减，腹笥舒泰。

（十）止呕

呕吐是指胃失和降，气逆于上，迫使胃中之物从口中吐出的一种病证。若饮食过量，食滞不化，胃气不降，上逆而为呕吐，症见脘腹胀痛，食入即吐，大便不畅，舌红苔黄，脉实数，当泻下通腑，使清升浊降，胃气顺而不逆，不治呕吐而呕吐自止。此即《金匮要略·呕吐哕下利病脉证治》所云"食入即吐者，大黄甘草汤主之"之意。

（十一）止痉

阳明主润宗筋。若外邪入里，内结阳明，燥热燔灼，胃津受劫，复致筋脉失濡，拘急痉挛。因之风动痉起在所必见。临床上表现为项背强直，四肢抽搐。口噤不龅齿，角弓反张，壮热口渴，唇焦齿燥，手足逆冷，便秘尿黄，脉象沉数，舌红苔黄糙等。若能察症无讹，峻下燥结，则热去津回，筋脉得养，恒奏息风止痉佳效。

（十二）止利

这里的下利是指热结旁流而言。乃因邪入阳明，腑热熏灼，燥屎已成，热迫津液从旁而下，故结者自结，下者自下。症见自利清水，颜色青黑，臭秽异常，不挟渣滓，脘腹疼痛拒按，唇焦口燥，小溲短赤，涓滴而下，脉象沉滑，舌绛苔焦黑等。当此旁流溏垢，内实犹在之际，务应疏涤胃肠，下其燥热。俾里实得去，则其利自止，正是《内经》"通因通用"之治。

（十三）醒神

神昏为病，乃心神受扰而成。心藏神，主神明，神志活动为心所主，而胃脉通于心，故邪传于里，病及阳明，燥实内结之际，一旦腑浊循经上扰，致清窍闭塞，神失所用，势必出现神志昏糊，谵语烦躁，惕而不安，身热面赤，四末逆冷，胸脘灼热，腹满痛拒按，溲赤便结，脉象沉实，舌绛苔焦黑等。治疗时务投苦寒通降之剂。翼燥实下泄，腑气得通，则灵机复运，窍开神清。至于当下不下，贻误病机，酿成热结于里，气阴交竭，正元不支，神无所倚的病情变化，往往复兼面唇苍白，大汗频频，汗咸而黏，周身渐冷，脉象沉细等象，是为内闭外脱。亦应速守本法，灵活变通，使邪实得下，正气不脱，化险为夷。

（十四）宁血

叶天士说："酒热伐胃之类，皆能助火动血。"所以，恣啖酒醴辛热患者，复受温热之邪，传化入里，胃肠燥实，火热肆逆，灼伤脉络，致血不循经，内溢外浮，每有失血之变。症见吐衄不止，血色鲜赤，皮肤青斑，大小不等，形状不一，甚或融合成片，身热烦渴，大便秘结，小溲赤热，脉象滑数，舌红苔黄燥等。治疗当遵唐容川所云"止血独取阳明。"着重通里泻下，清泄胃肠。庶里实消解，则邪火得清，血不妄行。

（十五）消癥

癥瘕是腹内积块，或痛或胀的病证，多由脏腑失调，气机阻滞，水与血俱结在血室而成。症见妇人少腹如敦状，小便微难而不渴，脉沉而紧。用攻下法破血化瘀，可消癥瘕。即大黄甘遂汤所治之证。

（十六）驱蛔

柯琴说："蛔，昆虫也，为生冷之物与湿热之气相成。"症见腹痛，心烦呕吐，时发时止。蛔闻酸则静，得辛则伏，遇苦则下。用攻下药配以乌梅、川椒、细辛之品服之，则呕止蛔驱。

（十七）通便

便秘是指粪便在肠内滞留过久，秘结不通。为大肠传导失常所致，表现为腹部胀满，大便艰结难行，或有恶心呕吐，食纳减少。根据寒、热、虚、实的病情，分别给予寒下、温下、润下治之，则便通症除。

四、泻下法的组方特点

（一）攻下药配理气散结之品

用治燥实内结，气机痞塞，肠胃不通证。药选大黄、芒硝及厚朴、枳实等，方如大承气汤等。

（二）攻下药配养阴生津之品

用治热结阴虚，燥屎不下，动风痉厥证。达到急下燥结，存阴清热之目的。药选大黄、芒硝及生地、麦冬等，方如增液承气汤。

（三）攻下药配甘缓调中之品

用治中、下两焦燥实，腹满拒按证。用甘缓调中药物缓硝、黄峻猛荡下之性，俾下不伤正。药选大黄、芒硝及甘草、山药等，方如调胃承气汤。

（四）攻下药配扶正固脱之品

用治失下致虚，正气渐伤，腑实犹存之证。应攻补并进，以防正元散脱。药选大黄、芒硝及人参、甘草等，方如新加黄龙汤、黄龙承气汤等。

（五）攻下药配清热泻火之品

用治燥实结聚，邪火内炽，迫血妄行，离经外溢证。

使里实得去，火清血止。药选大黄、芒硝及黄芩、黄连等，方如加味泻心汤等。

（六）攻下药配泄热利湿之品

用治阳明里结较轻，邪热与肠道残存湿浊交结蕴蒸，致肝失疏泄，胆汁外溢，症见身目黄染。治当寒下通腑，佐以清利退黄。药选大黄、芒硝及茵陈、栀子等，方如茵陈蒿汤。

（七）攻下药配活血化瘀之品

用治血热引起的瘀血或瘀久化热的下焦蓄血证，症见少腹胀满，大便色黑，小便自利，谵语烦渴，至夜发热，其人如狂，以及血瘀经闭，痛经，齿痛。治当泻热逐瘀。药选大黄、芒硝及桃仁、益母草等，方如桃核承气汤、下瘀血汤。

（八）攻下药配温中散寒之品

用治阳虚引起的里寒痼冷积滞，症见便秘，腹痛得温则快，或下痢连年不止者，治当温里攻下。药选大黄及炮姜、附子等，方如温脾汤。

（九）攻下药配逐水之品

用治水热内结证，症见腹满，口舌干燥，腹中有水声，渴欲饮水，或大便干，或大便溏，小便黄赤，或腹痛，或水肿，舌红，苔黄而燥，脉弦或数。治当泻热逐水。药选大黄及防己、椒目、葶苈子等，方如己椒苈黄丸。

（十）攻下逐水药配破气行气之品

用治水结气郁证，症见水肿，或皮肤肿胀，口渴，气粗气急，腹胀坚硬，二便不通，苔黄或腻，脉沉有力。治当破积逐水。药选黑丑、甘遂、芫花、大戟、大黄及青皮、木香、槟榔等，方如舟车丸。

五、泻下法的使用注意

1. 泻下法是为里实证而设。若表证未解，里未成实，不得妄施下法，误下会使邪气内陷。若表证未解而里实已成，宜表里双解。

2. 下法多用攻伐之品，孕妇、产后、月经期，以及年老体弱，均应慎用。

3. 胃中虚冷不可妄用下法，下之胃败气逆而哕。

4. 亡阴亡阳，四肢厥逆，虽不大便，亦当禁用。

5. 病邪在膈上而不在肠胃不可下，下之利遂不止。

6. 邪热在阳明之经而不在腑禁下，下之热邪乘虚入里，湿热相蒸，必见发热、身黄、小便不利。

7. 少阳中风，禁用下法，下之伤及气血，则必然引起惊悸。

8. 得效即止，慎勿过剂，易伤胃气故也。

9. 使用下法之后，宜糜粥调养，勿骤进油腻之食。

第二章 泻下法的功效分类

泻下法，是祖国医学治病的基本大法，为八法之一。因其功效卓著，被历代医家所崇重，也有衍称之为攻下法、通下法、通腑法、急下法等。虽说称法各异，但大致雷同。

泻下法，有广义、狭义之分。广义的泻下法系根据"六腑以通为用"的特性，对六腑采用多种疏导措施；狭义的泻下法系指通利胃肠腑气。概言之，泻下法是运用通下大便，排除肠胃积滞，荡涤实热，攻逐体内积水，攻逐病邪的方法。主要适用于里实证。由于里实证的病机不同，因此又分为寒下、温下、润下、峻下四种。我们所说的"急下"含义有二：一是指运用峻烈的攻下药物；二是指病情危重，有可下之征，需要紧急攻下。

"一法之中，百法备焉"，笔者根据国家标准《中医临床诊疗术语—1997》将泻下法总结归纳如下：

一、清热攻下法

又称苦寒通下法，是清热药与攻下药并用的治疗方法。

具有峻下的作用，适用于大肠热结证，症见发热口渴，大便秘结，腹胀硬满、疼痛拒按，舌红苔黄少津，脉沉数。常用方如大承气汤。

二、宣肺通腑法

是宣肺化痰药与攻下药并用的治疗方法。具有宣肺泻结的作用，适用于肺与大肠俱热证，症见上则喘促不宁，痰涎壅盛，下则大便秘结，右寸实大者。常用方如宣白承气汤。

三、解表攻里法

又称表里双解法，是解表药与攻下药并用的治疗方法。具有疏风解表，泻热通便的作用，适用于外有表邪，里有实积的表里俱实证，症见发热，恶寒，无汗，口渴，烦躁，脘腹疼痛，大便秘结，苔薄黄，脉浮数，常用方如防风通圣丸、厚朴七物汤。

四、和解攻里法

是和解少阳药与通下里实药并用的治疗方法。具有清疏少阳，降泄阳明的作用，适用于阳明少阳热证，症见往来寒热，胸胁苦满，呕不止，郁郁微烦，或心下满痛，大便干结，协热下利，舌红，苔薄黄，脉弦数有力。常用方如柴胡芒硝汤、大柴胡汤。

五、泻结行滞法

是攻下药与行气药并用的治疗方法。具有顺气导滞的作用，适用于热盛气滞腑实证，症见大便干结，欲便不得出，或便而不爽，肠鸣矢气，腹中胀痛，嗳气频作，纳食减少，胸胁痞满，舌苔黄腻，脉弦。常用方如六磨汤。

六、温阳通便法

是温阳祛寒药与攻下通便药并用的治疗方法。具有温里散寒，通便止痛的作用，适用于阳虚便秘证，症见大便干或不干，排出困难，小便清长，面色㿠白，四肢不温，腹中冷痛，或腰膝酸冷，舌淡苔白，脉沉迟。常用方如大黄附子汤、温脾汤。

七、攻下凉膈法

是攻下药与清热药并用的治疗方法。具有泻火通便，清上泻下的作用，适用于上焦、中焦热邪炽盛之证，症见烦躁口渴，面赤唇焦，胸膈烦热，口舌生疮，或咽痛吐衄，大便干结，小便短赤，舌红，苔黄，脉数实有力。常用方如凉膈散。

八、攻下冷积法

是温阳散寒药与攻下药并用的治疗方法。具有攻逐寒积，通达腑气的作用，适用于沉寒冷积证，症见卒然脘腹胀痛，痛如针刺，口噤不开，面青气急，大便不通，小便清白，或绕脐腹痛，或手足不温，舌淡苔薄白，脉沉紧。常用方如三物备急丸。

九、润燥通便法

又称增液润肠法、滋阴通下法。是增液润燥药与通下药并用的治疗方法。具有泻热通便，滋阴增液的作用，适用于阴虚肠燥证、津亏燥结证，症见大便干结、艰涩难下，多日一便，状如羊屎，口鼻、咽喉、皮肤干燥，舌红少津，脉细数涩；或大便干燥如羊屎，多日不便，腹胀作痛，少腹触及包块，口渴，舌干少津，脉弦涩。常用方如增液承气汤。

十、益气通下法

是补气药与润下药并用的治疗方法。具有益气通便的作用，适用于气虚便秘证，症见大便并不干硬，虽有便意，但排便困难，用力努挣则汗出短气，便后乏力，面白神疲，肢倦懒言，舌淡苔白，脉弱。常用方如黄龙汤。

十一、化瘀通下法

是活血化瘀药与攻下药并用的治疗方法。具有润肠通便，活血润燥的作用，适用于瘀血燥结证，症见大便不通，脘腹不舒，肌肤粗糙，面色不荣，舌红绛，有瘀点，脉弦涩。常用方如润肠丸。

十二、破瘀下血法

是逐瘀破积药与攻下药并用的治疗方法。具有攻下瘀血的作用，适用于下焦蓄血证，症见产后腹痛，烦满不得卧，腹中有瘀血着脐下，亦主经水不利等症。常用方如下瘀血汤。

十三、润肠泄热法

是润肠通便药与行气药并用的治疗方法。具有润肠通便的作用，适用于阴虚肠燥气滞证，症见大便干结，艰涩难出，脘腹胀满，小便短少，面色不荣，舌燥脉虚。常用方如五仁丸。

十四、软坚润燥法

是攻下药与破气行气药并用的治疗方法。具有泻热通便，润燥软坚的作用，适用于阳明热结轻证，症见谵语，潮热，汗出，不大便或大便硬，腹胀满疼痛拒按，舌红，苔黄，脉沉或滑。常用方如小承气汤。

十五、泻热逐水法

又称攻逐水饮法。是攻下药与逐水药并用的治疗方法。具有清热利水，导饮下泄的作用，适用于水热内结证，症见腹满，口舌干燥，腹中有水声，渴欲饮水，或大便干，或大便溏，小便黄赤，或腹痛，或水肿，舌红，苔黄而燥，脉弦或数。常用方如己椒苈黄丸。

十六、破积逐水法

是破气行气药与攻下逐水药并用的治疗方法。具有攻逐水饮，行气导滞的作用，适用于水结气郁证，症见水肿，或皮肤肿胀，口渴，气粗气急，腹胀坚硬，二便不通，苔黄或腻，脉沉有力。常用方如舟车丸。

十七、养血通下法

是滋阴养血药与润肠通便药并用的治疗方法。具有养血润燥的作用，适用于血虚肠燥证，症见大便干结，面色无华，头晕目眩，或多日一便，或有便血，口唇色淡白，舌淡苔白，脉细。常用方如润肠丸。

十八、泻下湿热法

是清热利湿药与攻下药并用的治疗方法。具有清热利湿退黄作用，适用于湿热黄疸证，症见一身面目俱黄，黄色鲜明，腹微满，口中渴，小便不利，舌苔黄腻，脉沉数。常用方如茵陈蒿汤。

十九、蜜煎通导法

是用煎蜜纳于患者谷道内的一种治疗方法。具有润窍滋燥，导而利之作用，适用于热病后期，邪热已衰，阴液未复，津伤便硬，粪便结于直肠，坠胀不下，欲解不得之证。常用方如蜜煎导方及猪胆汁方。

第三章 泻下法的适应病证

冉雪峰在《八法效方》中说："病至用下，多濒险境。下之当，可以回生；下之失当，亦可促死。故下为捷法。前贤对此，莫不明辨详析，小心翼翼。经方阳明三承气汤，适合近说峻下、轻下、软下三法，不曰下结，而曰承气，义可深思。下多属实，亦有夹虚；下不远寒，亦或用热。合正奇常变而通之，下庶有济。……暨下之得法，汗可以出，表可以解，吐可以止，厥可以回，正可以复，在用之者各适病机，权衡轻重缓急而归于至当。"

一、泻下法在内科疾病中的应用

泻下法在内科疾病中有着广泛的运用，通腑泄热多用于脾胃系病证、肝胆病证，处方多由大黄、芒硝、火麻仁、郁李仁等药与清热、理气药配用组成；攻逐水饮多用于肾系病证、津液病证，处方多由峻下逐水的芫花、甘遂、大戟、牵牛子等药与健脾、理气药配用组成。临证时，一般退热选用大承气汤，除痛选用复方大承汤，解痉选用增液承气汤合调胃承气汤，醒神选用调胃承气汤合犀连承气汤、新加黄龙汤等，平喘可选用宣白承气汤，止痢选用加减解毒承气汤，宁血选用加味泻心汤，退黄选用大黄硝石汤合茵陈蒿汤，攻逐水饮选用十枣汤、舟车丸等，辨证用药，每获良效。

（一）胃痛

胃痛，又称胃脘痛，是以上腹胃脘部近心窝处疼痛为主症的病证。多由外邪犯胃、饮食伤胃、情志不畅和脾胃素虚等导致胃气郁滞，胃失和降，不通则痛。《伤寒论·辨太阳病脉证并治》云："伤寒六七日，结胸热实，脉沉而紧，心下痛，按之石硬，大陷胸汤主之。"这里的心下痛实为胃脘痛，仲景运用大黄（10克）、芒硝（10克）、甘遂（1克），药仅三味，泻热逐水，破结通便，药到病除。在临证中，我们常常可见到饮食伤胃时，运化失职，郁而化热，火热内结，腑气不通，出现胃脘胀痛而便秘者，可用保和丸合小承气汤或改用枳实导滞丸以通腑气；胃痛急剧而拒按，伴见苔黄燥，便秘者，可用保和丸合大承气汤以泄热解毒，通腑荡积。

（二）呕吐

呕吐是指胃失和降，气逆于上，迫使胃中之物从口中吐出的一种病证。发病机理总为胃失和降，胃气上逆。《金匮要略·呕吐哕下利病脉证》云："食入即吐者，大黄甘草汤主之。"原文只12字，药仅大黄9克，甘草6克两味，每能收到很好的疗效。临床应用根据"食入即吐"为主，不必拘于热象有无。因大黄气味苦寒，能推陈致新，通利水谷，调中化食，安和五脏；甘草能益气健脾而缓其中。二药合用，清升浊降，胃气顺而不逆，不治吐而吐自止。临证此方用于尿毒症所致呕吐，可立见其效。

（三）痞满

痞满是指以自觉心下痞塞，胸膈胀满，触之无形，按之柔软，压之无痛为主要症状的病证。多由感受外邪，内伤饮食、情志失调等引起中焦气机不利，有升降失职而发生。其治原则，根据虚实分治，实者泻之，虚者补之。当内伤饮食，或湿热阻胃，病久郁而化热，热可伤津，致病人出现胃脘痞满、疲倦纳呆、口苦而干、舌质淡而苔微黄腻等寒热错杂、虚实互见等症候。对此应效法仲景诸泻心汤法，加用黄芩、黄连等以温清并用，辛开苦降。温补辛开可健脾运脾，苦降清泄可解除郁热。辛药多热，苦药多寒，辛热与苦寒药配伍组合，则一薄一厚，一阳一阴，开散升浮，轻清向上，通泄沉降，重浊向下，清热而不患寒，散寒而不忧热，二者相反相成，相激相制，从而平衡阴阳，斡旋气机，开结消痞。结合现代医学研究进展，与痞满密切相关之慢性胃炎的主要病因之一是幽门螺旋杆菌，其感染率以中医脾胃湿热证型最高，故可认为该菌是一种湿热之邪。苦寒药能清热祛湿，中药药理学实验也证实抑杀幽门螺旋杆菌的药，以大黄、黄芩、黄连等最强。此外，幽门括约肌功能 、胃排空功能 的异常也是慢性胃炎的主要病因，辛温的补益理脾降气药确有调整胃肠动力的作用，如党参、干姜、法半夏、厚朴、木香等对上消化道有促动作用。所以，在临床上灵活运用温清并用、辛开苦降法，使脾气得升，胃气得降，则湿浊除，气机通，中气旺，化源充而痞满消。

（四）噎膈

噎膈是指吞咽食物哽噎不顺，饮食难下，或纳而复出的疾患。主要与七情内伤、酒食不节、久病年老有关，致使气、痰、瘀交阻，津液耗伤，胃失肃降而成。初期重在治标，后期重在治本。当痰气交阻，气郁化火，症见吞咽梗阻，胸膈痞满，呕吐痰涎，大便秘结，舌质红，脉弦滑时，可用启膈散加生大黄、莱菔子，开郁化痰，通便降气，收便通即止之效。当烦渴咽燥，噎食不下，或食入即吐，吐物酸热者，可用竹叶石膏汤加大黄泻热存阴。

（五）腹痛

腹痛是指胃脘以下，耻骨毛际以上部位发生疼痛为主症的病证。主要是因感受外邪、饮食所伤、情志失调及素体阳虚等，导致气机阻滞、脉络痹阻或经脉失养而发生。早在《金匮要略·腹满寒疝宿食病脉证治》中，张仲景对腹痛的辨证论治就作了全面的论述，"病者腹满，按之不痛为虚，痛者为实，可下之。舌黄未下者，下之黄自去。"临证时，当湿热内结，气机壅滞，腑气不通，症见腹痛拒按，烦渴引饮，大便秘结，或溏泻不爽，潮热汗出，小便短黄，舌质红，苔黄燥或黄腻，脉滑数。治当泄热通腑，行气导滞，用大承气汤加减。此外，现代中医治疗急性热证腹痛，常采用清热通腑法，以清热解毒药（如金银花、黄连、黄芩等）与通腑药（如大黄、虎杖、枳实、芒硝等）为主体，借以通则不痛为法。以此治疗急慢性胰腺炎取得了良好成效。清热解毒药苦寒泄热解毒，通腑药则泻热通便，荡涤肠胃，共奏清热散结，积滞外泄，其痛自消之功。对于不完全性肠梗阻患者，可予调胃承气汤加减，加用木香、槟榔等理气之品，收理气通腑之效。但本法应用研究，中病即止，不可过用，以免伤阴太过。

（六）痢疾

痢疾是外感时邪疫毒、内伤饮食而致邪蕴肠腑，气血壅滞，传导失司，络脉受伤而成，以大便次数增多，腹痛，里急后重，痢下赤白黏冻为主症。其治疗原则是热痢清之，寒痢温之，初痢实则通之，久痢虚则补之。临证时，当患者夏月恣食生冷瓜果，损伤脾胃，中阳受困，湿热蕴结，熏灼肠道，气血壅滞，脂络伤损，症见腹部疼痛，里急后重，痢下赤白脓血，黏稠如胶冻，腥臭，肛门灼热，小便短赤，舌苔黄腻，脉滑数，治当清肠化湿，调气和血，方用芍药汤加减。方中芍药、当归行血和营，大黄、枳实、木香、槟榔行气导滞通便，黄芩、黄连清热解毒，少佐肉桂辛温通结。若食积化热，痢下不爽，腹痛拒按者，可加枳实导滞丸行气导滞、泻热止痢，乃通因通用之法。

（七）便秘

便秘是指粪便在肠内滞留过久，秘结不通，排便周期延长，或周期不长，但粪质干结，排出艰难，或便质不硬，虽有便意，但便而不畅的病症。其病因多为饮食不节、情志失调、外邪犯胃、禀赋不足等，病机主要是热结、气滞、寒凝、气血阴阳亏虚引起肠道传导失司所致，而治疗应以通下为主。然通下法在应用时，便秘应从虚实论治，但常虚中有实，实中有虚，虚实夹杂为患。故通下应随病情的变化而选用寒下、温下、润下等法。寒下法应用于肠胃积热，燥屎内结之实证，但气滞较甚，则需配理气之品，常用方如麻子仁丸；体质虚弱者，则佐扶正之味，攻补兼施，方如六磨汤。里实证中如有下焦阳虚阴盛者，则不宜徒用攻下，以防更损阳气，但若单用温阳之法，又会便结难开，故宜温阳与攻下并投，以温下治之，方可奏效，方如温脾汤。润下法适用于"无水舟停"之肠燥便秘，可用增液承气汤，但在应用中应考虑患者有津血不足存在，可配以益气或养血之品，气虚者用黄芪汤加减，血虚者用润肠丸加减。另外，老年性便秘，多属真阳亏损，温煦无权，阴邪凝结，或阴亏血燥，大肠液枯，无力行舟，均易致便秘，且多属虚证，但临床常有虚实互见，寒热错杂者，故既不宜一见老人便秘就云补虚，又不可猛进攻伐之剂，而犯虚虚之戒，变生他证。董建华临证时常用皂角子为主药，以取其入肺与大肠二经，其辛能通上下二窍，而无攻伐之弊，并常加大腹皮、枳壳以助通下之功，屡获良效。刘燮明治疗虚实互见之老年便秘，在补虚同时，常佐以小量大黄另包泡服，得下即止，疗效颇佳。

（八）黄疸

黄疸是以目黄、身黄、小便黄为主症的一种病证，其中以目睛黄染尤为本病的重要特征。病因有外感湿热疫毒和内伤饮食劳倦或他病续发。在辨为阳黄时，热重于湿证，症见身目俱黄，黄色鲜明，发热口渴，或见心中懊恼，腹部胀闷，口干而苦，恶心呕吐，小便短少黄赤，大便秘结，舌苔黄腻，脉象弦数者。治宜清热通腑，利湿退黄，用方常选茵陈蒿汤、栀子大黄汤及大黄硝石汤等，此类方中均有大黄，吴有可谓"退黄以大黄为专功"，实践证明，茵陈与大黄协同使用，退黄效果更好。如大便干结者，加玄明粉、枳实；若大便溏，可用制大黄，一般连续服用后，大便非但不稀，反而会正常。根据临床体会，大黄除有清热解毒、通下退黄作用外，且有止血、消瘀、化癥之功，不仅在急性黄疸型肝炎时可用大黄，即使慢性肝炎或肝硬化出现黄疸，亦可配伍使用大黄。

（九）胆胀

胆胀是指胆腑气机通降失常所引起的以右上腹胀满疼痛为主要表现的一种病证。多因忧思气脑，肝气久郁；或湿热内蕴，胆腑不通；或虚损劳倦，继而感寒；或为气滞及血，瘀血阻络而致。其治疗原则为疏肝利胆，和降通腑。虚者宜补中寓通，实者宜泻中通降。临证中，无论是肝胆气郁或气滞血瘀、胆腑郁热或肝胆湿热，有口苦便秘者或大便黏滞者均可加泻下之大黄通腑泄热；黄疸者，茵陈配大黄，泻热退黄；伴结石者，大黄配鸡内金、金钱草，通腑排石。王永炎主编的《中医内科学》（1997年第一版）介绍余氏安胆汤，方药组成：金钱草30～60克，白芍15～20克，大黄6～15克，柴胡15克，茵陈30克，每日1剂，水煎分2次服。治疗55例慢性胆囊炎，结果痊愈40例，好转13例，无效2例，有效率为96.36%；李氏等用茵虎黄汤（茵陈30克，虎杖60克，生大黄15克后下）每剂煎200毫升，每次服30～40毫升，每日服3～4次，治疗胆道感染113例，其中属气郁型33例，湿热型80例，治疗后有效100例，气郁型的疗效为97%，湿热型为85%，两者之间经统计学处理无显著差别。

（十）积聚

积聚是腹内结块、或痛或胀的病证。多因情志失调，饮食所伤，寒邪内犯，及他病之后，肝脾失和，气机阻滞，瘀血内结而成。至于治疗，《沈氏尊生书·寒·积聚癥瘕痃癖》讲得非常中肯："乃今之治积者，动议吐下，竟谓非此不除，不知吐下只治病之卒暴作者。若积之成，必匪朝夕，其所由来者渐矣，故积之治亦必匪朝伊夕，其所由去者，不可不以渐也。"临证中，泻下法仅适用于积之初期，虫积、食滞、痰浊交阻、气聚不散，结而成块的以实为主者。如食滞痰阻证，症见腹胀或痛，腹部时有条索状物聚起，按之胀痛更甚，便秘，纳呆，舌苔腻，脉弦滑等。治宜理气化痰，导滞散结，方遣六磨汤，以大黄、槟榔、枳实导滞通便；沉香、木香、乌药行气化痰，使痰食滞结下行，气机通畅，则瘕聚自消。

（十一）鼓胀

鼓胀是指腹部胀大如鼓的一类病证。临床以腹大胀满，绷急如鼓，皮色苍黄，脉络显露为特征。其病因比较复杂，概言之，有酒食不节、情志刺激、虫毒感染、病后续发四个方面，形成本病的机理主要在于肝脾肾受损，气滞血结，水停腹中。《素问·阴阳应象大论》云："中满者，泻之于内"，足可说明泻下法适用于鼓胀的治疗，然临证使用逐水之法，以缓其苦急，主要适用于水热蕴结和水湿困脾证。常用逐水方药如牵牛子粉，每次吞服 1.5～3 克，每天 1～2 次；或舟车丸、控涎丹、十枣汤等选用一种。舟车丸每服 3～6 克，每日 1 次，清晨空腹温开水送下；控涎丹 3～5 克，清晨空腹顿服；十枣汤可改为药末，芫花、甘遂、大戟等份，装胶囊，每服 1.5～3 克，用大枣煎汤调服，每日 1 次，清晨空腹服。

以上攻逐药，一般以 2～3 天为 1 疗程，必要时停 3～5 天后再用。临床使用注意中病即止：在使用过程中，药物剂量不可过大，攻逐时间不可过久，遵循"衰其大半而止"的原则，以免损伤脾胃，引起昏迷、出血之变。严密观察：服药时必须严密观察病情，注意药后反应，加强调护。一旦发现有严重呕吐、腹痛、腹泻者，即应停药，并做相应处理。明确禁忌证：鼓胀日久，正虚体弱，或发热、黄疸日渐加深，或有消化道溃疡，曾并发消化道出血，或见出血倾向者，均不宜使用。

（十二）中风

中风病多见于中年以上患者，以发病突然，昏倒不省人事，口眼歪斜，半身不遂，或仅有口歪，半身不遂，或语言不利为临床特征。中风的形成，有原始病因和诱发因素。原始病因以情志不调，久病体虚，饮食不节，素体阳亢为主。诱发因素主要为烦劳、恼怒、醉饱无常、气候变化等。病机主要为阴阳失调，气血逆乱，上冲于脑。轻者中经络，重者中脏腑。中腑因痰热内阻，腑气不通，痰热上扰，神机失用，症见突然发病，半身不遂，口舌歪斜，舌强语謇或不语，神志欠清或昏迷，肢体强急，痰多而黏，伴腹胀、便秘，舌质暗红，或有瘀点瘀斑，苔黄腻，脉弦滑或弦涩。治当通腑泄热，息风化痰，方用桃仁承气汤加减；中脏阳闭证，风阳痰火炽盛，内闭神机，有时因邪热搏结，亦可出现腹满，便秘，小溲不通，苔黄腻，脉弦实有力，亦应配入通下之品，使大便通畅，痰热下泄，则神志可清，危象可解，但正虚明显，元气欲脱者忌用通下法。

（十三）水肿

水肿是指体内水液潴留，泛滥肌肤，表现以头面、眼睑、四肢、腹背，甚至全身浮肿为特征的一类病证。病因有风邪袭表、疮毒内犯、外感水湿、饮食不节及禀赋不足、久病劳倦。形成本病的机理为肺失通调，脾失转输，肾失开合，三焦气化不利。然其治则不外乎发汗、利尿、泻下逐水。在临证中，我们必须正确使用攻下逐水法。攻下逐水法是治疗阳水的一种方法，即《内经》"去菀陈莝"之意。只宜用于病初体实肿甚，正气尚旺，用发汗、利水无效，而确有当下之脉证者，症见全身高度浮肿，气喘，心悸，腹水，小便不利，脉沉而有力者。使用该法宜抓住时机，以逐水为急，使水邪从大小便而去，可用十枣汤治疗，但应中病即止，水肿衰其大半即应停药，以免过用伤正。待水退后，即行调补脾胃，以善其后。病至后期，脾肾两亏而水肿甚者，若强攻之，水稍退可暂安一时，但攻逐之药多易伤正，究属病根未除，待水邪复来，势必更凶猛，病情反重，故逐水峻药应慎用。

（十四）癃闭

癃闭是以小便量少，排尿困难，甚则小便闭塞不通为主症的一种病证。病因主要有外邪侵袭、饮食不节、情志内伤、瘀浊内停、体虚久病等五种，其病机为膀胱气化功能失调。在治疗上应以"腑以通为用"为原则，临证中，当瘀血败精，阻塞尿路，水道不通，症见小便点滴而下，或尿如细线，甚则阻塞不通，小腹胀满疼痛，舌紫暗，或有瘀点，脉涩者。治当行瘀散结，通利水道，方选代抵当丸加减，药用大黄、芒硝、郁金通腑散结，归尾、山甲、桃仁、莪术活血化瘀，肉桂助膀胱气化，则诸症自解。当小便不通，水毒蓄于内，出现膀胱无尿之危证时，可用中药灌肠方：生大黄30克（后下），生牡蛎30克（先下），六月雪30克，丹参30克，浓煎约120毫升。高位保留灌肠，约2小时后，用300～500毫升清水，清洁灌肠，每日1次，10日为1疗程。此法可从大便中排出水毒，缓解水毒症情。

（十五）吐血

血由胃来，经呕吐而出，血色红或紫黯，常夹有食物残渣，称为吐血，亦称呕血。当胃热内郁，热伤胃络，症见脘腹胀闷，嘈杂不适，甚则作痛，吐血色红或紫黯，口臭，便秘，大便色黑，舌质红，苔黄腻，脉滑数者。治当清泻胃火，化瘀止血，方用泻心汤合十灰散加减。前方大黄通热通便，黄芩、黄连清泻胃炎；后方清热凉血，收涩止血。近年来，在治疗急性上消化道出血（可表现为吐血及便血）时，多选大黄、白及、云南白药、三七、地榆等，尤其是大黄，其疗效确切，安全无毒。现代药理研究证实，大黄具有多方面的止血作用。因此治疗急性上消化道出血，大黄常作为首选药物。可用粉剂，每次 3~5 克，每日 4 次，温水调服；或将大黄粉调成糊剂，冷冻，以不凝为度，用量及次数同上，可收止血佳效。

（十六）痰饮

痰饮是体内水液不得输化，停聚在某些部位而形成的一类病证。主要为中阳素虚，复加外感寒湿，或饮食、劳倦所伤，致使三焦气化失常，肺、脾、肾通调、转输、蒸化无权，阳虚阴盛，津液停聚而成。根据表里虚实的证情不同，治疗上在表者，当温散发汗；在里者，应温化利水；正虚者补之；邪实者攻之。当水饮壅结，留于肠胃，郁久化热，症见心下坚满，自利，利后反快，或水走肠间，沥沥有声，腹满，便秘，口舌干燥，舌苔腻，色白或黄，脉沉弦或伏者。治当攻下逐饮，方用甘遂半夏汤或己椒苈黄丸加减，因势利导或前后分消，祛除留饮；当饮停胸胁，脉络受阻，肺气郁滞，症见胸胁疼痛，咳嗽引痛，或咳逆气喘，息促不能平卧，或仅能偏卧于停饮一侧，甚则可见病侧胸廓隆起，舌苔白，脉沉弦或弦滑者。治当泻肺祛饮，方用椒目栝楼汤合十枣汤或控涎丹配理气和络之品，冀气行水行，诸症自除。但临床上攻逐水饮为治标之法，只可权宜用之，饮逐后须注意治本，善后调理。

（十七）肥胖

肥胖是由于多种原因导致体内膏脂堆积过多，体重异常增加，并伴有头晕乏力，神疲懒言，少动气短等症状的一类病证。多因年老体弱、过食肥甘、缺乏运动、先天禀赋等导致气虚阳衰、痰湿瘀滞而形成。治疗当以补虚泻实。临证时，当饮食不节，胃热滞脾精微不化，膏脂瘀积，症见多食，消谷善饥，形体肥胖，脘腹胀满，面色红润，心烦头昏，口干口苦，胃脘灼痛，得食则缓，舌红苔黄腻，脉弦滑者。治当清胃泻火，佐以消导，方用小承气汤合保和丸加减；肝火便秘者，加更衣丸。当食积化热，形成湿热，内阻肠胃，而致脘腹胀满，大便秘结，或泄泻，小便短赤，苔黄腻，脉沉有力者，可用枳实导滞丸或木香槟榔丸；风火积滞壅积肠胃，表里俱实者，可用防风通圣散。

（十八）痉证

痉证是以项背强直，四肢抽搐，甚至口噤、角弓反张为主要临床表现的一种病证。病因病机归纳起来，可分为外感和内伤两个方面。外感由于某种原因感受风、寒、湿、热之邪，壅阻经络，气血不畅，或热盛动风而致痉；内伤是肝肾阴虚，肝阳上亢，亢阳化风而致痉，或因阴虚血少，筋脉失养，虚风内动而致痉。治疗原则，急则舒筋解痉以治其标，缓则扶正益损以治其本，临证时，当热邪入里而实热内结，消灼阴液致痉者，宜泄热存阴，方可用泻下法。如症见壮热汗出，项背强急，手足挛急，甚则角弓反张，腹满便结，口渴喜冷饮，舌质红，苔黄燥，脉动弦数者。可用泄热通腑，存阴止痉，方用白虎汤合增液承气汤，故临证时，须细察病机，审慎调治。

（十九）痿证

痿证是指肢体筋脉弛缓，软弱无力，不能随意运动，或伴有肌肉萎缩的一种病证。痿证形成的原因颇为复杂，外感温热毒邪，内伤情志、饮食劳倦、先天不足、房室不节、跌打损伤以及接触神经毒性药物，均可致使五脏受损，精津不足，气血亏耗，肌肉筋脉失养，而发为痿证。《素问·痿论》虽提出了"治痿独取阳明"的原则，但今人理解为"一是不论选方用药，都应重视补益脾胃；二是包括清胃火、祛湿热、调理脾胃。"并没有强调用泻下法。然读李聪甫《医案·痿证》，记载了一例阳明虚燥，宗筋失润，带脉不引，血不荣筋之痿证。任某，女，22岁。体质清瘦，一日，恶寒发热，骨节疼痛，初作感冒治，投以去参败毒散，服后，汗出，寒热退，而两足不能任身，自臀部以下痿软无力。诊视脉象弦数，舌赤苔燥，大便秘结。治用东垣滋阴润燥法。当归身10克，杭白芍7克，肉苁蓉10克，火麻仁（捣）10克，郁李仁7克，苦杏仁7克，左秦艽7克，西枳壳5克，粉甘草3克，锦纹黄（酒制）10克，玄明粉（泡）10 克。复诊：下褐色粪便如弹丸，膝略能移动。燥火将伏，营血渐滋，继续滋阳明，润宗筋。生地黄 10 克，当归身 10 克，杭白芍 10 克，鲜石斛 10 克，肉苁蓉 10 克，北枸杞 10 克，麦门冬 10 克，宣百合 10 克，左秦艽 7 克，川牛膝 7 克，牡丹皮 5 克，服药 20 余剂，两足履地如常，食纳增益。可供临证者借鉴。

（二十）外感发热

外感发热，是指已患有某种或多种内科疾病，又感受六淫之邪或温热疫毒之气，导致体温升高，伴有恶寒、面赤、烦渴、脉数等为主要临床表现的一种并发病证。通腑泻下法，适用于热病腑实证。常以泻下与清热相结合，为外感发热的常用治法。通过泻下可以去积、存阴、利气，从而达到"泻热"的目的。下法之意，重在祛邪，总以及时对症为要，只要表里俱实，选用承气诸剂，釜底抽薪，顿挫热势，常获良效。最常见的就是腑实证，症见壮热，日晡热甚，腹胀满，大便秘结或热结旁流，烦躁谵语，舌苔焦燥有芒刺，脉沉实有力者，用大承气汤，腑通热除，效如桴鼓。

二、泻下法在外科疾病中的应用

泻下法是用泻下的药物，使蓄积在脏腑内部的毒邪得以疏通排出，从而达到除积导滞、逐瘀散结、泻热定痛、邪去毒消的目的。外科泻下法常用的为攻下和润下两法。

攻下法适用于表证已罢，热毒入腑，内结不散的实证、热证。如外科疾病局部焮红肿胀，疼痛剧烈或皮肤病之皮损焮红灼热，并伴口干饮冷、壮热烦躁、呕恶便秘、舌苔黄腻或黄糙、脉沉有力者，常用方如大承气汤、大柴胡汤、内疏黄连汤、凉膈散等；润下法适用于阴虚肠燥便秘、疮疡、肛肠疾病、皮肤病等阴虚火旺，胃肠津液不足，口干食少，大便秘结，脘腹痞胀，舌干质红，苔黄腻或薄黄，脉象细数者，常用方如润肠丸、五仁丸等。临证时运用攻下方药应配用一些清热解毒、活血散瘀药，以增强临床疗效。

（一）红丝疔

红丝疔是发于四肢，以病变前臂或小腿内侧皮肤呈红丝显露，迅速向上走窜，伴全身不适，甚至出现走黄为特征的急性感染性疾病。多由火毒凝聚、破损染毒而致。治疗上以清热解毒为主，佐以活血散瘀。若全身症状出现口苦便秘时，可加生大黄、芒硝通腑泄热，既可泻火解毒，又可清热定痛。如火毒入络证，症见患肢红丝较细，红肿而痛，发热口干，大便秘结，舌苔薄黄，脉数有力。治当清热解毒，通腑导滞。方用五味消毒饮加大黄、芒硝，则药到病除。

（二）体表痈

体表痈是一种发生于体表皮肉之间的急性化脓性疾患，以所患浮浅，局部光软无头，红肿疼痛，结块范围多在6～9厘米，发病迅速、易肿、易脓、易溃、易敛，或伴有恶寒、发热、口渴等全身症状为主要表现的一类病证。多因外感六淫邪毒，或皮肤受外来伤害感染毒邪，过食膏粱厚味，聚湿生浊，邪毒湿浊留阻肌肤，郁结不散，致使营卫不和，气血凝滞，经络壅遏，化火成毒，而成脓肿。治宜清热解毒，和营消肿，若佐加大黄、玄明粉通腑泄热，可获事半功倍之效。如临证中遇到的火毒凝结证，症见局部突然肿胀，光软无头，迅速结块，表皮焮红，伴发热口渴，泛恶，便秘，舌苔黄糙，脉弦数者。治当清热解毒，通腑导滞，方用仙方活命饮加生大黄、玄明粉，不仅使清热解毒之功加强，还可杜绝内热之毒助邪之势。

（三）瘤岩

凡瘀血、痰滞、浊气停留于体表组织中所形成的肿物均称为瘤，岩是发生于体表的恶性肿瘤的统称。瘤、岩的形成 多因七情劳欲，复感外邪，脏腑失调，痰浊内生，气血凝结、瘀毒互结而成。临证时，当热毒蕴结，形成的瘤岩，症见硬结肿块增大，色红，压痛，灼热，或肿块溃烂，状如翻花，时流血水，恶臭异味。伴有发热，心烦，口渴，大便干结，舌红，苔黄或少苔，脉弦或滑数者。治当清热解毒、软坚散结，方选五味消毒饮合当归龙荟丸加减，五味消毒饮清外表之热毒；当归龙荟丸通腑泄热，清泻肝火，除体内热毒。内外结合，方能奏功。

（四）白疕

白疕是一种临床以红色丘疹或斑块覆有多层银白色鳞屑的皮损为特征的有遗传背景、与免疫反应异常有关的常见的慢性炎症性皮肤病。多因营血亏损，血热内蕴，化燥生风，肌肤失养所致。辨证常分为血热内蕴证、血虚风燥证、气血瘀滞证、湿毒蕴阻证、火毒炽盛证。对于血热内蕴证、气血瘀滞证、火毒炽盛证，在临床上往往采用清热解毒、泻火凉血、化瘀散结等治法，而攻下通腑的生大黄具有清热泻火、活血化瘀、解毒散结的功用，每每多配用。如症见皮疹多呈点滴状，发展迅速，颜色鲜红，层层鳞屑，瘙痒剧烈，抓之有点状出血。伴口干舌燥，咽喉疼痛，心烦易怒，大便干燥，小便黄赤，舌质红，苔薄黄，脉弦滑数者，属血热内蕴证。治宜清热凉血，解毒消斑，方用犀角地黄汤加生大黄、连翘等。症见皮损反复不愈，皮疹多呈斑状块，鳞屑较厚，颜色黯红，舌质紫黯有瘀点，瘀斑，脉涩或细缓者，属气血瘀滞证。治宜活血化瘀，解毒通络，方用大黄䗪虫丸。症见全身皮肤潮红、肿胀、灼热痒痛，大量脱皮，或有密集小脓疱。伴壮热，口渴，头痛、畏寒，大便干燥，小便黄赤，舌红绛，苔黄腻，脉弦滑数者，属火毒炽盛证。治宜清热泻火，凉血解毒，方用清瘟败毒饮加生大黄、玄参等。

（五）隐疹

隐疹是皮肤上出现鲜红色或苍白色风团、时隐时现的瘙痒性、过敏性皮肤病。多由气血虚弱，卫外不固，风邪乘虚侵袭所致；或因饮食不慎食海鲜、辛辣刺激等腥发动风之物而发；或由七情内伤，营卫失和等导致。治疗上以疏风，调和营卫为基本原则，但也有用疏风解表，通腑泄热为治之典例。临证时，如症见风团片大，色红，瘙痒剧烈。伴有脘腹疼痛，神疲纳呆，恶心呕吐，大便秘结或泄泻，舌质红，苔黄腻，脉滑数者，辨证为肠胃湿热型，治当疏风解表，通腑泄热，方遣防风通圣散合茵陈汤加减。

（六）粉刺

粉刺是一种以毛囊、皮脂腺为中心的慢性炎症性皮肤病，多见于青年男女，好发于颜面、胸背等处，该病皮损特点是散在性粉刺、丘疹、脓疱、结节及囊肿，多伴有皮脂溢出。《素问·生气通天论》云："劳汗当风，寒薄为渣，郁乃痤"，李中梓《内经知要·病能》解释曰："形劳汗出，坐卧当风，寒气薄之，液凝为渣，即粉刺也。若郁而稍重，乃若小疖，其名曰痤。"治疗时，丘疹、脓疱型粉刺以疏风清肺、除湿解毒为主；结节、囊肿、瘢痕型粉刺以除湿化痰，活血散结为主，但临证时，应根据具体病情而治。如症见颜面、胸背部皮肤病油腻，皮疹红肿疼痛，或有脓疱，伴口臭、便秘、溲黄，舌红，苔黄腻，脉滑数者，治当通腑泄热，除湿解毒，方用茵陈蒿加薏苡、野菊花、金银花，方可奏效。

（七）肛裂

肛管皮肤全层裂开并形成溃疡者称为肛裂。其临床特点是肛门周期性疼痛、出血、便秘。多因阴虚津液不足或过食辛辣之品致脏腑热结肠燥，大便秘结，粪便粗硬，排便努挣，使肛门皮肤裂伤，染毒而成。其治疗以纠正便秘、止痛和促进溃疡愈合为目的。临床上应根据不同的病情，辨证论治，选择不同的润肠通便治法。症见大便二三日一行，质干硬，便时滴血或手纸染血，裂口色红，腹部胀满，溲黄，舌偏红，脉弦数者，属血热肠燥证，治宜清热润肠通便，方用凉血地黄汤合脾约麻仁丸加减。症见大便干结，数日一行，便时疼痛，点滴下血，裂口深红，口干咽燥，五心烦热，舌红，苔少或无苔，脉细数者，属阴虚津亏证。治宜养阴清热润肠，方用润肠汤加桃仁、麻仁、当归、生地。症见肛门刺痛明显，便时便后尤甚，肛门紧缩，裂口色紫黯，舌紫黯，脉弦或涩者，属气滞血瘀证。治宜理气活血，润肠通便，方用六磨汤加减。

（八）胆石症

胆石症是指湿、热、浊、毒与胆汁互结成石，瘀阻于胆道而引起的疾病，其临床特点是腹痛、发热寒战、黄疸，发作时伴恶心呕吐。本病多由脾胃虚弱，酿生痰湿，壅阻气机，瘀血内停，郁而化热，煎熬胆汁，以致痰浊、瘀血相互交结而成结石。治疗应以"六腑以通为顺"为前提，分别采用疏肝利胆、清热利湿、通里攻下、活血解毒等治法，胆石症急性发作期，应以攻邪为主，通降为先。当症见右上腹间歇性绞痛或闷痛，有时可向右肩背放射，右上腹有局限性压痛，伴低热，口苦，食欲减退，舌质淡红，苔薄白或黄，脉弦紧者，可辨为肝郁气滞证。方用金铃子散合大柴胡汤加减。金铃子散行气疏肝，大柴胡汤内泻热结，合则可达疏肝利胆，理气开郁之功。当症见右上腹有持续性胀痛，多向右肩背部放射，右上腹肌紧张，有压痛，有时可摸到肿大之胆囊。伴高热、恶寒、口苦咽干、恶心呕吐、不思饮食，部分患者出现身目发黄，舌质红，苔黄腻，脉弦滑或弦数者，可辨为肝胆湿热证。方用茵陈蒿汤合大柴胡汤加减，茵陈蒿汤清热利湿，大柴胡汤内泻热结，合则可达疏肝利胆，清热利湿之功。

（九）肠痈

肠痈是指发生于肠道的痈肿，属内痈范畴。其临床特点是转移性右下腹疼痛，右下腹局限性压痛或拒按，伴发热等全身症状。好发于青壮年，男性多于女性。发病率居外科急腹症的首位。多因饮食不节，寒温不适，或情志所伤，损伤肠胃，引起肠道传化失司，糟粕停滞，气滞血瘀，瘀久化热，热盛肉腐而成痈肿。临床上常见湿热壅滞证、气血瘀滞证、热毒伤阴证。六腑以通为用，通腑泄热是治疗肠痈的基本治则。当症见腹痛加剧，右下腹皮挛急、拒按，或可扪及局限性包块，伴发热，恶心呕吐，便秘或腹泻，舌质红，苔黄腻，脉洪数或滑数者，属湿热壅滞证。治宜通腑泻热，利湿解毒，方用大柴胡汤加减或薏苡附子败酱散。当症见转移性右下腹痛，呈持续性、进行性加剧，右下腹皮挛急，拒按不明显，可有轻度发热，舌质正常，苔白腻，脉弦紧者，属气血瘀滞证。治宜行气活血，通腑泻热，方用大黄牡丹汤合红藤煎加减。当症见腹痛剧烈，心下硬痛，腹胀，全腹皮挛急、拒按，壮热不退或寒战，烦躁，恶心呕吐，腹胀，便秘或似痢不爽，小便频数似淋，舌红绛而干，苔黄厚干燥或黄糙，脉洪数或细数者，属热毒伤阴证。治宜通腑排脓，养阴清热，方用大黄牡丹汤合透脓散加减。

三、泻下法在妇科疾病中的应用

中医妇科疾病治疗，主要注重脏腑、气血、冲任的整体调摄。然临证中，不乏气郁、寒凝、气虚等导致瘀血证，采用活血化瘀治疗，为增强活血化瘀之力，常与下法合用，遵循"有故无殒，亦无殒也"之旨，药物多选大黄，因其不仅有攻下之效，且有化瘀之功。此外，大柴胡汤、凉膈散、桃核承气汤、大黄䗪虫丸等在临证中运用也比较广泛。

（一）月经先期

月经先期是指周期缩短，月经提前 7 天以上，甚至 20 天左右一行者。本病多由气虚、血热引起冲任失调、胞宫藏泻失常所致。其中邪热内伏冲任，扰动血海，致月经先期的阳盛血热证，症见经行提前，经血量多，色紫红，质稠，身热面赤，口渴喜冷饮，心胸烦闷，大便秘结，小便黄赤，舌红，苔黄，脉滑数者。治宜清热凉血，养阴调经，方用清经散去茯苓、熟地黄，加生大黄、栀子、黄芩。而大黄通腑泄热，既可清热助凉血，又可泻内盛之热以存阴，用之有切合病机之妙。

（二）黄带

带下量多色黄，气味臭秽者，称为黄带。多因热毒直中冲任、胞宫，与气血相搏，任脉不固，带脉失约而成。

治宜清热利湿，解毒止带。常可佐加大黄、枳壳行气通腑，可收良效。当临证时，若症见带下量多色黄，质黏稠，臭秽，下腹疼痛拒按，咽干口苦，大便秘结，小便短赤，舌红，苔黄厚，脉滑数者，辨为热毒炽盛证。治宜清热利湿解毒，佐以通腑泄热，方用五味消毒饮合大黄牡丹皮汤加茵陈、椿根皮、黄柏，可每获良效。

（三）痛经

妇女正值经期或经行前后，出现周期性小腹疼痛，或痛引腰骶，甚则剧痛昏厥者，称为痛经，亦称经行腹痛。主要病机为冲任、胞宫气血阻滞，"不通则痛"；或冲任胞宫失于濡养，"不荣则痛"。其治疗原则，以调理冲任、胞宫气血为主。又须根据不同的证候，或行气，或活血，或散寒，或清热，或补虚，或泻实。当素体阳盛，或肝郁化热，或外感热邪，或过食辛辣，或湿温化热，热灼胞络，血溢脉外，凝聚而致血瘀，留结于下腹，瘀热阻于胞宫，症见经期或经前后发热，腹痛拒按，痛连腰骶，伴口苦咽干，烦躁不宁，大便干结，舌质红，有瘀点、瘀斑，苔薄黄，脉细数者，可辨为热灼血瘀证。治宜清热和营，活血化瘀，方用小柴胡汤合桃核承气汤。其中桃核承气汤方中的桃核破血祛瘀，滑肠通结；大黄既入阳明之腑，通泻实热，又兼入血分，活血化瘀；芒硝软坚散结，可助大黄攻下积热；桂枝温通血脉，既可助桃仁活血化瘀，又可引硝黄入血脉发挥清热逐瘀之功，炙甘草调和诸药，使急中寓缓，并能兼顾中气。五药配伍精当，佐制严谨，共奏破瘀血、清积热之效。

（四）闭经

女子年满 16 岁，月经尚未来潮，或已建立起月经周期规律后又因病停止 6 个月以上，或根据自身月经周期计算停止 3 个周期以上者，称为闭经。前者为原发性闭经，约占 5%；后者为继发性闭经，约占 95%。《金匮要略》概括其病因为"因虚、积冷、结气"；《医学入门》将闭经分为"血枯""血滞"两大类。现代多责之虚实两端，虚者多为肾气不足，或肝肾虚损、精血匮乏、冲任不盛，或阴虚血燥、血海干枯，或脾胃虚弱，气血乏源，以致血海空虚，无血可下；实者则为气滞血瘀、痰湿阻滞冲任胞宫，血海阻隔，经血不得下行。辨证时首当分清虚实。一般而言，禀赋不足，初潮较晚，或月经后期量少而逐渐停闭者，多属虚证；以往月经正常而突然停闭，或伴有痰饮、瘀血等征象者，多属实证。其治疗原则是，虚者补而充之，实者泻而通之。当女子情志抑郁，或郁怒伤肝，日久化火，冲任不调，气血失和而致的月经不行，症见月经稀发、量少，甚则经闭不行，伴胸胁乳房胀痛，肢体肿胀，大便秘结，小便黄，带下量多，外阴时痒，舌红苔黄厚，脉沉弦或弦数者，可辨为肝经郁火证。治宜疏肝理气，泻火调经，方用丹栀逍遥散加大黄，大黄既可清利通便，又可泻火攻积，配用有增效之妙，但切忌用猛攻峻伐之方药，以"通经见血"为快。《景岳全书·妇人规》云："欲其不枯，无如养营；欲以通之，无如充之。"

（五）经行口糜

每值经期或行经前后，出现口舌糜烂，如期反复发作，经后渐愈者，称经行口糜。本病多因阴虚火旺或胃火熏蒸，值经期冲脉气盛，气火上逆，灼伤口舌所致。当患者素食辛辣香燥或膏粱厚味，胃中蕴热，阳明胃经与冲脉相通，经前或经期冲气偏盛，挟胃热上冲，熏蒸而致的口糜，症见经行口舌生疮，糜烂疼痛，口臭口干喜饮，尿黄便结，月经量多，色深红质稠，舌苔黄腻，脉滑数者。治宜清胃泄热，方用凉膈散。方中重用连翘，清热解毒，以清除上焦无形之邪热，配黄芩以清胸膈郁热；山栀通泻三焦，引火下行；大黄、芒硝泻火通便，以荡有形之热于中。薄荷、竹叶轻清疏散，以解上焦之热，体现"火郁发之"之义，用甘草、白蜜，甘以缓之，既能缓和硝、黄峻泻之力，又能借其缓行之功彻底清上中二焦之火。综观全方，既有连翘、黄芩、栀子、薄荷、竹叶，疏解清泄胸膈邪热于上；更用调胃承气汤，通便导滞，荡热于中，使上焦之热得以清解，中焦之实由下而去。所谓"以泻代清"，其意在此。

（六）带下过少

带下量明显减少，甚或全无，以致阴中干涩痒痛，甚至阴部萎缩者，称为带下过少。本病多由肝肾亏损，血枯瘀阻导致任带失养，带下过少而成。当素体脾胃虚弱，化源不足；或大病久病，或产后血晕，阴血耗损；或经产感寒，余血内留，新血不生，导致精亏血枯，瘀血内停，阻滞血脉，阴津不得敷布、滋润阴窍，发为带下过少。症见带下量少，甚至全无，阴中干涩，阴痒，面色无华，头晕眼花，心悸失眠，神疲乏力，经行腹痛，大便秘结，肌肤甲错，舌质黯，边有瘀点瘀斑，脉细涩者。治宜滋阴养血为主，不宜滥用苦寒通腑泄热之品，但可配用火麻仁、郁李仁、桃仁之润肠通便之药。临证中，常用滋血汤加火麻仁、桃仁之品，不仅能除便秘之症，而且有助清热养阴活血之功。

（七）胎死不下

胎死胞中，不能及时产出者，称为胎死不下，亦称子死腹中。本病多因气血虚弱，无力促胎外出，或因瘀血、湿浊阻滞，碍胎排出。临证中，当瘀血阻滞，碍胎排出的瘀血阻滞证。症见胎死不下，小腹疼痛，或阴道流血，紫黯有块，口气恶臭，面色青紫，舌紫黯，脉沉涩者，治宜行气活血，祛瘀下胎，常用《景岳全书》的脱花煎加芒硝。芒硝既可软坚泻下，又可破血通经，配之可收良效。

（八）产后血晕

产妇分娩后，突然头晕眼花，不能坐起，或心胸满闷，恶心呕吐，痰涌气急，心烦不安，神昏口噤，甚则昏不知人者，称为产后血晕。本病多发生在产后数小时内，临床有闭证、脱证之分。由于产后大出血，致心神失养，或出血量少，致血瘀气逆，发为血晕，属急危重症之一。主要病机有虚、实两端。虚者因阴血暴亡，血虚气脱，心神失养；实者因瘀血停滞，瘀阻气闭，扰乱心神。常由血虚气脱和瘀阻气闭所致。当产妇精神过度紧张，气机郁滞，血行不畅，症见产后恶露不下或下之甚少，腹痛胀满，大便秘结，神昏谵语，面色青紫，唇舌紫黯，少苔，脉涩有力者，可辨为瘀阻气闭证。治宜行血逐瘀，通腑泄热，方用夺命散合大承气加当归、川芎，力挽狂澜，后以调养。

（九）产后发热

产褥期内，出现发热持续不退，或突然高热寒战，并伴有其他症状者，称为产后发热。若产后 1~2 天内，由于阴血骤虚，营卫失调，轻微发热而不兼其他症状，属生理性发热，多能自行缓解；或产后 3~4 天内，泌乳期间有低热，俗称"乳蒸"，亦不属病理范围。本病多因感染邪毒、血虚、血瘀所致。当产褥期感染邪毒，实热瘀血内结于胞中阳明，症见高热，腹痛拒按，大便不通，恶露不下，苔黄而燥，脉弦数者，可辨为感染邪毒，阳明瘀热证。治当清热解毒，化瘀通腑，方用大黄牡丹皮汤加败酱草、红藤、薏苡仁，则药到热除。

（十）产后大便难

妇女产后饮食正常而大便秘结艰涩，数日 1 次，或排便时干涩疼痛，难以排出者，称产后大便难，又称产后便秘。属新产后三病之一。本病多因血虚津亏，肠燥失润或气虚传导无力所致，在治疗上以养血润肠为主。当产后大便秘结，艰涩难解，但无腹痛、腹胀，饮食正常，伴心悸失眠，面色不华，肌肤干燥，舌淡，脉细涩者，可辨为血虚津亏证。治宜养血滋阴，润肠通便，方用四物汤加黑芝麻、栝楼仁、肉苁蓉；当产后大便干结，数日不解，伴颧红咽干，五心烦热，舌红少苔或苔薄黄，脉细数者，可辨为阴虚火旺证。治宜滋阴清热，润肠通便，方用两地汤加火麻仁、柏子仁；当产后大便数日不解，伴乏力自汗，气短懒言，舌淡，苔薄白，脉虚缓者，可辨为气虚失运证。治宜益气养血，润肠通便，方用圣愈汤加白术、火麻仁；若肺脾气虚，症见大便努责难出，神疲乏力，气短汗多，舌淡，苔薄白，脉缓弱，治宜补脾益肺，润肠通便，方用《万氏妇人科》的润燥汤。总之，妇人产后多虚多瘀，产后大便难为营血津液亏虚，肠燥失润，或气虚传导无力所致，故临证治疗时以养血润肠为主，或佐以滋阴，或佐以益气，不可妄用苦寒通下，以免伤阴血。

（十一）癥瘕

妇女下腹胞中结块，伴有或胀、或痛、或满、或阴道异常出血者，称为癥瘕。主要病机是正气不足，或外邪内侵，或内有七情、房室、饮食所伤，脏腑功能失调，气机阻滞，从而形成瘀血、痰饮、湿浊，停聚于小腹，日积月累而成。辨证时重在辨善恶、虚实，气病、血病，新病、久病。善证之病在气者，以理气行滞为主，佐以理血；病在血者，以活血破瘀散结为主，佐以理气；新病体质较强者，宜攻宜破；久病体质较弱者，可攻补兼施，或先攻后补，或先补后攻，随证施治。但需遵循"衰其大半而止"的原则，不可猛攻峻伐，以免损伤元气。若症见胞中结块，触之有形，小腹胀满，月经先后不定，经血量多有块，经行难净，色黯，伴精神抑郁，胸闷不舒，面色晦暗，肌肤甲错，或有瘀斑，苔薄白，脉沉涩者，可辨为气滞血瘀证。治宜行气活血，化瘀消癥，方用《济生方》的香棱丸；体质壮实者，可用大黄䗪虫丸活血破瘀，通经消癥。若症见胞中结块，热痛起伏，触之痛剧，痛连腰骶，经行量多，质黏稠，经期延长，带下量多，色黄如脓，或赤白兼杂，伴身热口渴，心烦不宁，大便秘结，小便黄赤，舌黯红有瘀斑，苔黄腻，脉弦滑数者，可辨为湿热瘀阻证。治宜清热利湿，化瘀消癥，方用大黄牡丹皮汤加椿根皮、黄柏、茵陈等。总之，攻下法可用于癥瘕治疗，但辨证要准，只适用于体质实者，虚者宜攻补兼施。

四、泻下法在儿科疾病中的应用

小儿为"稚阴稚阳"之体，其发病容易，传变迅速，吴鞠通在《温病条辨·解儿难》中云："小儿肤薄神怯，经络脏腑嫩小，不奈三气发泄，邪之来也，势如奔马，其传变也，急如掣电。"然其体禀纯阳，生机蓬勃，脏腑清灵，活力充实，治疗得当，"随拨随应，但能确得其本而撮取之，则一药可愈。"治疗小儿疾病，关键在于审明病因、分析病机、明确诊断、辨清证候，用药虽有大辛、大热、大苦、大寒、有毒、重镇、攻伐、峻下之品，应审慎使用，但纵观历代病案，用泻下法治疗小儿疾病，不乏其例。

（一）肺炎喘嗽

肺炎喘嗽是小儿时期常见的肺系疾病之一，以发热、咳嗽、痰鸣、气促、鼻扇为主要临床特征。"肺炎喘嗽"一词首见于清代汪昂的《汤头歌诀》泻白散："泻白桑皮地骨皮，甘草粳米四般宜，参茯知芩均可入，肺炎喘嗽此方施。"本病一年四季均可发生，以冬春季多见，年龄越小，发病率越高。其外因责之于感受风邪，内因责之于肺脏娇嫩，病理机制主要是肺气郁闭。治疗上以宣肺开闭、止咳平喘为基本治则。当肺炎喘嗽的极期阶段，因外邪化热入里，炼液为痰，痰热互结，郁闭肺络，症见壮热烦渴，喉间痰鸣，痰稠色黄，气促喘憋，鼻翼扇动，伴大便秘结，小便黄赤，舌质红，苔黄腻，脉滑数或指纹青紫者，可辨为痰热闭肺证。治宜清热涤痰，宣肺定喘，方用五虎汤合葶苈大枣泻肺汤加大黄、玄明粉。大黄、玄明粉不仅能通便泻热，肺与大肠相表里，而且能改善肺气的清肃下降，不致郁闭加重，这就是人们常说的"上病下治"的佐证。

（二）鹅口疮

鹅口疮是以口腔、舌上散在或满布白屑状物为特征的一种口腔疾病。因其白屑状如鹅口，色白如雪片，故又称"鹅口""雪口"。本病一年四季均可发生，临床上多见于新生儿、早产儿，以及体质虚弱、营养不良、久病久泻、长期使用广谱抗生素或免疫抑制剂的小儿。本病病因主要因胎热内蕴，或体质虚弱，或调护不当，口腔不洁，感受秽毒之邪所致。其治疗，实证宜清泻心脾积热，虚证宜滋肾养阴降火。在临证时，症见口腔舌面满布白屑，周围焮红较甚，面赤，唇红，烦躁不宁，吮乳多啼，口渴，伴有发热，大便干结，小便黄赤，舌质红，苔黄厚，脉滑数，指纹紫滞者，可辨为心脾积热证。治宜清心泻脾，方用《医宗金鉴》的清热泻脾散加大黄、莱菔子。大黄、莱菔子能通腑泄热，荡涤内积，有助于清心泻脾。

（三）口疮

口疮是以齿龈、舌体、两颊、上腭等处出现黄白色溃疡，疼痛，或伴有发热、流涎为特征的口腔疾病。口疮以婴幼儿多见，发病无明显季节性，其主要病因为感受外邪，风热乘脾，或调护不当，秽毒内侵，心脾积热，或久病体弱，虚火上浮等。在治疗时，实证宜清热解毒，泻火通便；虚证宜滋阴降火潜阳，引火归元。若外感风热邪毒，内侵脾胃，上熏口舌，发为口疮，症见口唇、颊内、上腭、齿龈等处溃疡，周围焮红，灼热疼痛，流涎拒食，烦躁哭闹，伴发热、恶寒，咽喉红肿疼痛，小便短赤，大便秘结，舌质红，苔薄黄，脉浮数，指纹浮紫者，可辨为风热乘脾证。治宜疏风泻火，清热解毒，方用凉膈散加减。

（四）呕吐

呕吐是指因胃失和降，气逆于上，胃中乳食从口而出的一种病证。小儿呕吐主要有感受外邪，乳食不节，脾胃虚寒，暴受惊恐，情志失和等病因，使胃失和降，胃气上逆所致，治疗以和胃降逆为基本原则。临证中，若症见呕吐频频，以一吐为快，呕吐物多为酸臭乳块或不消化食物残渣，口渴多饮，烦躁哭闹，拒食拒乳，脘腹胀痛拒按，大便秘结或泻下酸臭，小便短少色黄或黄浊，舌质红，苔黄腻，脉弦滑，指纹紫滞者，可辨为乳食积滞证。治宜消食导滞，和胃止呕，方用保和丸加大黄、枳实。大黄、枳实行气通腑泄积，可助胃气降逆，则食消滞导，呕吐止。

（五）便秘

便秘指大便干燥坚硬，秘结不通，排便时间间隔延长，或虽有便意但排出困难的一种病证。多因饮食失调、情志失和、燥热内结、气血亏虚，病机关键是大肠传导失常。治疗实证以祛邪为主，常用清热通导、疏肝理气、消积导滞之法；虚证以扶正为先，多用健脾益气、滋阴养血、润肠通便、温阳益肾等法。若症见大便干结，排便困难，腹胀满疼痛，不思乳食，或恶心呕吐，手足心热，心烦，睡眠不安，小便短黄，舌红苔黄厚，脉沉有力，指纹紫滞者，可辨为乳食积滞证。治宜消积导滞，清热通便，方用枳实导滞丸加减。若症见大便干硬，排出困难，甚至秘结不通，面红身热，口干口臭，或口舌生疮，腹胀腹痛，小便短赤，舌质红，苔黄燥，脉滑数，指纹紫滞者，可辨为燥热内结证。治宜清热导滞，润肠通便，方用麻子仁丸加减。若症见大便闭涩，嗳气频作，肠鸣矢气，胸胁痞闷，腹中胀痛，舌质红，苔薄白，脉弦，指纹滞者，可辨为气机郁滞证。治宜疏肝理气，导滞通便，方用六磨汤加减。然三方中均有大黄、枳实，都是起通便清热，导滞而下的作用，可见泻下法是治疗小儿便秘中的常用之法。

（六）腹痛

腹痛是小儿时期常见的一种病证，临床以胃脘以下、脐周及耻骨以上部位疼痛为主要特征。本病的发生主要与腹部中寒，乳食积滞、胃肠热结，脾胃虚寒和瘀血内阻等有关。治疗以调理气机，疏通经脉为基本原则，根据不同病因分别治以温经散寒、消食导滞、通腑泄热、温中补虚、活血化瘀等法。当小儿乳食停滞，日久化热，或恣食肥甘、辛热之品，胃肠积滞，或感受外邪，入里化热，均可导致热结阳明，腑气不通。临证中常见腹痛拒按，遇热痛剧，面赤唇红，烦躁不安，手足心热，渴喜冷饮，小便黄赤，大便秘结，舌质红，苔黄燥，脉滑或数，指纹紫滞者，可辨为胃肠热结证。治宜通腑泄热，行气止痛，方用大承气汤。

（七）水肿

水肿是体内水液潴留，泛滥肌肤，表现以头面、眼睑、四肢、腹背，甚至全身浮肿为特征的一类病证。小儿水肿主要因外感风热湿毒，外邪内扰使肺脾肾功能失调所致。治疗当因势利导，宜清、宜渗、宜利。泻下法多用于小儿水肿的变证治疗。若水气上逆，凌心射肺，阻塞气机，心失所养，肺失宣降，临床症见全身明显浮肿，咳嗽气急，面色苍白，心悸胸闷，神情烦躁，难以平卧，甚则唇甲青紫，舌质暗红，舌苔白腻，脉沉细无力者，可辨为水凌心肺证。治宜泻肺逐水，温阳扶正，方用己椒苈黄丸合参附汤加减。若肾气不足，开阖不利，湿浊蕴郁化火成毒，壅塞三焦，气机升降失常，致水湿泛滥，症见全身浮肿，尿少或尿闭，色如浓茶，头晕，头痛，恶心，呕吐，嗜睡甚或昏迷，舌苔垢腻，脉滑数者，可辨为水毒内闭证。治宜辛开苦降，辟秽解毒，方用温胆汤合附子泻心汤加减。不能口服药物者，可以上方浓煎成 100～200 毫升，待温后保留灌肠，每日 1～2 次；也可用生大黄 30 克，六月雪 30 克，蒲公英 30 克，益母草 20 克，川芎 10 克，浓煎 200 毫升保留灌肠。

（八）蛔虫病

蛔虫病是指成虫寄生在小肠引起的小儿常见肠道寄生虫病。临床以腹部不适、阵发性脐周疼痛，饮食异常，大便下虫，或粪便镜检有蛔虫卵为主要特征。本病农村感染率高于城市，这与粪便污染和卫生习惯不良有密切关系。多见于 3～10 岁的儿童。治疗以驱蛔杀虫为基本原则，辅以调理脾胃之法。根据蛔虫"得酸则安，得辛则伏，得苦则下"的特性，临证中，往往以苦寒泻下药驱虫。若因胃肠湿热，虫体受扰，钻入胆道，气机逆乱，症见腹部绞痛阵作，疼痛在右上腹或剑突下，肢冷汗出，便秘呕吐，舌苔多黄腻，脉弦数或滑数者，可辨为蛔厥证。治宜安蛔定痛，继之驱虫，方用乌梅丸加大黄、玄明粉。湿热壅盛，胆汁外溢，出现黄疸者，乌梅丸去干姜、附子、桂枝等温燥之品，酌加茵陈、栀子、黄芩、大黄；若确诊为胆道死蛔，可用大承气汤加茵陈利胆通腑排蛔。若成虫扭结成团，阻塞肠道，气机不利，肠腑不通，症见脐腹阵发性剧痛，伴呕吐、便秘，腹部扪之质软、无痛的可移动的条索状或团状包块，舌苔白或黄腻，脉滑数或弦数者，可辨为虫瘕证。

治宜通腑散结，驱虫下蛔，方用驱蛔承气汤加减，平时大便难排者，可于服药后 2 小时以生大黄泡水服，以导泻下虫。

（九）胎黄

胎黄是以婴儿出生后皮肤面目出现黄疸为特征的一种病证，因与胎禀因素有关，故称"胎黄"或"胎疸。"《诸病源候论·胎疸候》云："小儿在胎，其母脏气有热，熏蒸于胎，至生下小儿，体皆黄，谓之胎疸。"明确指出了胎黄的发生与孕母的体质、胎热及湿热等因素有关。小儿生理性黄疸能自行消退，不需特殊治疗；病理性黄疸的治疗以利湿退黄为基本原则。根据阳黄与阴黄的不同，分别治以清热利湿退黄和温中化湿退黄，瘀积发黄者以化瘀消积退黄为主。当孕母素体湿盛，内蕴湿热之毒遗于胎儿或生后感受湿热邪毒蕴结脾胃，熏蒸肝胆，胆汁外溢，症见面目、皮肤发黄，色泽鲜明如橘皮色，精神疲倦，不欲吮乳，口渴唇干，重者烦躁不安，呕吐腹胀，大便秘结，小便深黄，舌质红，苔黄腻，指纹紫红者，可辨为湿热郁蒸证。治宜清热利湿退黄，方用茵陈蒿汤加减。

（十）高热

高热又称为"大热""壮热"，是指由外感邪毒或脏腑阴阳失调引起的发热，体温（腋温）高于 39℃为主要临床特征的儿科常见急症。本病任何季节都可发生，可见于不同年龄段的小儿。由于小儿脏腑娇嫩，寒温不能自调，六淫邪毒由口鼻、皮毛入肺或邪毒入里，嗜食肥甘辛辣等均可致高热，病位在肺胃肝胆，病性属实证。治疗时，外感邪毒壅盛，可辛凉解表；邪毒入里，则清气凉营；阳明腑实，则清热通腑；邪郁少阳，则疏解泄热。在临证中，若邪热入里，胃肠燥热内结，症见日晡潮热，腹胀拒按，呕吐酸腐，大便秘结，小便短赤，烦躁不安，舌质红，苔黄燥，脉沉大者，可辨为胃肠积热证。治宜通腑泄热，方用大承气汤。

五、泻下法在西医疾病中的应用

（一）内科疾病中的应用

内科疾病的病种多、范围广，证型复杂，病情多变，泻下法在内科疾病治疗中被广泛运用。以下法方药研制的抗感染休克、活血消栓、解毒通腑、凝血止血等中成药广泛用于内科多种疾病，疗效显著。

1. 急性高热

很多急性高热，包括感染性疾病在内，属中医温病范畴。柳宝诒说："温热病热结胃腑，得攻下而解者，十居六七"。凡证属实热而兼腹胀者，于清热的同时加用大黄通下往往奏效。关于其疗病机理多谓热性病时对消化分泌减少，肠蠕动减弱，导致便秘，有利于肠内腐败过程的加剧和有害物质的吸收，通过感受器可给中枢神经、散热中枢的影响。大黄之所以能退高热，可能是通过泻下以排除有害物质及其局部肠神经丛的刺激作用，进而引起全身反应，改善机体状态而取得疗效。此外对细菌感染、病毒感染所致的热性病，其疗效的取得是与下法的许多方药有抗感染、抗病毒的作用有关。在清热解毒、清利湿热等方剂中加入硝黄退高热效果十分明显，给药途径可口服、可灌肠、可药浴。

2. 肺炎

肺炎是指终末气道、肺泡和肺间质的炎症。可由细菌、病毒、真菌、寄生虫等致病微生物，以及放射线、吸入性异物等理化因素引起。临床主要症状为发热、咳嗽、咳痰、痰中带血，可伴胸痛或呼吸困难等。中医认为，肺为娇脏，喜清肃宣降，肺与大肠相表里。近年来用下法治疗本病越广泛，尤其对改善肺炎的发热、咳嗽、咳痰的症状十分迅捷。肺炎的治疗一般用清肺化痰、清热解毒方药，但对燥屎内结，腑气不通，高热不解的患者，加用寒下药釜底抽薪，常在便通后热症除。临床上所常用的宣白承气汤、己椒苈黄丸、葶苈大枣泻肺汤等疗效显著。

3. 渗出性胸膜炎和支气管哮喘

渗出性胸膜炎和支气管哮喘，分别属于中医的"悬饮"和"支饮"的范畴。前人主张用攻下逐水药治疗。临床上大量报道十枣汤、葶苈大枣泻肺汤、己椒苈黄丸、小陷胸汤治疗渗出性胸膜炎有效。对于支气管哮喘，有报道用十枣汤或甘遂治疗显效；病人在发病前有便秘，药后便通，哮喘即止，体现了肺与大肠相表里，通利大便可肃降肺气的关系。

4. 上消化道出血

上消化道出血是指食管、胃、十二指肠、上段空肠（十二指肠悬韧带以下约 50 厘米一段）以及胰管和胆道病变引起的出血，其临床表现以呕血和黑粪为主，是常见的外科急症。张仲景《金匮要略》中有"心气不足，吐血、衄血，泻心汤主之。""阳明证其人喜忘，必有蓄血，所以然者，本有久瘀血，宜抵当汤下之。"上述"吐血"与"大便反易，其色必黑"，包括现今的急性胃、十二指肠出血，而泻心汤与抵当汤内均含大黄。明·龚廷贤又进一步用将军丸（单味大黄九蒸九晒为末，水泛为丸）治"吐血不止如神"。清·唐容川指出："大黄一味既是气药，又是血药，止血不留瘀，尤为妙药，今人不敢用，惜哉！惜哉！"近几十年来，对上消化道出血仅用单味大黄治疗，疗效显著。采用单味大黄止血对急性胃、十二指肠出血具有下列情况较为适宜：

溃疡与胃炎合并出血，特别是以黑便为主，出血量在 500 毫升以内者；

对中风伴胃十二指肠合并出血而不宜使用凝血药物的患者，特别对伴有舌苔黄腻、便秘及有吸收热的患者更为适宜；

用其他止血药物无效，而又不宜手术治疗者，如胃癌合并出血者；

不论用何种西药或中药止血，若加用大黄后，均可使止血时间缩短，提早康复。

5. 脑血管疾病

头痛、高血压病、乙脑、流脑、结脑、脑血管意外，这些病症按中医辨证多属肝阳上亢、冲气上逆等病变。凡积热内结肠腑者，除平肝潜阳治法外，宜合下法通腑，可使疗效大大提高。

（1）急性脑血管病来势迅猛，病势暴急，具有血瘀脑络、升降逆乱，腑气不通等病机特点。急用下法使络通瘀化，气机调畅、腑气畅通，有利于改善预后，待病情稳定后再议他法，对减少病死率和致残率具有重要意义。

（2）泻下法治疗脑卒中具有直折肝气之暴逆：急性脑血管病，来势暴急，顷刻之间，昏仆不识人，气机暴厥，若用常法平肝潜阳、降逆等缓不济急，力不从心。而用通里攻下，借通胃腑之势，赖中州转降之功，直折肝气之暴逆，令"气复反"，迅速截断血瘀脑络，使上壅之风痰随气而化，随火而降。

（3）上病下取，引血下行：血气并走于上致"血菀"于脑，若不及时引血气下行，便有气机暴脱之危险。而通腑一法，泻于阳明，上病下取，引血下行，使气血得降，痰热消散。

（4）推陈出新，邪有出路：大黄色黄气香，长于入中焦，利脾气，又性味苦寒，能泻火，祛瘀，化痰，行气，荡涤肠胃，利水消积。借硝、黄泻下之功祛瘀化痰，荡涤阳明，清热解毒，推陈出新，使伏火风痰有路可行。

（5）釜底抽薪，急下存阴：痰火风阳内盛，耗伤真阴，真阴耗竭，则火热生风，风火相煽，夹痰夹瘀，直冲犯脑，用泻下法"急下存阴""釜底抽薪"使将竭之真阴得以保存，留人治病。

早在金元时期就有用泻下法治疗中风的记载，如张元素所创治疗中风之三化汤（大黄、厚朴、枳实、羌活）；刘河间《素问·病机气宜保命集·中风论》有"中风内有便溺阻格，复以三化汤主之"；明·王肯堂拟三一承气汤（大承气汤加甘草、生姜）"治中风便秘牙关紧急浆粥不入"等，为治疗中风运用泻下法奠定了基础。目前临床治疗中风泻下法的方药除单用大黄粉或番泻叶治疗腑实轻证外，多以三承气汤为主与他法配合运用。如里热炽盛、腑实燥结而神昏不语者。通腑开窍，急用安宫承气汤；素体阴虚阳亢，性急易怒，突然昏仆，呼吸气粗，大便不通，小便失禁，腹满者，通腑息风，用大承气汤与镇肝息风汤化裁；中风口噤、少阴枯竭而见偏枯喎僻，震颤发痉，舌卷焦黑，大便秘结，小便失禁，通腑增液，用增液承气汤加减。

现代研究，泻下法可促进新陈代谢，排除毒物，降低颅压及高血压，减轻脑水肿。脑卒中早、中期，腑气不通具有普遍性，致使风阳痰火在体内交驰横鹜，无开脱之路。通腑急下，风阳痰火燥结而去，气机调畅，诸症而缓。

6. 肝硬化腹水、肝昏迷、肿瘤

肝硬化腹水、肝昏迷、肿瘤，多属虚实夹杂之证，当水湿泛滥，腹水量多时，在温补脾肾的同时，加用攻下逐水之剂，能祛除水邪，使邪去正安。常用的攻下逐水药有甘遂、二丑、商陆、大戟等，方如十枣汤、舟车丸、己椒苈黄丸等。肝昏迷往往用通腑泻浊、开窍的方药治疗效果明显，口服、灌肠皆可获效。目前对各类肿瘤的治疗，多以健脾益气、化瘀散结、解毒消痈、通里攻下等攻补兼施的方药治疗，其疗效显著提高。

7. 尿毒症

尿毒症不是一个独立的疾病，而是各种晚期的肾脏病共有的临床综合征，是慢性肾功能衰竭进入终末阶段时出现的一系列临床表现所组成的综合征。中医虽无尿毒症之名，究其症状皆属肾病、关格、溺毒、水肿、呕吐、癃闭等病证范畴。多数学者认为本病主要是脾肾虚损，正虚邪实，寒热错杂。由于正气亏损，脾肾衰败，津液不得上承，湿浊不能下泄，清浊相混，升降失常，故见尿闭、呕吐、腹胀、纳呆、昏迷等症状。在治疗方面，目前全国基本倾向于通里攻下，以大黄、芒硝为主药配用清热解毒、化瘀之品保留灌肠，可降低尿素氮，缓解各种症状。

8. 老年疾病

尽管人体衰老的学说有上百种之多，人们一直认为治疗应着重于"补"，而现代一种"泻"法却颠覆了人们的看法。在老年某些疾病发展过程中的某个阶段应用泻下法，不仅能泻热通便、排除有毒物质，改善血液循环、促进新陈代谢，而且它对机体的失衡状态、升降乖异情况下都有调节作用，既祛邪又扶正，以通为补。现代药理研究证实，泻下法中的主药大黄，有调节免疫、改善内脏功能、抗感染、抗疲劳、止凝血……16项功能，中医的泻下法有毒能解、有热能清、有滞能消、有瘀能化、安和五脏，实乃通中寓补，当之无愧为现代延缓衰老的方法之一。

（二）外科疾病中的应用

通里攻下法不仅广泛用于急腹症的治疗，在腹部手术废除"两管一禁"，减少肠粘连的发生，以及高选择性迷走神经切断术后解决肠麻痹等方法，泻下法起着重要作用。泻下法对于急性化脓性感染、急性损伤、骨折、烧伤、前列腺肥大……外伤疾病，用泻下方药为主的复方内服或外敷，可以达到清热泻火、逐瘀散结、推陈致新的目的。

1. 急性阑尾炎

急性阑尾炎是外科常见病，居各种急腹症的首位。转移性右下腹痛及阑尾点压痛、反跳痛为其常见临床表现，但是急性阑尾炎的病情变化多端。其临床表现为持续伴阵发性加剧的右下腹痛、恶心、呕吐，多数病人白细胞和嗜中性粒细胞计数增高。右下腹阑尾区（麦氏点）压痛，则是该病重要体征。本病相当于祖国医学的"肠痈"，其中合并腹膜炎占急性阑尾炎的20%～60%之间，据国外报道，死亡率在6%～8%之间，中西医结合治疗不但使半数以上患者避免了手术治疗和手术并发症，据国内综合报道死亡率在1%以下。国内用《金匮要略》的大黄牡丹皮汤化裁治疗病例数十万例，近期疗效在80%以上。实验证明大黄牡丹皮汤能加速阑尾腔内钡剂的排空，有利于梗阻及炎症的消除。同时还证实：对单纯性或早期化脓性阑尾炎，重用大黄能及时控制炎症，痛随利减；对坏疽性及梗阻性阑尾炎通下药就不能重用，否则有加速穿孔及扩散的可能；而对于阑尾周围脓肿的治疗，除用通里攻下法外，尚需加强化瘀软坚。在阑尾炎穿孔合并腹膜炎的治疗原则为通里攻下、清热解毒与活血化瘀。

2. 胆道蛔虫病

胆道蛔虫病是肠道蛔虫病中最严重的一种并发症。多见于6～8岁学龄儿童、农民和晚期孕妇。它是由各种原因引起的肠道蛔虫运动活跃，并钻入胆道而出现的急性上腹痛或胆道感染。发作时病人疼痛难以忍受，大哭大叫，十分痛苦。汉·张仲景关于蛔厥的记载与本病表现颇相似，其首创的乌梅丸加减作为安蛔的治疗已为临床习用之方。近年来不少临床报道认为，在安蛔的同时加以驱蛔和通下，疗效更为满意，其疗效明显优于单纯的安蛔法。实验证明在安蛔的同时加用通下的巴豆、大黄治疗效果更佳。因为有不同程度的利胆和排虫作用，有利于蛔虫自胆道排出。

3. 胆石症

胆结石又称胆石症，是指胆道系统包括胆囊或胆管内发生结石的疾病。按发病部位分为胆囊结石和胆管结石。结石在胆囊内形成后，可刺激胆囊黏膜，不仅可引起胆囊的慢性炎症，而且当结石嵌顿在胆囊颈部或胆囊管后，还可以引起继发感染，导致胆囊的急性炎症。《灵枢·胀论》说："胆胀者，胁下痛胀，口中苦，善太息。"《伤寒论·辨太阳脉证并治下》有"心下部坚硬胀满，疼痛，拒按，气短"等描述，均与这些病相关。该病的发生，尤与胆的疏泄不畅有关。胆者泻而不藏，降而不升，以通为用，任何原因影响它的通畅机能即会发生。从病因分析，饮食不洁，暴怒伤肝、劳损伤脾，或虫积等，均可导致肝胆气滞，湿热壅阻，气血不畅，脾胃失调，从而影响肝脏的疏泄和胆腑的通降功能，以致"中清之腑"失职，出现发热，腹痛拒按、恶心呕吐、大便秘结、苔腻脉弦等痞、满、燥、实之象。见黄疸者多属湿热发黄。治疗上依据"六腑以通为用""通则不痛"的原则，立足于"通"。《金匮要略》指出："按之心下满者，此为实也，当下之，宜大柴胡汤。""腹痛不减，减不足言，当须下之，宜大承气汤。"近年来，以通里攻下拟订的胆道排石汤、清胆汤等治疗大宗案例见诸杂志，均获得满意疗效。有的只有生大黄一味治疗急性胆囊炎而取效。据《新急腹症学》统计，我国 13 个单位运用不同的总攻方案，其治疗胆石症 582 例，排石率为 70.2%，死亡率仅 0.6%。急性梗阻性化脓性胆囊炎过去死亡率在 20% 以上，自中西医结合运用下法为主治疗，明显地提高了疗效，其死亡率已降至 10% 以下。大量的临床研究报道证明，应用通里攻下药后，胃管内有大量混浊胆汁出现，特别是用大黄排便后，病情迅速好转，有的排出结石，表明下法在治疗胆系感染、胆石症在一定程度上起着关键作用。

4. 急性胰腺炎

急性胰腺炎是多种病因导致胰酶在胰腺内被激活后引

起胰腺组织自身消化、水肿、出血甚至坏死的炎症反应。临床以急性上腹痛、恶心、呕吐、发热和血胰酶增高等为特点。其发病率占急腹症的第二至第三位或第三至第五位，女性多于男性，男女之比约 1：1.7 或 1：2.13，年龄多在 20～50 岁之间，本病属祖国医学的"胃脘痛""腹痛""结胸""膈痛"等范畴。我国的胰腺炎多继发于胆系疾病。因此，在治疗胰腺炎时也同样注重用泻下法，其所用方药也常与治疗胆系疾病者相似。如天津南开医院治疗胰腺炎的清胰汤与治疗胆系疾病的清胆汤相比较，方中除均有柴胡、木香、元胡外，通里攻下的大黄亦属用之例；同样如遵义医学院的清胰Ⅱ号和清胰Ⅲ号方与该院长胆道排石汤相比较，其药物组成亦颇雷同。据顾选文（《上海中医药杂志》，1980 年出版）报道，单用一味生大黄，或用硝黄粉亦可取效。只要大便一通，疼痛即可缓解或消失。对于急性胰腺炎不少单位主张早期重用下法。

5. 急性肠梗阻

肠腔内容物正常运行和通过突然发生障碍时，称为急性肠梗阻。为腹部外科常见疾病之一。本病属祖国医学中的肠结、关格、腹痛、呕吐、便秘、腹胀的范畴；病因多属气滞、血瘀、积滞；治法多以行气祛瘀、通里攻下。除手术外，西医保守治疗法的指导思想多立足于"静"，即减少肠蠕动，减少分泌，以待肠壁水肿消退而解除梗阻；中医治疗的指导思想立足于"动"，主张因势利导，及时攻下，排除积滞以解除梗阻。一般多采用大承气汤化裁治疗。

也有采用"总攻"疗法，于短时间内主张通下，提高疗效。也有的单位简化处方，或用三物备急丸：大黄、巴豆、干姜，或单用寒下的番泻叶、温下的巴豆、峻下的甘遂，均取得了满意疗效。

在给药途径方面，多数学者认为对于机械性肠梗阻，中药下法的方药保留灌肠不失为一较好的疗法；高位性肠梗阻，常以呕吐为主，故以灌肠为主，口服为辅；低位肠梗阻，因以腹胀为主症，故以口服为主，以灌肠为辅。总之，自采用泻下法治疗急性肠梗阻以来，本病的手术率已明显降低，死亡率也由10%降至3%以下。

6. 胃、十二指肠溃疡急性穿孔

急性穿孔是胃、十二指肠溃疡严重并发症，为常见的外科急腹症。起病急、病情重、变化快，需要紧急处理，若诊治不当可危及生命。十二指肠溃疡穿孔男性病人较多，胃溃疡穿孔多见于老年女性。绝大多数十二指肠溃疡穿孔发生在球部前壁，胃溃疡穿孔60%发生在胃小弯。我国南方发病率高于北方，城市高于农村。可能与饮食、工作环境等因素有关。秋冬、冬春之交是高发季节。本病属祖国医学的厥心痛、胃脘痛、腹痛、结胸、厥逆、脏结的范畴。病机主要是气血骤闭、湿热、实热内瘀，治法以疏通气血、清热解毒、清热燥湿、通里攻下。

当疾病处于第二期，即穿孔闭合至腹腔渗液吸收期，辨证属里实热证者，宜行通里攻下。临床上毒热炽盛患者并用大剂量清热解毒药，效果显著。也可采用清、下、消法取得效果良好。在复方大柴胡汤的基础上，加重清热解毒，并配合下法方药保留灌肠，疏通肠道，疗效非常明显。天津市塘沽医院外科《中西医结合治疗溃疡病急性穿孔177例报告》认为，通里攻下药能改善胃肠壁血液循环，促进腹腔渗液吸收，有利于清除腹腔感染，以预防肠粘连发生。

7. 泌尿系结石

泌尿系结石是指在泌尿系统内因尿液浓缩沉淀形成颗粒或块状样聚集物，包括肾结石、输尿管结石、膀胱结石。好发于青壮年，是最常见的泌尿科疾病之一。本病属祖国医学的石淋、砂淋、血淋、癃闭、腰痛、腹痛的范畴。病机多属气滞血瘀，湿热或肾虚。治疗上多以清热利湿、通淋消石。一般主用清热利湿通淋的八正散、石韦散等治疗，加用大黄常有助于结石的排出。中医研究院广安门医院泌尿科张凡认为，输尿管下段结石均须用大黄。实验观察证明复方巴豆散：巴豆、大黄、桃仁能增加输尿管蠕动，说明在用通淋利湿药促进尿液分泌和排出的基础上加用通下药，可促进输尿管蠕动，有利于结石的排出。

8. 慢性骨髓炎

慢性骨髓炎是急性化脓性骨髓炎的延续，往往全身症状大多消失，只有在局部引流不畅时，才有全身症状表现，一般症状限于局部，往往顽固难治，甚至数年或十数年仍不能痊愈。本病属祖国医学附骨疽的范畴，病情长，窦道长期不愈，有少数病人因伤口周围皮肤受脓刺激而恶变为鳞状细胞癌截肢。湖北省公安县第二人民医院骨科罗安民等用复方三黄灌注液治疗慢性骨髓炎 50 例，结果优级 43 例，良级 6 例，可级 1 例。方法：黄连 900 克，黄柏 1200 克，大黄 1800 克，甘草 450 克，蒸煮后提纯成无菌溶液，每毫升内含生药 0.03 克，配制成 3% 浓度，灌封于 5000 毫升空瓶内，用于病灶清除术后所残存的骨腔闭式灌注引流，每日 3000 毫升，以 24 小时维持灌注，一般持续 1~2 周，待引出液清澈后方可拔管。

9. 烧伤

一般指热力，包括热液（水、汤、油等）、蒸气、高温气体、火焰、炽热金属液体或固体（如钢水、钢锭）等所引起的组织损害，主要指皮肤或黏膜，严重者也可伤及皮下或黏膜下组织，如肌肉、骨、关节甚至内脏。四川省梁平县人民医院李成清等，采取大黄酒精为主治疗各种烧伤 82 例，治愈率达 96.3%。

方法：取正品大黄浸于 95% 酒精中，其比例为 1 克大黄用 4 毫升酒精。浸泡半月以上，待酒精变成深棕色后方可使用。亦可将大黄粉加入酒精泡 6~7 天，用双层纱布过滤后使用。

将备用的大黄酒精装于喷雾枪内，每日喷射 4~5 次或待创面干燥后再喷射。亦可用消毒棉签轻搽涂。有水泡的新鲜创面，于喷药前用消毒剪刀将水泡划破，以让药液充分吸收。已有感染的创面，喷药前尽量消除感染组织再喷药。

（三）妇科疾病中的应用

妇人以血为贵，常因气郁、寒凝、气虚等导致瘀血证，临床上多采用活血化瘀治疗，为增强活血化瘀之力，常与泻下法合用，药物多选大黄，因其不仅有攻下之效，且有化瘀之功，在治疗闭经、痛经、妇科慢性炎症、附件炎包块……辨证属瘀血者，用之多能奏功。

1. 急性盆腔炎

急性盆腔炎多见于有月经、性活跃的妇女。炎症可局限于一个部位，也可同时累及几个部位，最常见的是输卵管炎及输卵管卵巢炎，单纯的子宫内膜炎或卵巢炎较少见。本病属中医的带下、腰、腹痛的范畴。临床表现以发热寒战，腰腹疼痛，带下量多，臭秽，大小便不畅等为特点。病位居于下焦，因湿热浊毒之邪直犯任带、胞宫所致。临床上常以泻下法的方药加在清利湿热、清热解毒之方中治疗：如大黄、芒硝、枳实、黄柏、蒲公英、忍冬藤、薏苡仁、车前草、山栀等。或用下法方药灌肠，或用四黄散水蜜外敷下腹部，均可提高临床疗效。

2. 子宫内膜异位症

子宫内膜异位症是指有活性的内膜细胞种植在子宫内膜以外的位置而形成的一种女性常见妇科疾病。本病多发生于生育年龄的女性，其主要病理变化为异位内膜周期性出血及其周围组织纤维化，形成异位结节，痛经、慢性盆腔痛、月经异常和不孕是其主要症状。病变可以波及所有的盆腔组织和器官，以卵巢、子宫直肠窝、宫骶韧带等部位最常见，患者每逢经前、经时肛门胀痛，大便困难，甚感痛苦。中医认为此为"离经瘀血"，由于瘀血无出路，聚于下而见此症。

用泻下法治疗本病意不在于单纯通下大便，而是针对瘀血内阻，气机壅滞，腑气不通之根本，促使体内瘀邪排出。

下方常取良效：大黄（后下）、当归各9克，三棱、莪术各6克，枳实、黄柏各15克，田七末（冲）3克，厚朴、夏枯草、赤芍、穿山甲各15克，水煎早晚分服。

3. 子宫外孕

子宫外孕，顾名思义，就是胚胎着床发育的地方不是在正常的子宫内，而是在子宫以外的地方，例如输卵管、卵巢、腹腔等等；这种胚胎除了因为发育的位置不对，所以无法健康成长外，同时会引起母体的病变及伤害。子宫外孕属中医腹痛、呕吐、厥、脱、腰痛范畴。临床上常与其他的急腹症相混淆。山西医学院附属医院在中西医结合治疗子宫外孕的观察中，发现其最常见的兼证为腑实证，常致腹痛加重和恶心呕吐。这不仅影响休息，且可导致再次出血，加重休克。实践证明芒硝、大黄、巴豆等均能减轻腹痛，并能促进血肿包块的吸收，对防治肠麻痹和梗阻皆有裨益。临床上对宫外孕的中医保守治疗多采用气血双补合通里攻下、化瘀为主。

4. 痛经

痛经为最常见的妇科症状之一，指行经前后或月经期出现下腹部疼痛、坠胀，伴有腰酸或其他不适，症状严重影响生活质量。痛经分为原发性痛经和继发性两类，原发性痛经指生殖器官无器质性病变的痛经；继发性痛经指由盆腔器质性疾病，如子宫内膜异位症、子宫腺肌病等引起的痛经。

中医认为"不通则痛"。因此，在各种病因治疗的前提下加入通里攻下药，效果更佳。临床上常以少腹逐瘀汤为基础方加入大黄一味，收效满意。

5. 急性乳腺炎

急性乳腺炎是乳腺的急性化脓性感染，是乳腺管内和周围结缔组织炎症，多发生于产后哺乳期的妇女，尤其是初产妇更为多见。有文献报道急性乳腺炎初产妇患病占50%，初产妇与经产妇之比为2.4∶1。哺乳期的任何时间均可发生，但以产后3~4周最为常见，故又称产褥期乳腺炎。

长期以来由于受泻下法方药"授乳妇女不宜服用"的禁锢，以大黄为主组成的方剂，治疗产后乳腺炎病，似乎成了传统医学的禁忌。吉林市中心医院金镜等以大黄组剂治疗急性乳腺炎432例，有效率为91.66%；治疗天数，最短6天，最长24天，平均为9.5天。

基本方大黄公英汤：大黄15克，蒲公英、连翘各40克，地丁26克，金银花、天花粉、丹参各20克，漏芦、青皮各15克，栝楼皮10克，升麻7.5克，赤小豆50克（先煎）。水煎服1剂，每日3次口服。

方二：芒硝适量，冷开水溶后涂抹或装入纱布袋中，覆盖患处，并固定，酌情更换。

（四）儿科疾病中的应用

泻下法，气味重浊，直降下行，有斩关夺门之力，若用之不慎，易伤正气，尤其在儿科疾病治疗上，尤当慎用。近年来下法治疗小儿急症，屡起沉疴，独树一帜，主要用于实热积滞、衄血、吐血、大便不通、高热惊厥等诸症。

1. 小儿高热

小儿高热是感染性疾病、非感染性疾病、变态反应引起的一种常见症状，一般体温在39℃以上。临床许多医家常以通腑为先，釜底抽薪，配合清热解表而获良效。

据秦亮（《云南中医杂志》，1989年出版）报道：用川军、连翘、薄荷、焦山楂组成方剂，日服1~2剂，治疗小儿高热77例，1日退热27例，2日退热37例，3日退热9例，无效4例，有效率在94.8%。

用温水配成1%大黄液，用60~250毫升保留灌肠1~2/日，效果非常明显。

2. 小儿肺炎

小儿肺炎是小儿最常见的一种呼吸道疾病，四季均易发生，3岁以内的婴幼儿在冬、春季节患肺炎较多。如治疗不彻底，易反复发作，引起多种重症并发症，影响孩子发育。小儿肺炎临床表现为发热、咳嗽、气促、呼吸困难和肺部细湿啰音，也有不发热而咳喘重者。小儿肺炎有典型症状，也有不典型的，新生儿肺炎尤其不典型。由细菌和病毒引起的肺炎最为多见。治疗小儿肺炎以下几方经临床报道均有良效。

方①：大黄、甘草、虎杖、鱼腥草、桃仁、杏仁、葶苈子、苏子、桑皮，有效率在95%。

方②：大黄、元明粉、石膏、黄芩、山栀、连翘、桑皮、桑叶、白茅根、栝楼仁水煎服。（该方为董廷瑶老中医验方，每用便畅、热退，诸症悉平。）

方③：酒大黄、厚朴、栝楼、薤白、杏仁、半夏。每日1剂，水煎服。

方④：炙麻黄、生大黄、苏子、浙贝母、杏仁、葶苈子、橘红。每日1剂，水煎服。总有效率在94%～96%。

方⑤：焦大黄6克，白果8克，白芥子10克，研末分2包，每次服1包。

3. 小儿细菌痢疾

小儿细菌性痢疾是由志贺菌属引起的常见肠道传染病。多见于3岁以上儿童。全年均可发病，多流行于夏秋季节。以发热、腹痛、腹泻、里急后重、黏液脓血便为临床特点。本病可分为：急性菌痢、非典型菌痢、慢性菌痢及中毒性痢疾，其中中毒性菌痢病情经过极为凶险，起病急骤，突发高热、惊厥或休克，如抢救不当，可迅速发生呼吸或循环衰竭而死亡。临床上采取通因通用之法，收效甚佳。

方①：生大黄20克（泡服），炒谷芽、神曲各8克，枳实6克。治疗小儿中毒性菌痢，服药片刻腹中肠鸣，下秽臭脓血便，可神清热退抽搐止。

方②：大黄、芒硝各10克，巴豆2.5克，组成散剂，每次2～4岁服1克；5～7岁服2克；8～10岁服3克；11～14岁服4克，治疗脑型早期中毒性菌痢。

方③：焦大黄、广木香各8克，黄连16克，碾末分4

包，治疗菌痢。

方④：葛根、黄芩、黄连、大黄、金银花治疗疫毒痢。

方⑤：川军、枳实、厚朴、陈皮、木香、砂仁、大腹皮、藿香、川连、川芎、栝楼皮、柿蒂水煎浓缩至200毫升，在抽出胃内容物后鼻饲，首次40毫升，以后每隔2小时注入药汁20毫升，治疗菌痢引起的中毒性肠麻痹（辑自《上海中医药杂志》，1990年出版）。

4. 小儿急性扁桃体炎

小儿急性扁桃体炎系指腭扁桃体的急性非特异性炎症，常继发于上呼吸道感染，并伴有程度不等的咽部黏膜和淋巴组织的急性炎症。乙型溶血性链球菌为主要致病菌，中医称急性扁桃体炎为"烂乳蛾""喉蛾风"。多发生于儿童及青年。在季节更替、气温变化时容易发病。

方①：生大黄6～9克，开水150～250毫升沏泡，每2小时服1次，可加冰糖调味，其效极佳。

方②：大黄、柴胡、黄芩、金银花、连翘、射干、夏枯草、蒲公英，水煎服，疗效可达96%以上。

5. 新生儿黄疸、小儿肝炎

医学上把未满月（出生28天内）新生儿的黄疸，称之为新生儿黄疸，新生儿黄疸是指新生儿时期，由于胆红素代谢异常，引起血中胆红素水平升高，而出现以皮肤、黏膜及巩膜黄染为特征的病症，是新生儿中最常见的临床问题。本病有生理性和病理性之分。生理性黄疸是指单纯因胆红素代谢特点引起的暂时性黄疸，在出生后2～3天出现，

4~6天达到高峰，7~10天消退，早产儿持续时间较长，除有轻微食欲缺乏外，无其他临床症状。若生后24小时即出现黄疸，持续时间长，足月儿大于2周，早产儿大于4周仍不退，甚至继续加深加重或消退后重复出现或生后一周至数周内才开始出现黄疸，均为病理性黄疸。

小儿肝炎以急性甲型肝炎为主，多为黄疸型，常伴有发热、畏寒、全身乏力。在消化道症状中，有恶心、呕吐、上腹胀满、腹泻等症状，为小儿常见病、多发病。无论是新生儿黄疸，还是小儿肝炎黄疸型，运用泻下法治疗，均可获得临床良效，今介绍如下方剂：

方①：大黄、茯苓、甘草，水煎服。

方②：大黄、茵陈水煎服。

方③：生大黄5克（后下），绵茵陈30克，生山栀、板蓝根各10克，蒲公英15克，水煎服。

方④：生大黄（后下）、芒硝（冲服）各10克，厚朴6克，枳实10克，茵陈30克，山栀子、赤芍、生地、丹皮各10克，水牛角（碾末冲服）30克。

6. 细菌感染性小儿口腔炎

细菌感染性口腔炎主要由口腔常驻菌在全身抵抗力降低时引起的口腔黏膜的急性损害，多见于儿童，主要致病菌为链球菌和葡萄球菌等球菌。临床表现为口腔黏膜普遍充血、水肿，表面出现大小不等、边界清楚的糜烂面，并有纤维素渗出物形成的假膜；剥脱假膜则呈现出血面，不久又有假膜覆盖。有时出现浅溃疡。假膜多为暗灰白色。

患处疼痛明显，流涎增多，伴有轻微口臭。所属淋巴结肿大，体温升高，有时伴寒战。全身症状数日内可消退，但局部症状持续一段时间。在治疗上通下、引火下行之法收效良好。

方：吴茱萸、胆南星、生大黄按4∶1∶1的比例共研细末，用时将药末与陈醋适量调成糊状涂于双足涌泉穴，外加纱布固定，12小时后去除，据病情次日晚再敷1次。

方①：生大黄、芒硝、枳实、厚朴、车前子、白茅根水煎服。

方②：生大黄、黄连，水煎服。

7. 小儿原发性癫痫、抽搐

原发性癫痫，又称真性癫痫、特发性癫痫、功能性癫痫等，多见于儿童及青少年，绝大多数在30岁前发病。除遗传因素外无其他明显病因。发作形式多为全身性发作，如大发作（全身强直－阵挛性发作）、小发作（失神发作）和肌阵挛发作等。小儿癫痫发作早期患者常感头部及全身不适，耳鸣，视力模糊，出汗，面青预示即将发生晕厥。小儿原发性癫痫用凉膈散加减效果显著。方药：大黄、荷荷、竹叶各6克，栀子、连翘、黄芩、槟榔、甘草各10克。

对于外感风热，或感寒化热、内挟积滞所致的急惊风临床亦常用清热解毒通里攻下方取效。

方①：生大黄10克（后下），连翘6克，薄荷4克（后下），焦山栀、双钩藤各6克，水煎服。

方②：生大黄10克（后下），芒硝6克（冲服），枳壳

10 克，山栀 10 克，杏仁 10 克，橘红 5 克，水煎服。

方③：生大黄 6 克（后下），芒硝 6 克（冲服），枳壳 10 克，厚朴 10 克，甘草 6 克，水煎服。

方④：生大黄 6 克，芒硝 6 克，钩藤 10 克，连翘 10 克，水煎保留灌肠。

以上数方对小儿"乙脑""流脑""化脓性脑炎""病毒脑炎"所致的高热抽搐均有良效。

8. 小儿消化不良

小儿消化不良是婴幼儿夏季最常见的一种消化道疾病，主要症状为拉绿色粪便，常伴有发烧、腹胀、呕吐、不吃奶及哭叫不安等现象。中医称为食滞或厌食症，常用消食导滞药治疗，加用大黄泻实，效果更好。对小儿夜啼、小儿呕吐、小儿疳积、营养不良性贫血可用大黄甘草汤，大黄陈皮汤改为散剂口服、大黄酊口服，或用炒大黄、红参须各 30 克，阿胶 150 克碾末分成 30 包，每日 2 次，每次 1 包口服均有良效。

9. 小儿便秘

小儿便秘是由于排便规律改变所致，指排便次数明显减少、大便干燥、坚硬，秘结不通，排便时间间隔较久（>2 天），无规律，或虽有便意而排不出大便。临床常用的简、廉、验、便方法是用大黄粉 10 克，加食用白酒适量调成糊状涂在患儿脐部，用纱布覆盖固定后，再用热水袋热敷 10 分钟左右，每日 1 次，效果极佳。

10. 小儿肠梗阻

肠梗阻指肠内容物的正常运行受阻，通过肠道发生障碍，为小儿外科常见的急腹症。由于它变化快，需要早期作出诊断、处理。诊治的延误可使病情发展加重，甚至出现肠坏死、腹膜炎甚至中毒性休克、死亡等严重情况。

河南新野县卫校张天兰用一捻金化裁治愈患儿先天性肠梗阻。

方药：生大黄、牵牛子、槟榔各2克，白糖参5克，朱砂0.1克，加水100毫升，煎至30毫升，每次5毫升，每日3次口服。

大黄粉蜜合剂：大黄、炒米粉、蜂蜜适量，每小时1次，每次1汤匙口服。

单味生大黄粉口服，胃管注入，保留灌肠治疗小儿肠梗阻均有良效。

本病发展必然导致血瘀，引起肠坏死，大黄既能通腑泻浊，增加肠蠕动，又能活血化瘀，能使积滞去，肠浊清，故为辨证治疗肠梗阻诸方中的主药。

11. 小儿急性腮腺炎

小儿急性腮腺炎是由腮腺炎病毒引起的急性呼吸道传染病，呈世界性分布，在我国归属于法定丙类传染病，全年均可发病，以冬春季为高峰，多发于儿童，呈散发或流行，在集体儿童机构中可形成暴发流行。临床以唾液腺急性非化脓性肿胀为特征，常伴发脑膜炎、胰腺炎及睾丸炎等。中医在治疗本病方面有独到之处。

方①：生大黄9克（后下），升麻6克，荆芥10克，防风10克，蒲公英15克，每日1剂，水煎服，合并睾丸炎者蒲公英量加倍，加橘核 10 克。

方②：大黄、山栀、黄柏，白矾共为细末，蛋清调，外敷腮肿部位。

方③：生大黄、青黛、马钱子、赤小豆、海藻、甘草，烘干研细过筛备用，醋调外敷，1 日 1 换，一般 2～3 次可愈。

12. 小儿急性阑尾炎

小儿急性阑尾炎是儿童常见的急腹症，以 5 岁以上的儿童多见；发病率虽较成人低，但病势较成人严重，弥漫性腹膜炎的并发率和阑尾穿孔率高，甚至致死。中医称之"肠痈"，临床上除用《金匮要略》大黄牡丹汤治疗外，用大黄、红藤、败酱草、地丁草、当归、赤芍等治疗急性化脓性阑尾炎、急性蜂窝组织性阑尾炎及阑尾周围炎取得了满意疗效（可达 80% 以上）；大黄、红藤、冬瓜仁、生薏仁、金银花、黄连等治疗早期阑尾周围脓肿及坏疽性阑尾炎有非常显著疗效。不少学者认为，对急性阑尾炎的通里攻下要"早、快、猛"，大黄有活血化瘀、清热解毒、通里攻下的作用，是治疗急性阑尾炎不可缺少的主药。

（五）皮肤科疾病的应用

大凡皮肤痒疹、湿疮，中医认为风、湿、热邪为患。当郁热内结胃腑而见便秘时，除予疏风、祛湿、清热之外，酌加通下之品，常能取得较好疗效。大黄的抗炎、抗菌、抗病毒、抗过敏、收敛作用，治疗皮肤科疾病，往往作为首选。

1. 酒渣鼻及痤疮

酒渣鼻，又称玫瑰痤疮，是一种主要发生于面部中的红斑和毛细血管扩张的慢性炎症性皮肤病。多见于 30～50 岁中年人，女性多见。本病好发于颜面中部，以鼻尖、鼻翼为主，其次为颊部、颏部、前额，常对称分布，多发于中年人，妇女较多，患者多并发皮脂溢出，颜面犹如涂脂。皮损表现为红斑、毛细血管扩张和有炎症的毛囊丘疹及脓疱等。

《古今医鉴》记载的颠倒散治疗酒渣鼻、痤疮，其组成为大黄、硫黄各等分。经 2～3 周的治疗有效率在 96%，治愈率在 87%，其配制方法是：大黄粉 5 克，升化硫 10 克，过 7 号筛置乳钵中加入甘油 10 毫升研末混合均匀，再将已溶化的凡士林基质逐渐加入至 100 克，边加边磨至完全混合均匀分装即得。

痤疮是毛囊皮脂腺的一种慢性炎症性皮肤病，主要好发于青少年，对青少年的心理和社交影响很大，但青春期后往往能自然减轻或痊愈。临床表现以好发于面部的粉刺、丘疹、脓疱、结节等多形性皮损为特点。

范瑞强（《中西医结合杂志》，1987 年出版）报道：采用中药内服，配合 2% 氯霉素三黄洗剂（大黄、黄柏、黄芩、苦参各等量研细末，每 10 克粉剂加蒸馏水 100 毫升，医用石碳酸 1 毫升和氯霉素 2 克，用时摇匀）外搽，治疗痤疮 31 例，以 1 月为限观察治疗，痊愈 10 例，显效 16 例，有效 5 例。

2. 体表感染

梁德年（《中医药信息》，1986 年出版）认为，大黄具有解热、镇痛、抗炎、泻下等作用，系广谱抗菌、抗病毒，其抗病原微生物作用机理可能是由于大黄能减轻血中的内毒素，促使肾上腺皮质激素分泌，有利于机体感染后抗炎抗病毒的应激反应。其抗菌的有效成分是蒽醌微生物大黄素和大黄酸，与细菌 DNA 结合导致抑制其 DNA、RNA 和蛋白质的合成。大黄对渗出和肉芽增生为主的炎症均有抑制作用。

张宏俊等（《辽宁中医杂志》，1991 年出版）用大黄芒硝袋：生大黄 50 克、芒硝 250 克、冰片 10 克，碾碎拦匀装纱布袋以半袋为宜，缝合袋口备用。治疗痈肿 148 例，用时将绷带或胶布直接固定于患处，每日更换 2 次或以药冰结发硬为度。结果痊愈 138 例，占 93.5%，无效 10 例，占 6.5%，治疗时间平均 3.5 天。

单用大黄粉外敷感染性病灶效果亦非常明显。此外大黄单用或复方配方治疗痈肿疔疮、诸湿疮痒、瘢痕疙瘩、脉管炎等均有良效。

3. 接触性皮炎

接触性皮炎是皮肤黏膜由于接触外界物质，如化纤衣着、化妆品、药物等等而发生的炎性反应。其临床特点为在接触部位发生边缘鲜明的损害，轻者为水肿性红斑，较重者有丘疹、水疙瘩甚至大疱，更严重者则可有表皮松解，甚至坏死。如能及早去除病因和做适当处理，可以速愈，否则可能转化为湿疹样皮炎。

治疗接触性皮炎目前颇为显效的是红黄液湿敷。孙迅等（《中西医结合杂志》，1986 年出版）用该方治疗接触性皮炎 300 例，并与呋喃西林液治疗 200 例对照，结果红黄液组丹毒 162 例治愈，5 天内治愈率占 85.8%；接触性皮炎 138 例 5 天治愈；对照组丹毒 120 例治愈 77 例，5 天治愈率占 18.3%，接触性皮炎 80 例，5 天内治愈 60 例，占 75%，无效 1 例。红黄液制法：红花、大黄、黄柏、丹皮各 100 克加水 1000 毫升浸 1 小时，煎沸 10 分钟，文火煎至 250 毫升过滤，二煎同上得 250 毫升，两者混合即可。用时用六层纱布浸红黄液贴敷患处，每日保持 5 小时。

龚景林（《广西中医药》，1985 年出版）用朴黄洗剂治疗漆疮 69 例，药用朴硝、大黄、千里光、生山楂各 60 克，煮水 3000 毫升外洗衣或湿敷患处，每日 1 剂，每次洗 15 分钟，均收到良好效果。

4. 扁平疣

扁平疣是由人乳头状瘤病毒（HPV）感染引起的，好发于青少年的病毒感染性疾病。临床表现为皮色或粉红色的扁平丘疹，多见于面部和手背，无明显的自觉症状，病程慢性。可通过直接或间接的接触传染。祖国医学称之为"疣目""疣疮"。其形成多为风热之邪搏结于肌肤，或怒动肝火，或因血虚肝失所养，而引起血凝郁滞于肌肤而生。

用生大黄、木贼草、香附、板蓝根各 15 克，水煎至500 毫升，先用洁净的纱布擦洗患部，使局部发红为度，每日 1 ～ 2 次。疗效满意。

5. 带状疱疹

带状疱疹是由水痘－带状疱疹病毒引起的急性感染性皮肤病。对此病毒无免疫力的儿童被感染后，发生水痘。部分患者被感染后成为带病毒者而不发生症状。由于病毒具有亲神经性，感染后可长期潜伏于脊髓神经后根神经节的神经元内，当抵抗力低下或劳累、感染、感冒时，病毒可再次生长繁殖，并沿神经纤维移至皮肤，使受侵犯的神经和皮肤产生强烈的炎症。皮疹一般有单侧性和按神经节段分布的特点，有集簇性的疱疹组成，并伴有疼痛；年龄愈大，神经痛愈重。本病好发于成人，春秋季节多见。发病率随年龄增大而呈显著上升。中医治疗带状疱疹常以清热解毒、清利湿热之方配加通里攻下之方药，效果明显。

方①：龙胆草、虎杖、白芍、车前子、大黄、黄芩、黄柏水煎服。

方②：大黄粉、艾炭末加蛋清调敷患处。

方③：雄黄、大黄各15克，冰片3克，麻油适量。雄黄、大黄共研极细末，麻油放在文火中加热，待沸后倒入混合之药末，凉后放入冰片徐徐搅拌成稀糊状。将患处暴露，用药膏均匀地涂于皮损处，以不见皮损为度，外用敷料包扎。每日早晚各1次换药。

6. 尖锐湿疣

尖锐湿疣是由人类乳头瘤病毒引起的性传播疾病，常发生在肛门及外生殖器等部位，主要通过性接触直接传染。

本病好发生于性活跃的中青年。潜伏期一般为 2 周～8 个月，平均为 3 个月。外生殖器及肛门周围皮肤黏膜湿润区为好发部位，男性多见于冠状沟、包皮、龟头、系带、尿道口、阴茎体、会阴，同性恋者多见于肛门及直肠内，女性多见于大小阴唇、阴道口、阴蒂、阴道、宫颈、会阴及肛周，少数患者可见于肛门生殖器以外部位（如口腔、腋窝、乳房、趾间等）。皮损初起为单个或多个散在的淡红色小丘疹，质地柔软，顶端尖锐，后渐增多增大，依疣体形态可分为无柄型（即丘疹样皮损）和有柄型，后者可呈乳头状、菜花状、鸡冠状及蕈样状。疣体常呈白色、粉红色或污灰色，表面易发生糜烂，有渗液、浸渍及破溃，尚可合并出血及感染。多数患者无明显自觉症状，少数可有异物感、灼痛、刺痒或性交不适。宫颈部位疣体通常较小，界限清，表面光滑或呈颗粒状、沟回状，妊娠时可明显增大增多。中医认为本病为湿热毒邪、风热血燥等有关。大黄具有抗病毒、抗炎以及免疫调控作用，与其他药物配用可发挥清热解毒、凉血消肿、逐瘀化湿作用。

方①：大黄、板蓝根、大青叶、白鲜皮、明矾各 30 克，蛇床子、地肤子、川椒各 15 克，加水 1500～2000 毫升水煎，待水温降至 38℃～42℃时坐浴蘸洗患部，每次 30 分钟。每剂早晚各 1 次。

方②：大黄 12 克，板蓝根、大青叶各 30 克，金钱草 15 克，水浸数小时后文火煎沸，每次 200 毫升早晚口服，余汤渣可反复加温熏洗患处。

（六）传染病的应用

1. 急性黄疸型肝炎

急性黄疸型肝炎是急性病毒性肝炎的一个类型，是由肝炎病毒引起的一种急性消化道传染病。临床表现为起病急，食欲减退，厌油，乏力，上腹部不适，肝区隐痛，恶心，呕吐，部分病人畏寒发热，继而尿色加深，巩膜、皮肤等出现黄疸。多属中医湿热黄疸型，古方治疗黄疸如茵陈蒿汤、大黄硝石汤、栀子大黄汤等多以大黄为主组方，近人亦多认为重用大黄可消除脘满、促进食欲，对消除黄疸有显著疗效。有人观察到茵陈配大黄对降低黄疸指数较单用茵陈、栀子合用者快。对于暴发型肝炎，因热毒化火、邪陷心包且见阳明腑实证，用大剂清热解毒药配合大黄通腑泻火，使死亡率大大降低。大黄在退黄方面有类似皮质激素的效果，并且无引起出血、感染等副作用及使用激素时的禁忌证。

1988年1月中旬上海市病毒性甲型肝炎暴发流行，有29万余人不同程度出现发热、黄疸、纳呆、恶心呕吐、腹胀、腹痛、便秘或腹泻等消化道症状。上海市卫生局中医处紧急召开专家会议拟定了肝炎预防和治疗的中药方剂。

预防方：绵茵陈15克，板蓝根15克，川黄柏9克，连翘15克，生甘草6克。每日1剂，连服7天。

治疗方有三：

方①：绵茵陈15克，生山楂9克，生大黄9克。每日1剂，用于发热黄疸，谷丙转氨酶升高，大便干燥或秘结者。

方②：绵茵陈 15 克，焦山楂 15 克，制大黄 9 克，车前草 12 克，云苓 9 克，炒枳壳 9 克。每日 1 剂。用于发热、黄疸、谷丙转氨酶升高、呕吐或腹泻。

方③：金钱草 30 克，板蓝根 30 克，淡黄芩 9 克，平地木 9 克，川黄柏 9 克，车前草 12 克。每日 1 剂。用于发热，无黄疸、纳呆、乏力、谷丙转氨酶升高者。

这些中医处方在《新民晚报》《解放日报》《文汇报》等新闻媒体中介绍，立即为全体市民及防治单位所采用。仅 1~3 月全市销售防治"甲肝"的"中药"145 万千克，中成药 1493 万瓶（盒、袋），全市有 200 多万人服用各类预防性中药，有效地抑制了"甲肝"的第二次流行高峰。

2. 急性细菌性痢疾

急性细菌性痢疾，简称菌痢，是由痢疾杆菌引起的一种急性肠道传染性疾病。一年四季均有散在性发病，以夏秋季节常见流行。临床上以发热、腹痛、腹泻、里急后重及排含黏液、脓血的稀便为其主要症状。中医认为系湿热壅遏大肠所致，"无积不成痢"，故治疗时除清利湿热之外，尚须通里攻下以推荡积滞，故所谓"通因通用"的治则。临床上用含大黄之芍药汤、导气汤的报道很多。也有经用大黄丸或番泻叶等寒下药取效的。特别是中毒性痢疾，发病急骤，阳明腑实，内陷心包，常因呼吸循环衰竭未及排便而即死亡。运用泻下法治疗往往可以荡涤湿热，热去厥回。这是因泻下后使细菌及其毒素迅速排泄，从而减轻全身中毒反应，缓解脑水肿而收效。

3. 流行性乙型脑炎

流行性乙型脑炎是由乙脑病毒引起、由蚊虫传播的一种急性传染病。乙脑的病死率和致残率高，是威胁人群特别是儿童健康的主要传染病之一。夏秋季为发病高峰季节，流行地区分布与媒介蚊虫分布密切相关，我国是乙脑高流行区。本病属中医暑温范畴。因三焦热炽，阳明腑实，邪陷心包，常须通腑泄热，于大剂量的清热解毒方内加硝、黄泻下。有人认为 本病为热极生风，宜泻火息风，而阳明为十二经之海，"六经实热总清阳明"，应用承气汤后，腑通便行，腠开汗出，随之热退神清，抽搐渐止，病情趋愈。何炎荣氏（《中医杂志》，1984 年出版）用大黄、芒硝、石膏、知母、连翘、栀子、竹叶等，又加至宝丹，日分4次灌服。药至5日热退神清抽止。俞金秀氏（《湖北中医杂志》，1984 年出版）治一抽搐2日患者，方用大承气汤加板蓝根、石膏、知母、钩藤等，浓煎鼻饲，病愈未有后遗症。

此外，浙江绍兴皋埠区卫生院沈万生用化痰通腑法，自拟承气汤：生半夏、生南星、石菖蒲、牙皂、黄连、板蓝根、生大黄、玄明粉、木香，治愈病毒性脑炎。

4. 流行性出血热

流行性出血热又称肾病综合征出血热，是危害人类健康的重要传染病，是由流行性出血热病毒（汉坦病毒）引起的，以鼠类为主要传染源的自然疫源性疾病。以发热、出血、充血、低血压休克及肾脏损害为主要临床表现。本病属中医的瘟疫范畴。发病特点为淫热火毒极盛，迫血妄行，伤阴最速，易与胃肠秽浊之气搏结成实，致气机闭塞，瘀血内阻，肝肾被灼，津液消亡，脏腑气衰。而泻下法是攻逐体内积滞、通泄大便、清泻邪热，调节阴阳平衡、促进机体修复的一种有效方法。出血热凡出现腹胀便秘，腹痛拒按，满腹血水，小便不通，日晡热甚，舌红苔黄或舌黑生芒刺者，均为泻下法适应证。临床上往往采取解毒攻下、增液攻下、祛瘀攻下。

本病发热期属火毒炽盛阳明，予以解毒攻下之方：大黄、石膏、知母、山栀、紫草、板蓝根等。少尿期限以通腑解毒为主，依证化裁，略有出入。

属肾水被劫，化源枯竭，以增液攻下之方：大黄、芒硝、黄连、黄柏、生地、玄参、知母、麦冬等。

属热迫血行，瘀阻络道者，以祛瘀攻下之方：大黄、芒硝、枳实、羚羊角、赤芍、丹皮、桃仁、红花等。

徐德先等（《中医杂志》，1986年出版）依法拟定的中药灌肠剂与西药导泻剂作为分组对照，结果治疗组在尿蛋白转阴时间、尿素氮、肌酐恢复正常时间以及缩短少尿期持续时间等方面均优于西药对照组，且病死率低于对照组。

5. 性病

性病传统观念是指通过性交行为传染的疾病，主要病变发生在生殖器部位。包括梅毒、淋病、软下疳、性病性淋巴肉芽肿和腹股沟肉芽肿5种。性病是在世界范围内广泛流行的一组常见传染病，并呈现流行范围扩大、发病年龄降低、耐药菌株增多的趋势，尤其是艾滋病的大幅增加，已成为严重的公共健康问题。对于性病，尤其是淋病、梅毒、尖锐性湿疣等性病，在清利湿热、杀虫解毒的方剂配加通里攻下药，能迅速改善症状，缩短治疗时间。根据药物分析，寒下的大黄尚有杀灭变性虫、滴虫、蛲虫、血吸虫、抗菌、抗病毒的功能。

第四章　泻下法的历代方剂

　　凡以泻下药组成，具有通导大便、排除胃肠积滞、荡涤实热、攻逐水饮等作用，用于治疗里实证的方剂，称为泻下剂。历代名医在长期的临证中，根据病性的寒热，体质的虚实，病邪的兼夹，创制了许许多多卓有疗效的方剂。概括起来，可分类为寒下类、温下类、润下类、逐水类、攻补兼施类等方剂。

一、寒下类方剂

1. 大承气汤

【组成】大黄12克，酒洗，厚朴12克，去皮、炙，枳实12克，芒硝9克。

【功效】峻下热结。

【主治】①阳明热结证：大便不通，腹中转气，脘腹痞满，绕脐痛，拒按，烦躁，谵语，潮热，手足濈然汗出，舌红，苔黄燥起刺，脉沉实。

②阳明热结旁流证：自利清水，色纯青，腹痛，舌红，苔黄燥起刺，脉沉实。

③热厥证，或热极痉证，或热极发狂证。

【用法】用水 700 毫升，先煎枳实、厚朴 25 分钟，加入大黄煎 15 分钟，再加入芒硝煎 2～3 秒钟，煮取药液 140 毫升，每日分 2 次温服。大便得通，当停止用药。

【来源】《伤寒杂病论》

2. 小承气汤

【组成】大黄 12 克，酒洗，厚朴 6 克，炙，去皮，枳实 5 克，炙。

【功效】泻热通便，润燥软坚。

【主治】①阳明热结轻证：谵语，潮热，汗出，不大便或大便硬，腹胀满疼痛拒按，舌红苔黄，脉沉或滑。

②阳明热结旁流轻证，阳明热结重证兼正气不足者。

【用法】用水 280 毫升，煮取药液 80 毫升，每日分 2 次温服，视病情而决定服药次数。

【来源】《伤寒杂病论》

3. 调胃承气汤

【组成】大黄 12 克，酒洗，芒硝 12 克，甘草 6 克，炙。

【功效】泻热和胃，兼以益气。

【主治】阳明热结缓证：腹胀满，或疼痛或按之痛，心烦，蒸蒸发热，或呕吐，舌红，苔黄，脉沉；或阳明热结夹虚证。

【用法】用水 210 毫升，先煎大黄、甘草煮取药液 70

毫升，再加入芒硝煎 2～3 秒钟。每次少量温服。

【来源】《伤寒杂病论》

4. 三一承气汤

【组成】大黄15克，芒硝15克，厚朴15克，去皮，枳实15克，甘草30克。

【功效】苦寒泻下。

【主治】伤寒下后热证或杂病火证，凡"三承气汤"所主之证，此方均可施用。

【用法】上锉麻豆大，水一盏半，生姜 3 片，煎至七分，内芒硝煎二沸去滓，分 2 次服。

【来源】《宣明论方》

5. 陷胸承气汤

【组成】栝楼仁12克，杵，小枳实3克，仙半夏6克，川黄连5克，生大黄6克，风化硝3克。

【功效】涤痰宽胸，泻热通便。

【主治】阳明热实，浊邪壅闭证：胸膈痞痛，甚则深昏谵语，腹满便秘，苔黄而焦，脉滑数者。

【用法】水煎温服。

【来源】《通俗伤寒论》

6. 宣白承气汤

【组成】生石膏15克，生大黄9克，杏仁粉6克，栝楼皮5克。

【功效】宣肺泻结。

【主治】肺与大肠俱热证：上则喘促不宁，痰涎壅盛，下则大便秘结，右寸实大者。

【用法】水五杯，煮取二杯，先服一杯，不知再服。

【来源】《温病条辨》

7. 导赤承气汤

【组成】赤芍9克，细生地15克，生大黄9克，黄连6克，黄柏6克，芒硝3克。

【功效】苦寒攻下。

【主治】阳明、小肠之实热证：见有身热，烦渴，腹满痛拒按，小便短赤而痛，苔黄燥。

【用法】水五杯，煮取两杯，先服一杯，不下再服。

【来源】《温病条辨》

8. 牛黄承气汤

【组成】安宫牛黄丸一丸，化开，调生大黄末9克。

【功效】清心开窍，攻下腑实。

【主治】阳明腑实证：身热神昏，舌謇肢厥，便秘，腹部按之硬痛。

【用法】安宫牛黄丸化开，调生大黄末，先服一半，不知再服。

【来源】《温病条辨》

9. 白虎承气汤

【组成】生石膏18克，知母6克，大黄9克，枳实3克，芒硝9克，厚朴3克，薄荷3克，僵蚕6克，蝉蜕3克，桑叶6克。

【功效】苦寒泻下。

【主治】毒火郁炽，热结肠腑证：潮热谵语，面目俱赤，腹部胀满，大便秘结，舌苔黄起芒刺。

【用法】每日 1 剂，2 次分服，水煎。

【来源】《温病刍言》

10. 解毒承气汤

【组成】金银花、生栀子、川连、生川柏、青连翘、青子芩、小枳实、生绵纹、西瓜霜、金汁、白头蚯蚓。

【功效】解毒攻下。

【主治】大头瘟及一切疮肿痛毒，毒热弥漫，内外俱热，大便秘结不通。

【用法】每日 1 剂，分 2 次服，水煎。

【来源】《通俗伤寒论》

11. 大陷胸汤

【组成】大黄 18 克，去皮，芒硝 24 克，甘遂 1.5 克。

【功效】泻热，逐水，破结。

【主治】热饮结胸证：胸膈疼痛，或脘腹疼痛，疼痛从心下至少腹不可近，心中懊憹，烦躁，头汗出，日晡发热，舌上燥而渴，舌红，苔黄腻，脉沉紧。

【用法】用水 420 毫升，先煮大黄 10 分钟，煮取药液 140 毫升，加入芒硝煎 2～3 秒钟，再加入甘遂末，每次温服 70 毫升。若药后泻下明显，则停止服药。

【来源】《伤寒杂病论》

12. 大陷胸丸

【组成】大黄 24 克，葶苈子 12 克，熬，芒硝 12 克，杏仁12克，去皮尖，熬黑。

【功效】逐水破结，峻药缓攻。

【主治】热饮结胸证：胸膈疼痛，短气，烦躁，心中懊恼，汗出，项强，舌红，苔黄腻，脉沉或数。

【用法】将杏仁、芒硝研为脂状，为散，取药脂如弹丸1枚，另外捣甘遂1.5克，加白蜜14毫升，水140毫升，煮取药液70毫升，1次温服。

【来源】《伤寒杂病论》

13. 神芎丸

【组成】大黄60克，黄芩60克，黑牵牛120克，炒，白滑石120克，黄连15克，川芎15克，薄荷叶15克。

【功效】清热通便，祛风利膈。

【主治】一切头痛昏眩，利咽膈，令结滞通畅。

【用法】为细末，水丸小豆大。日3服，温水下，1~5丸。

【来源】《世医得效方》

14. 防风通圣散

【组成】防风、荆芥、连翘、麻黄、薄荷、川芎、当归、白芍炒、白术、山栀、大黄酒蒸、芒硝后下，各15克，石膏、黄芩、桔梗各30克，甘草60克，滑石90克。

【功效】疏风解表，和调气血，泻热通便，疏利三焦。

【主治】表里俱实证：发热，恶寒，无汗，口渴，烦躁，脘腹疼痛，排便不畅，苔薄黄，脉浮数；或风疹，湿疹；或里实夹虚证。

【用法】将药研为细散状，每次服6克，用水煎生姜3

片，送服。用汤剂可用原方量的 1/2。

【来源】《宣明论方》

16. 当归龙荟丸

【组成】当归 30 克，龙胆草 15 克，栀子、黄连、黄柏、黄芩 30 克，芦荟、大黄各 15 克，木香 3 克，麝香 1.5 克。

【功效】清热泻火，解毒散结。

【主治】肝胆实火内结证：头晕目眩，谵语发狂，大便干结，小便短赤，急躁易怒，舌红苔黄，脉数。

【用法】将药研为细散状，以蜜为丸，用生姜汤送服，每次服 6 克。

【来源】《丹溪心法》

16. 凉膈散

【组成】川大黄、朴硝、甘草各 375 克，山栀子仁、黄芩各 187 克，连翘 750 克。

【功效】泻火通便，清上泻下。

【主治】上下二焦热证：面赤唇焦，烦躁口渴，胸膈烦热，咽痛吐衄，口舌干燥，大便干结，小便短赤，舌红，苔黄，脉数。

【用法】将药研为细散状，每次服 6 克，用水加入竹叶 7 片，蜜少许，饭后温服，小儿可服 1.5 克，应因年龄而调整乃是；出现下利，停止服用。用汤剂可用原方量的 1/50。

【来源】《太平惠民和剂局方》

17. 消腹内痈肿方

【组成】大黄取末，15 克；破故纸取末，6 克；牛蒡子取末，3克；牵牛取末，8克。

【功效】通里攻下。

【主治】腹内痈肿。

【用法】上和作二服。蜜水调，饭前服，以利为度。

【来源】《直指方附遗》

18. 大黄牡丹汤

【组成】大黄12克，牡丹3克，桃仁8克，瓜子12克，芒硝8克。

【功效】泻热破瘀，散结消肿。

【主治】肠痈瘀热证：右少腹疼痛拒按，按之剧痛，甚则局部肿痞，右腿屈而不伸，伸则痛剧，大便不调，小便自调或黄赤，发热，自汗恶寒，舌红，苔黄腻，脉滑数或涩。

【用法】用水420毫升，煮取药液70毫升，加入芒硝再煎2~3秒钟。1次服用。

【来源】《伤寒杂病论》

19. 大黄黄连泻心汤

【组成】大黄6克，黄连3克（一方有黄芩3克）。

【功效】泻热消痞。

【主治】心痞满，按之柔软不痛，或兼烦渴，苔黄腻，脉数。

【用法】上二味，以麻沸汤60毫升渍之须臾，绞去滓，分温再服。

【来源】《伤寒杂病论》

20. 熟大黄汤

【组成】大黄 15 克，生姜 15 克。

【功效】泻热活血。

【主治】坠堕闭衄腰痛，不能屈伸。

【用法】同炒令焦黄，以水一大盏，浸一宿，五更去渣顿服。

【来源】《三因方》

21. 厚朴三物汤

【组成】厚朴 24 克，大黄 12 克，枳实 5 克。

【功效】行气通里。

【主治】腹满，寒疝，宿食，痛而初者。

【用法】上三味以水 80 毫升，先煮厚朴、枳实，内大黄再煮 2~3 秒钟，温服，以利为度。

【来源】《伤寒杂病论》

22. 广济槟榔汤

【组成】槟榔 9 克，生姜 9 克，青木香 9 克，橘皮 6 克，枳实 6 克，甘草 6 克，大黄 6 克。

【功效】行气攻结。

【主治】心头冷硬结痛。

【用法】水煎，分 2 次，食前半小时服用。

【来源】《外台秘要》

23. 必效练中丸

【组成】大黄 500 克，朴硝 300 克，芍药 240 克，桂心 120 克。

【功效】通里攻下。

【主治】主癖虚热，两胁下癖痛，恶不能食，头时时痛，并气冲，背膊虚肿，大小便涩，热冲头，耳鸣，健忘。

【用法】捣筛，蜜和丸，如梧子。平旦酒服 20 丸，日再稍加至 30 丸，以利为度，能积服弥佳，纵利不虚人，神良。

【来源】《外台秘要》

24. 枳实导滞丸

【组成】枳实 6 克，大黄 6 克，黄芩 6 克，黄连 6 克，茯苓 6 克，泽泻 3 克，白术 3 克，神曲 6 克。

【功效】消积导滞，清热除湿。

【主治】温热积滞内阻，胸脘痞闷；或下利腹痛，后重；大便秘结，小便黄赤，舌红苔腻，脉沉实者。

【用法】研为细末，汤浸蒸饼为丸，如梧桐子大，每服 50～70 丸，温开水送下，空腹量虚实加减服之。亦可作汤剂。

【来源】《内外伤辨惑论》

25. 木香槟榔丸

【组成】牵牛 36 克，槟榔 9 克，大黄 18 克，黄连 9 克，黄柏 9 克，木香 9 克，陈皮 9 克，青皮 9 克，莪术 9 克，香附 39 克。

【功效】清热除湿，导滞通腑。

【主治】湿热积滞，痞满胀痛，二便不通；下痢赤白，里急后重者。

【用法】共为细末，水泛为丸，如梧桐子大，每服3克，温开水送下。

【来源】《儒门事亲》

26. 厚朴汤

【组成】厚朴3克，槟榔3克，枳实3克，朴硝3克，大黄20克，高良姜3克。

【功效】破气攻下。

【主治】干霍乱（绞肠痧）因饮食不节，秽浊闭塞肠胃所致，腹中绞痛，欲吐不吐，欲泻不泻，烦躁不安，甚则面青，肢冷，汗出，脉伏。

【用法】水煎，顿服，不下再服，以下为度。

【来源】《圣济总录》

27. 下瘀血汤

【组成】大黄60克，桃仁12克，蟅虫9克，去足，熬。

【功效】破血下瘀，通络止痛。

【主治】瘀血内阻证：少腹胀满或疼痛，入夜尤甚，固定不移，拒按，或恶露不尽，经下夹血块，色紫黑，或经水不利，舌质紫或有瘀点，脉沉涩。

【用法】将药研为细散状，以蜜制为4丸，以酒10毫升送服，用水煎1丸，1次服用。

【来源】《伤寒杂病论》

28. 抵当汤

【组成】水蛭30个，熬；虻虫6～12克，去翅足，熬；桃仁10～20克，去皮尖；大黄10～15克，酒洗。

【功效】泻热破血逐瘀。

【主治】瘀热证：少腹急结或疼痛，固定不移，或拒按，不大便，或屎虽硬大便反易，其色如柏油状，发狂，或心烦，或喜忘，或起卧不安，或身黄，小便自利，舌边有紫点，脉沉微。

【用法】用水350毫升，煮取药液210毫升，每次温服70毫升，视病情决定服药次数。

【来源】《伤寒杂病论》

29. 大黄䗪虫丸

【组成】大黄蒸，300克，黄芩60克，甘草90克，桃仁120克，杏仁120克，芍药120克，干地黄300克，干漆30克，虻虫45克，水蛭60克，蛴螬45克，䗪虫30克。

【功效】活血化瘀，缓中补虚。

【主治】肝瘀脉阻证：形体消瘦，腹满，或腹痛，不能饮食，肌肤甲错，两目黯黑，面色灰滞无华，舌质黯淡或有瘀点，脉涩或结。

【用法】将药研为细散状，以蜜为丸，以酒送服6克，每日3次服。

【来源】《伤寒杂病论》

30. 百劳丸

【组成】乳香、没药各3克，人参6克，大黄12克，桃仁3克，虻虫3克，去足、翅，水蛭3克。

【功效】消瘀除滞。

【主治】一切劳瘵滞疾，未经药治错者。

【用法】上七味末之，炼蜜和丸如梧桐子大。每服 100 丸，百劳水送下，取下恶物为度，服白粥 10 日。

【来源】《伤寒杂病论》

31. 滚痰丸

【组成】大黄 240 克，黄芩 240 克，礞石 30 克，硝煅如金，埋地内七日，沉香 15 克。

【功效】泻火逐痰。

【主治】痰热顽证：癫狂，惊悸，怔忡，昏迷，咳嗽气喘，胸膈痞满，眩晕耳鸣，颈项结核，口眼抽搐，失眠，骨节楚痛，噫息烦闷，舌红苔黄厚，脉动滑。

【用法】上四味为细末，水丸梧桐子大。量人大小用之，用温水一口中，送过咽，即仰卧，令药徐徐下，半日不可饮食言语行动，服后喉间稠黏礞滞不快，少顷药力至，渐逐恶物入腹下肠，效如响应。

【来源】《养生主论》

32. 厚朴大黄汤

【组成】厚朴 15 克，大黄 18 克，枳实 9 克。

【功效】攻痰逐饮。

【主治】支饮胸满。

【用法】水煎药，分 2 次服。

【来源】《伤寒杂病论》

33. 黄牛散

【组成】大黄 30 克，白牵牛 60 克。

【功效】泻热逐痰。

【主治】肺热脉滑大，气急喘满。

【用法】蜜水调6克，立止，又用皂角膏为丸，亦可。

【来源】《朱氏集验方》

34. 大黄甘草汤

【组成】大黄6克，甘草3克。

【功效】泻下通腑。

【主治】食已即吐，亦治吐水；亦治发背痈疽，疔毒恶疮，一切无名肿痛焮热，初起未溃，大便不通者。

【用法】上二味，以水三升（100毫升），煮取一升（30毫升），分温再服。

【来源】《伤寒杂病论》

35. 百顺散

【组成】川大黄300克，牙皂角48克。

【功效】通里攻下。

【主治】一切阳邪积滞，凡气积血积，伤寒实热秘结等。

【用法】为末，用汤浸蒸饼，捣丸，绿豆大，每服10丸，不便可酌加服量，以利为度。

【来源】《景岳全书》

36. 颠倒散

【组成】大黄18克，滑石9克，皂角9克。

【功效】泻热通便。

【主治】脏腑实热，大、小便不通等症。

【用法】为细末，温酒送下，如大便不，依前分两，如小便不通，黄三石六，如大小便俱不通，黄石均分，角亦如前。

【来源】《寿世保元》

37. 治胀丸

【组成】木香 30 克，茯苓 30 克，厚朴 30 克，大黄 45 克，泽泻 45 克，滑石 180 克，黑牵牛末 180 克。

【功效】通里攻下。

【主治】一切胀证。

【用法】为细末，水为丸，如梧子大。每服 50 丸，姜汤下。

【来源】《袖珍方》

38. 四味香连丸

【组成】黄连 300 克，木香 60 克，大黄 120 克，槟榔 30 克。

【功效】清热燥湿，行气消积。

【主治】痢疾初起，不问赤白，每日 2 服，有积自行，无积自止。

【用法】为末，糊为丸，如绿豆大。每 70 丸，空心米饮下。

【来源】《医学入门》

39. 栀子大黄汤

【组成】栀子 9 克，大黄 3 克，枳实 12 克，豉 24 克。

【功效】清肝利胆，理气退黄。

【主治】酒毒湿热黄疸证：胁痛（即肝区疼痛），腹胀，脘闷，不欲食，胃中热痛，心中懊侬，头昏迷，身目小便黄，舌红，苔黄腻，脉数。

【用法】用水 420 毫升，煮取药液 210 毫升，每日分 3 次温服。

【来源】《伤寒杂病论》

40. 茵陈汤

【组成】茵陈 18 克，栀子擘，12 克，大黄去皮，6 克。

【功效】清热利湿退黄。

【主治】湿热黄疸证：身目发黄，黄色鲜明，发热，无汗或但头汗出，腹微满，或胁胀，恶心呕吐或食则头昏，大便不爽或便秘，小便黄赤，急躁不得卧，口渴欲饮，舌红，苔黄腻，脉滑数。

【用法】用水 840 毫升，先煎茵陈 30 分钟，煮取药液 210 毫升，每日分 3 次温服。

【来源】《伤寒杂病论》

41. 近效茵陈汤

【组成】茵陈 12 克，柴胡 12 克，升麻 9 克，栀子 9 克，大黄 9 克，黄芩 9 克，枳实 6 克，龙胆草 6 克。

【功效】清热利湿退黄。

【主治】阳黄证：身面眼中金色，小便浓如黄柏汁，众医不能疗等症。

【用法】上八味，加水 840 毫升，先煎茵陈 30 分钟，煮取药液 210 毫升，每日分 3 次温服。

【来源】《外台秘要》

42. 栀子五味汤

【组成】栀子 18 克，柴胡 9 克，黄芩 9 克，茵陈 9 克，芒硝 18 克。

【功效】清热利湿退黄。

【主治】黄疸证：汗出后未歇，经三五日者。

【用法】水煎，分 2 次服。

【来源】《外台秘要》

43. 八正散

【组成】车前子、瞿麦、萹蓄、滑石、栀子、甘草炙、木通、大黄面裹煨，去面、切、焙，各 500 克。

【功效】清热泻火，利水通淋。

【主治】湿热淋证：尿频，尿急，尿时疼痛，淋漓不尽，灼痛，尿色浑浊，甚则癃闭不通，小腹急满，口舌干燥，舌红，苔黄腻，脉滑。

【用法】将药研为细散状，每次服 6 克，用水煎，加入灯芯草同煎，饭后和睡前服用。小儿酌情减量。用汤剂可用原方量的 1/50。

【来源】《太平惠民和剂局方》

44. 琥珀散

【组成】琥珀 15 克，磁石 15 克，桂心 15 克，滑石 15 克，冬葵子 15 克，大黄 15 克，腻粉 15 克，木通 15 克，木香 15 克。

【功效】利尿排石。

【主治】石淋：水道涩痛。

【用法】磁石烧淬七遍，细研，水飞净。为散，每食前，葱白灯芯汤，调下6克。

【来源】《太平圣惠方》

45. 治热淋方

【组成】车前子10克，冬葵子10克，通草9克，芒硝6克。

【功效】清热利湿通淋。

【主治】热淋，小便涩痛。

【用法】水煎，分2次服。

【来源】《外台秘要》

46. 祛风避毒汤

【组成】黄连3克，黄芩3克，芍药3克，枳壳3克，黄柏3克，槐花3克，连翘3克，大黄4.5克，苦参4.5克。

【功效】祛风解毒。

【主治】痔疮肿痛，初起立效。

【用法】水煎服，为末水丸。用温水下，每服9克。

【来源】《寿世保元》

47. 治肠风痔漏方

【组成】大黄30克，当归30克，苦参30克，牙皂30克。

【功效】清热利湿，活血行气。

【主治】痔漏。

【用法】为末，醋糊丸，如梧桐子大。每服20丸，空心温酒下。

【来源】《本事方后集》

48. 桑根白皮散

【组成】桑根白皮30克，青橘皮30克，大黄30克，杏仁30克，槟榔45克，木香15克，牵牛子60克。

【功效】清热行气利水。

【主治】脚气心腹胀满，壅闷喘息。

【用法】为散。每服煨生姜，童便调下。

【来源】《太平圣惠方》

49. 万灵丸

【组成】大黄30克，黑牵牛30克，破故纸30克。

【功效】通腑清热，补肾利湿。

【主治】干湿脚气，膝胫疼痛，大便秘涩，小便赤黄。

【用法】为末，用不蛀皂角十挺，水浸一宿，揉皂角去滓，用汁熬成膏，和药末为丸如梧桐子大。每服15丸，温热水送下，空心临卧。

【来源】《杨氏家藏方》

50. 三将军丸

【组成】吴茱萸、宣木瓜、川大黄各等份。

【功效】温经利湿，通腑泄热。

【主治】脚气入心腹冲心，大便不利。

【用法】为末，糊丸如绿豆大。每服50丸，粳米枳壳汤下，未应多加丸散。

【来源】《世医得效方》

51. 五利汤

【组成】大黄9克，升麻6克，栀子仁15克，黄芩6克，芒硝3克。

【功效】泻火解毒。

【主治】常患热，发痈疽无定处，大小便不通。

【用法】水煎，下芒硝服。分2次服。

【来源】《千金要方》

52. 内疏黄连汤[1]

【组成】黄连30克，芍药30克，当归30克，木香30克，黄芩30克，桔梗30克，薄荷30克，山栀子30克，甘草30克，连翘60克，大黄6克。

【功效】泻火解毒，行气活血。

【主治】痈疽肿硬，呕哕发热而烦，脉沉实，脏腑秘涩，当急疏之。

【用法】水煎，分2次服。

【来源】《保命歌括》

53. 一笔消

【组成】大黄60克，藤黄30克，明矾15克，蟾酥15克，麝香6克，没药6克，乳香6克。

【功效】活血散瘀，泻火解毒。

【主治】痈疖，白疽忌用。

【用法】用蜗牛打烂作锭，晒干滴醋研磨。以新笔蘸药控患顶，圈围患处，至消乃止。

【来源】《外科全生集》

54. 苦参汤

【组成】苦参 24 克，大黄 9 克，蛇床子 15 克，芍药 9 克，黄芩 6 克，黄柏 15 克，黄连 9 克，菝葜 30 克。

【功效】清热燥湿，泻火解毒。

【主治】小儿面热生疮。

【用法】上八味，切，以水三斗（1000 毫升），煮取一斗半（500 毫升）。洗之，每日 3 度。

【来源】《千金翼方》

55. 大成汤

【组成】陈皮 3 克，当归 3 克，苏木 3 克，木通 3 克，红花 3 克，厚朴 3 克，甘草 3 克，枳壳 6 克，朴硝 6 克，大黄 9 克。

【功效】活血化瘀，行气止痛。

【主治】跌打伤损，或从高坠下，以致瘀血流入脏腑，昏沉不醒，大小便秘。

【用法】水煎，入蜜三匙，亦妙。分 2 次服。

【来源】《外科正宗》

56. 复元活血汤

【组成】柴胡 15 克，栝楼根、当归各 9 克，红花、甘草、穿山甲炮，各 6 克，大黄酒浸，30 克，桃仁酒浸，去皮尖，研如泥，12 克。

【功效】活血化瘀，疏肝通络。

【主治】瘀阻气证：肌肤色紫，或肩痛、臂痛、腰痛、腿痛、全身疼痛，痛不可忍，舌暗或紫，脉涩或弦。

【用法】将药研为细散状，每次服 30 克，用水煎加入白酒同煎药，饭前温服。

【来源】《医学发明》

57. 丹溪槟榔神芎丸

【组成】大黄 30 克，黄芩 30 克，牵牛 30 克，滑石 120 克，槟榔 30 克。

【功效】清热利湿，祛痰聪耳。

【主治】耳聋有湿痰者，下之。

【用法】滴水丸。每服 10 丸，每次加 10 丸，白汤下。

【来源】《医学纲目》

58. 泻肝汤

【组成】柴胡 12 克，芍药 12 克，大黄 12 克，泽泻 9 克，黄芩 9 克，杏仁 9 克，决明子 9 克，升麻 6 克，枳实 6 克，栀子仁 6 克，竹叶 6 克。

【功效】泻肝明目，升清降浊。

【主治】眼赤，漠漠不见物，息肉生。

【用法】水煎。顿服。体壮加大黄 3 克，羸老去大黄，加栀子仁 15 克。

【来源】《千金要方》

59. 当归立效散

【组成】当归 30 克，大黄 30 克，乳香 3 克。

【功效】凉血明目。

【主治】眼睛疼痛。

【用法】水煎。看虚实加减，服之。

【来源】《御药院方》

60. 治喉卒然闭塞方

【组成】白矾30克，巴豆6克。

【功效】温下通闭。

【主治】喉卒然闭塞。

【用法】略捶破，同熬枯干，去巴豆，碾矾令细。冷水调灌。

【来源】《续易简方后集》

61. 吹喉散

【组成】朴硝120克，生甘草末30克。

【功效】清热泻火解毒。

【主治】咽喉肿痛。

【用法】研匀，每用1.5克，干掺口中；肿甚者，用竹筒子，吹喉。

【来源】《活人事证方后集》

62. 春冰散

【组成】大黄30克，生，盆硝60克，薄荷90克，甘草90克。

【功效】疏风清热，泻火解毒。

【主治】脾肺积热，咽喉赤肿疼痛。

【用法】为末。每服6克，食后新水一盏调服，入蜜少许。

【来源】《王氏集验方》

63. 泻胃汤

【组成】大黄7.5克，葛根3克，桔梗1.5克，枳壳

1.5 克，前胡 1.5 克，杏仁 1.5 克。

【功效】清胃泻火。

【主治】胃气实热，唇口干裂，便秘烦渴。

【用法】姜，水煎。每日 1 剂，分 3 次服。

【来源】《医学入门》

64. 冬葵子汤

【组成】冬葵子 60 克，大黄 30 克。

【功效】清热利尿，通便。

【主治】妊娠大小便不通。

【用法】水煎，分 2 次服。

【来源】《圣济总录》

65. 大黄汤

【组成】大黄 6 克，当归 9 克，甘草 9 克，生姜 9 克，牡丹皮 9 克，芍药 9 克，吴茱萸 12 克。

【功效】清热凉血，活血止痛。

【主治】产后恶露不尽。

【用法】水煎。加人参 6 克，名人参大黄汤，分 2 次服。

【来源】《千金要方》

66. 桃花散

【组成】桃花 30 克，冬葵子 30 克，滑石 30 克，槟榔 30 克。

【功效】清热利湿，行气通闭。

【主治】产后大小便秘涩。

【用法】为散，每服食前6克，葱白汤调下。

【来源】《太平圣惠方》

67. 黄芩汤

【组成】当归12克，黄芩12克，川芎12克，大黄12克，矾石12克，黄连6克，雄黄12克。

【功效】清热解毒，活血止痛。

【主治】妇人阴中生疮。

【用法】上七味切，以水1000毫升，煮沸800毫升洗疮。日3度。

【来源】《外台秘要》

68. 活血散瘀汤

【组成】川芎3克，当归3克，赤芍3克，苏木3克，枳壳3克，桃仁3克，栝楼仁3克，牡丹皮3克，槟榔1.2克，大黄6克。

【功效】活血散瘀。

【主治】产后恶露不尽，或经后瘀血作痛，或暴急奔走，或男子杖后，瘀血流注，渐成内痈。

【用法】水煎，分2次服。

【来源】《外科正宗》

69. 泻青丸

【组成】当归3克，龙胆草3克，川芎3克，山栀仁3克，川大黄3克，羌活3克，防风3克。

【功效】清泻肝热，祛风止痉。

【主治】肝热抽搐，脉洪实。

【用法】为末蜜和丸，鸡头大。每服半丸或 1 丸，竹叶汤同参汤温水化下。

【来源】《小儿药证直诀》

70. 宣风散

【组成】槟榔 9 克，橘皮 15 克，甘草 15 克，牵牛 120 克。

【功效】行气化痰，清热息风。

【主治】小儿慢惊风。

【用法】为末，蜜汤调下。

【来源】《小儿药证直诀》

71. 分肢散

【组成】巴豆 15 克，朴硝 15 克，大黄 30 克。

【功效】攻下泻热。

【主治】小儿卒风，大人口眼㖞斜，风涎裹心，惊痫天吊，走马喉闭，急惊，一切风热等症。

【用法】先把大黄为末，后入巴豆霜，朴硝一处研细，用油贴起。每服 1.5 克，大人 1.5 克，小儿 0.05 克。看虚实加减。

【来源】《宣明论》

72. 杨氏拯济方夺命散

【组成】川大黄 30 克，白牵牛 30 克，黑牵牛 30 克，大槟榔 6 克。

【功效】清热泻下，消胀平喘。

【主治】肺胀喘满，胸高气急，两胁煽动，陷下作坑，两鼻窍张，闷乱嗽渴，声嘎不鸣，痰涎潮塞。

【用法】为细末。3 岁儿服 6 克，水调下。

【来源】《卫生宝鉴》

73. 鹤虱散

【组成】鹤虱 3 克，大黄 3 克，朴硝 15 克。

【功效】泻下驱虫。

【主治】小儿多吐蛔虫。

【用法】水煎。每日 1 剂，分 2 次服。

【来源】《太平圣惠方》

74. 苦楝根散

【组成】苦楝根 30 克，鹤虱 30 克，牵牛 30 克，薏苡根 30 克，槟榔 30 克，糯米 30 克。

【功效】驱蛔杀虫。

【主治】小儿腹脏有蛔虫

【用法】为散。3 岁小儿，每服以粥饮，调下 1.5 克，日 3 服。

【来源】《太平圣惠方》

75. 阴囊肿大方

【组成】大黄 3 克，黄芩 3 克，黄连 3 克，黄柏 3 克。

【功效】清热燥湿。

【主治】阴囊肿大。

【用法】烧留性，为末，以雄猪胆汁调末服。

【来源】《朱氏集验方》

76. 牛黄解毒丸

【组成】金银花 30 克，甘草 30 克，牛黄 9 克，草河车

15 克。

【功效】清热解毒疗疮。

【主治】胎毒疮疖，及一切疮疡。

【用法】为末炼蜜为丸。量儿服，水调下。

【来源】《保婴撮要》

77. 万应丸

【组成】槟榔150克，大黄250克，黑丑120克（上三味为末），皂角（不蛀者）、苦楝皮各500克。

【功效】攻积杀虫。

【主治】虫积内阻，腹痛拒按，脉沉实者。

【用法】先将皂角、苦楝根皮用水二大碗熬成膏，加入药粉为丸，如梧桐子大。又以沉香、木香、雷丸各30克为末为衣；先以沉香衣，次以雷丸衣，又次以木香衣。每服6克，四更时用砂糖水送下。

【来源】《医学正传》

78. 石决明散

【组成】石决明80克，草决明30克，青葙子15克，木贼15克，山栀子15克，大黄6克，羌活3克，荆芥6克。

【功效】祛风清热，明目退翳。

【主治】聚星障，黑睛现小黑点，胞肿，头痛，赤涩流泪。

【用法】为末，每次服6克，麦门冬12克煎汤下。

【来源】《眼科六经法要》

79. 鳖甲煎丸

【组成】鳖甲炙，36克，射干（乌扇）烧，9克，黄芩

9 克，柴胡 18 克，鼠妇熬，9 克，干姜 9 克，大黄 9 克，芍药 15 克，桂枝 9 克，葶苈熬，3 克，石韦去毛，9 克，厚朴 9 克，牡丹皮去心，15 克，瞿麦 6 克，紫葳 9 克，半夏 3 克，人参 3 克，䗪虫熬，15 克，阿胶炙，9 克，蜂窝炙，12 克，赤硝 36 克，蜣螂熬，18 克，桃仁 6 克。

【功效】化瘀消癥，化痰散结。

【主治】瘀郁痰湿证（疟母，癥瘕）：寒热发作有时，疟疾日久不愈，胁下痞硬；或癥瘕结于胁下，或结在胸脘腹，疼痛固定，或胀痛，形体消瘦，饮食不佳，倦怠乏力，舌紫有瘀点，苔腻，脉涩。

【用法】将药研为细散状，取煅灶下灰 700 毫升，清酒 1350 毫升，加入诸药，煎熬如丸，饭前服用。每日 3 次服，每服 6 克。

【来源】《伤寒杂病论》

80. 内疏黄连汤[2]

【组成】黄连 6 克，山栀 7.5 克，黄芩 7.5 克，桔梗 6 克，木香 6 克，槟榔 9 克，连翘 9 克，芍药 7.5 克，薄荷 4.5 克，甘草 4.5 克，归身 6 克，大黄 6 克。

【功效】泻火解毒。

【主治】痈疽热毒在里，壮热烦渴，腹胀便秘，苔黄腻，脉沉数有力者。

【用法】水煎服。

【来源】《医宗金鉴》

81. 黄连泻心汤

【组成】黄连 8 克，牛黄 8 克，大黄末（生）30 克，朱砂 8 克。

【功效】清心泻火，开窍安神。

【主治】心经邪热，狂语，精神不爽。

【用法】上同研极细，每服 10 克，生姜蜜水调下。

【来源】《御药院方》

82. 郁金散

【组成】郁金 18 克，瞿麦 18 克，生地黄 18 克，车前叶 18 克，芒硝 18 克。

【功效】泻火通淋。

【主治】血淋尿血，水道涩痛。

【用法】研为粗末，每服 12 克，水煎去渣，温服，隔 1 小时再服，以瘥为度。

【来源】《圣惠方》

二、温下类方剂

1. 大黄附子汤

【组成】大黄 9 克，附子 12 克，炮，细辛 3 克。

【功效】温阳散寒，通便止痛。

【主治】寒积证：腹痛，便秘，胁下偏痛，发热，手足不温，口淡，或腰酸腿软，舌淡，苔薄白，脉弦迟。

【用法】用水 350 毫升，煮取药液 140 毫升，每日分 3 次服。若强人煮取药液 180 毫升，第 1 次与第 2 次服药间隔 30 分钟。

【来源】《伤寒杂病论》

2. 三物备急丸

【组成】大黄、干姜、巴豆各3克。

【功效】攻逐寒积，通达腑气。

【主治】寒结重证：卒然脘腹胀满疼痛，痛如针刺，口噤不开，面青气急，大便不通，小便清白，或绕脐痛，或手足不温，舌淡，苔薄白或白腻，脉沉紧。

【用法】先将大黄、干姜，研为细散状，另外细研巴豆如脂，加入 散中，合并为散，并以蜜调服。

【来源】《伤寒杂病论》

3. 温脾汤

【组成】附子大者一枚，8克，干姜6克，人参6克，大黄12克，甘草6克。

【功效】温补脾阳，攻下冷积。

【主治】阳虚寒积证：大便不通，脐腹冷痛，喜温喜按，或痢下赤白，或泻痢下重，手足不温，舌淡苔白，脉沉或弱。

【用法】将药研为细散状，用水560毫升，煮取药液180毫升，每日分3次温服；大黄后下。

【来源】《备急千金要方·十五卷》

4. 温脾汤

【组成】干姜、当归各9克，大黄15克，附子、人参、芒硝、甘草各6克。

【功效】温脾散寒，兼清郁热。

【主治】脾寒胃热证：便秘腹痛，脐下绞痛，绕脐不止，手足不温，心胸烦热，苔白或略黄，脉沉弦或迟。

【用法】用水 490 毫升，煮取药液 210 毫升，每日分 3 次温服。

【来源】《备急千金要方·十三卷》

5. 走马汤

【组成】巴豆 0.3 克，杏仁 1 克。

【功效】通里攻下。

【主治】中恶心痛腹胀，大便不通。

【用法】二味以棉缠，槌令碎，热汤二合，捻取白汁，饮之当下。老小量之。顿服或分 2 次服。

【来源】《伤寒杂病论》

6. 干漆丸

【组成】干漆 30 克，炒令烟出，陈橘皮 30 克，木香 15 克，当归 15 克，干姜 15 克，巴豆 0.03 克，去皮心，压出油。

【功效】通里攻下。

【主治】腹内诸气胀满，胁下坚硬，四肢羸瘦，面色萎黄，不欲饮食。

【用法】为细末，入巴豆研匀，炼蜜和捣百余杵，丸如绿豆大，每食前以生姜橘皮汤，下 5 丸。

【来源】《太平圣惠方》

7. 回疮锭子

【组成】草乌头 30 克，蟾酥 21 克，巴豆 2 克，麝香

0.05 克。

【功效】温通经络，解毒疗疮。

【主治】疔疮。

【用法】上药共为细末，面糊和，作锭子，如有恶疮，透疗不痛，无血者，用针深刺到痛处，有血用此锭子维之上，周膏贴之，疗疮四畔维之其疗在三二日自然拔出，此药最当紧用也。

【来源】《外科精义》

8. 化滞丸

【组成】巴豆、三棱（醋酸炒）、莪术（醋炒）、青皮、陈皮、黄连、半夏、木香、丁香各 24 克。

【功效】温通泄闭，理气化滞。

【主治】一切气滞积痛，无热象，虚象者。

【用法】巴豆去壳，炒黄，研，余药研末，和匀，水泛为丸，如梧桐子大，每次服 3～5 克，温开水送服。量其虚实老少增损进退，以意用之，久久自得其效。

【来源】《丹溪心法》

三、润下类方剂

1. 麻子仁丸

【组成】麻子仁 48 克，芍药 24 克，枳实 24 克，炙，大黄 48 克，去皮，厚朴 30 克，去皮，杏仁 24 克，去皮尖，熬，研作脂。

【功效】运脾泻热，行气通便。

【主治】脾约证：大便干硬，小便频数，舌红，苔薄黄，脉浮涩。

【用法】用汤剂，上减少原方用量2/3；丸剂以蜜制作，按病情酌定用量及次数。

【来源】《伤寒杂病论》

2. 济川煎

【组成】当归9~15克，牛膝6克，肉苁蓉6~9克，酒洗衣去咸，泽泻5克，升麻2克，枳壳3克。

【功效】温肾益精，润肠通便。

【主治】虚滞证（肾阳虚弱，阴津不足证）：大便干结，小便清长，腰膝酸软，头晕目眩，舌淡，苔薄白或略黄，脉沉迟或虚弱。

【用法】水煎服，饭前服用。

【来源】《景岳全书》

3. 五仁丸

【组成】桃仁30克，杏仁30克，炒，去皮尖，柏子仁15克，松子仁3.6克，郁李仁3克，炒，陈皮120克，另研末。

【功效】润肠通便。

【主治】阴虚肠燥气滞证：大便干结，艰涩难出，脘腹胀满，小便短少，面色不荣，舌燥，脉虚。

【用法】将药研为细散状，以蜜制为丸剂，每次服10克，饭前用米汤送服。用汤剂可用原方量的1/3。

【来源】《世医得效方》

4. 润肠丸

【组成】麻子仁、桃仁去皮尖，各 30 克；羌活、当归尾、大黄煨，各 15 克。

【功效】润肠通便，活血润燥。

【主治】瘀血燥结证：大便不通，脘腹不舒，肌肤粗糙，面色不荣等。

【用法】将药制为丸剂，每服 6 克，饭前温开水送服。

【来源】《脾胃论》

5. 调胃承气五仁汤

【组成】生绵纹 18 克，元明粉 6 克，栝楼仁 15 克，杵，松子仁 9 克，杵，炒麻仁 12 克，杵，光桃仁 9 克，清炙甘草 3 克。

【功效】苦寒泻下合润下。

【主治】燥结肠枯证。

【用法】每日 1 剂，2 次分服，水煎。

【来源】《全国名医验案类编》

6. 更衣丸

【组成】芦荟 21 克，朱砂 15 克。

【功效】润下通便。

【主治】津液不足，大便不通等症。

【用法】上二味研末，滴好酒少许为丸。每服 3.6 克，好酒下。

【来源】《古方》

7. 南木香丸

【组成】南木香30克，槟榔30克，麻仁30克，枳壳30克。

【功效】行气通便。

【主治】大便秘结。

【用法】先将枳壳去穰，每个切作四片，用不蛀皂角三寸，生姜五片，巴豆三粒，略捶碎不去壳，用水一盏，将枳壳，同煮沸，滤去生姜，巴豆、皂角，不用，只将枳壳，研细焙干为末，入前木香、槟榔、麻仁，同为末，炼蜜为丸，蜜汤下。

【来源】《朱氏集验方》

8. 神功丸

【组成】大黄90克，人参15克，诃子皮60克，麻子仁150克。

【功效】润肠通便。

【主治】三焦气壅，心腹痞闷，六腑风热，大便不通，津液内枯。

【用法】为末，炼蜜丸梧桐子大，每服20丸。温水下，日3服。

【来源】《伤寒活人书》

9. 润燥汤

【组成】升麻6克，生地黄6克，熟地黄3克，大黄3克，煨，桃仁泥3克，麻仁3克，红花1.5克。

【功效】化瘀育阴通便。

【主治】大便燥结。

【用法】除桃仁、麻仁另研如泥外，锉如麻豆大，都作一服，水二盏，入桃仁、麻仁煎至一盏，去粗。空心稍热服。

【来源】《兰室秘藏》

四、逐水类方剂

1. 十枣汤

【组成】芫花熬、甘遂、大戟各等份。

【功效】攻逐水饮。

【主治】悬饮证：咳唾胸胁引痛，心下痞硬满，干呕，短气，头痛，目眩，或胸背掣痛不得息，或汗出，苔滑腻，脉沉弦。

【用法】将药研为细散状，大枣十枚煎汤送服散剂，强人可每次1.5~1.8克，羸人可每次服0.7~0.9克，早晨服药为最佳时机；视病情可调整服药用量，药后应重视米粥调养。

【来源】《伤寒杂病论》

2. 己椒苈黄丸

【组成】防己、椒目、葶苈子熬、大黄各30克。

【功效】清热利水，导饮下泄。

【主治】水热内结证：腹满，口舌干燥，腹中有水声，渴欲饮水，或大便干，或大便溏，小便黄赤，或腹痛，或水肿，舌红，苔黄而燥，脉弦或数。

【用法】将药研为细散状，以蜜为丸，饭前服药，每次服4克，每日分3服。

【来源】《伤寒杂病论》

3. 甘遂半夏汤

【组成】甘遂大者，3克，半夏9克（以水一升，煮取半升，去渣），芍药15克，甘草3克，炙。

【功效】攻逐水饮，洁净肠腑。

【主治】饮结夹虚证：下利胶结不畅，虽利后反觉舒服，但心下仍坚满，按之似有物，肠间沥沥有水声，或便结不通，苔滑腻，脉沉滑或伏。

【用法】用水600毫升，煮取药液200毫升，用蜜40毫升，药、蜜合煎服用，可1次顿服。

【来源】《伤寒杂病论》

4. 控涎丹（又名妙应丸、子龙丸）

【组成】甘遂去心、大戟去皮、白芥子各1~1.5克。

【功效】祛痰逐饮。

【主治】痰饮留结证：胸膈上下满闷或疼痛，或胸背颈项股胯隐痛不可忍，筋骨牵引灼痛，或手足冷痛，或头痛不可忍，或神志昏睡，或痰涎黏稠，或喉中痰鸣，舌淡苔滑，脉沉。

【用法】将药研细散状，以糊制为丸剂，用淡盐汤送服丸药，亦可视病情加大用量，药后应注意休息。

【来源】《三因极一病证方论》

5. 舟车丸

【组成】黑丑 120 克，研末，甘遂面裹煨、芫花、大戟俱醋炒，各 30 克，大黄 60 克，青皮、陈皮、木香、槟榔各 15 克，轻粉 3 克。

【功效】攻逐水饮，行气导滞。

【主治】水结气郁证：水肿，或皮肤肿胀，口渴，气粗气急，腹胀坚硬，二便不通，苔黄或腻，脉沉有力。

【用法】将药研为细散状，以糊制为丸剂，饭前温水服用，视病情可调整服药用量。用汤剂可用原方时的 1/2。

【来源】《景岳全书》

6. 疏凿饮子

【组成】泽泻、赤小豆、商陆、羌活、大腹皮、椒目、木通、秦艽去芦、槟榔、茯苓 皮各 6 克。

【功效】利水行气。

【主治】水结证：水肿，气喘，口渴，二便不利。

【用法】将药研为细散状，煎药时加入生姜 5 片，每次温服，可不拘时候服用。

【来源】《济生方》

7. 禹攻散

【组成】黑牵牛头末 120 克，茴香 30 克，炒。

【功效】逐水通便，行气消肿。

【主治】水结气壅证：水肿，腹胀喘满，大便秘结，小便不利，脉沉有力。

【用法】将药研为细散状，并用生姜汁 3～6 克调服，最好在睡卧前服用。用汤剂可用原方量的 1/10。

【来源】《儒门事亲》

8. 大麝香丸

【组成】麝香三铢，雄黄六铢，甘遂十二铢，芫花十二铢。

【功效】峻下逐水。

【主治】三焦决漏，水在胁外，名曰水病，腹独肿大，在腹表等症。

【用法】上四味，捣合下筛，和以白蜜，丸如大豆。2丸酒下。日 3 服，可至 4 丸。

【来源】《外台秘要》

9. 三花神佑丸

【组成】甘遂 15 克，大戟 15 克，芫花 15 克，醋炒拌，牵牛 60 克，大黄 30 克，轻粉 3 克。

【功效】峻下逐水。

【主治】中满腹胀，一切水湿肿满等症。

【用法】上为末，滴水为丸，如小豆大，初服 5 丸，每日 3 服，加至快速祛病去为度。

【米源】《宣明论方》

10. 大戟丸

【组成】大戟 15 克，芫花 15 克，甘遂 15 克，海带 15克，海藻 15 克，郁李仁 15 克，续随子 15 克，樟柳根 15克，针砂 3 克，轻粉 3 克，粉霜 3 克，水银砂子 3 克，龙脑1.5 克，巴豆 3 克。

【功效】峻下逐水。

【主治】十种水气，肿胀喘满，寒热咳嗽，心胸痞闷，背项拘急，膀胱紧，肿于小腹，小便不通，反转大便溏泻，不能坐卧等症。

【用法】芫花醋炒；巴豆生用去皮，其余微炒。上八味，以下同调匀，用枣肉为丸，如绿豆大。每服五丸至七丸，龙脑茶送下，食后临卧，虚实加减。

【来源】《宣明论方》

11. 千金治水气方

【组成】商陆 12 克，甘遂 3 克，芒硝 6 克，吴茱萸 6 克，芫花 6 克。

【功效】利水消胀。

【主治】水肿利小便，酒客虚热，当风饮冷水，腹肿，阴胀满。

【用法】末蜜丸，如梧桐子大。饮服 3 丸，日 3 次。

【来源】《千金要方》

12. 摘玄联步丸

【组成】续随子 60 克，大黄 30 克。

【功效】泄水除胀。

【主治】阳水肿胀。

【用法】为末，水丸绿豆大。每服白汤下五十丸。

【来源】《本草纲目》

13. 范汪四物汤

【组成】大戟 1.5 克，芫花 1.2 克，杏仁 0.6 克，巴豆

3 克。

【功效】峻下消积。

【主治】心腹积聚，食苦不消，胸胁满，除去五脏邪气。

【用法】捣筛，蜜和丸，如小豆大。日 3 次，日增 1 丸，觉勿覆盖，欲下顿服 7 丸，下如清漆陈宿水。

【来源】《外台秘要》

14. 大黄甘遂汤

【组成】大黄 12 克，甘遂 6 克，阿胶 6 克，烊化兑服。

【功效】逐水泻热。

【主治】水与血俱结血室证：妇人少腹如敦状，小便微难而不渴。

【用法】前二味以水煮取 80 毫升，加烊化之阿胶。顿服，日其血当下。

【来源】《伤寒杂病论》

15. 牛胆煎

【组成】牛胆 30 克，大黄 24 克，芫花 6 克，熬，荛花 3 克，熬。

【功效】清热利湿。

【主治】酒癉，身黄等症。

【用法】上三味，以酒一升（80 毫升），切三味渍之，一宿，煮减半，去渣，纳牛胆微火煮令可丸，如大豆大。服 1 丸，不知，更服 1 丸，膈上吐，膈下利，或不吐利而愈。

【来源】《千金翼方》

五、攻补兼施类方剂

1. 当归承气汤

【组成】当归 30 克，大黄 30 克，甘草 15 克，芒硝 21 克。

【功效】缓下养血。

【主治】里热火郁或皮肤枯燥，或咽嗓鼻干，或便溺秘结，或瘀血发狂等症。

【用法】锉如麻豆大，每服 30 ~ 60 克，清水一大碗，加生姜 5 片，大枣 10 枚，煎至一半去滓，温热服。

【来源】《刘完素方》

2. 黄龙汤

【组成】大黄 12 克，芒硝 9 克，枳实 5 克，厚朴 24 克，当归 15 克，人参 10 克，甘草 6 克。

【功效】攻下通便，益气养血。

【主治】阳明热结，气血两虚证：自利清水，色纯青，或大便秘结，脘腹胀满，腹痛拒按，身热口渴，神疲少气，谵语，或循衣摸床，撮空理线，神昏肢厥，舌红，苔焦黄或焦黑，脉虚。

【用法】水煎服，煎药时加入姜 3 片，枣 2 枚，煎药时间过半，再加入桔梗一撮，煎药水沸腾即可。

【来源】《伤寒六书》

3. 新加黄龙汤

【组成】细生地 15 克，生甘草 6 克，人参 5 克，另煎，生大黄9克，芒硝3克，玄参15克，麦冬连心，15克，当归4.5克，海参2条，洗，姜汁6匙。

【功效】泻热通便，滋阴益气。

【主治】阳明热结，气阴两虚证：大便干结，神疲少气，口干咽燥，唇裂舌焦，苔焦黄或焦黑燥裂。

【用法】水煎服，加人参汁1.5克，姜汁2匙，1次顿服。视病情决定服药次数与方法，亦可酌情用益胃汤（沙参、麦冬、冰糖、细生地、玉竹）1剂。剩余人参亦可加入煎煮。

【来源】《伤寒六书》

4. 增液承气汤

【组成】大黄9克，芒硝5克，玄参30克，麦冬连心24克，生地24克。

【功效】泻热通便，滋阴增液。

【主治】阳明热结津亏证：大便干结，小便短少，脘腹胀满，口干舌燥，肌肤枯燥，舌红，苔黄，脉沉细。

【用法】水煎服。

【来源】《温病条辨》

5. 硝石大丸

【组成】硝石18克，大黄24克，人参6克，甘草6克。

【功效】消癥破瘕。

【主治】十二癥瘕，妇人带下。

【用法】末，苦酒丸，鸡子黄大。欲下用二丸，若不能者，分作四丸。

【来源】《千金要方》

6. 大黄散

【组成】大黄 30 克，当归 30 克，白术 30 克，枳壳 30 克，鳖甲 30 克，柴胡 45 克。

【功效】通里消癖。

【主治】痃癖，气连心胁，相引痛坚急。

【用法】姜，水煎。每日 1 剂，分 2 次服。

【来源】《太平圣惠方》

7. 张文仲当归大黄汤

【组成】当归 90 克，芍药 1.5 克，桂心 0.6 克，干姜 1.2 克，吴茱萸 0.9 克，人参 30 克，大黄 30 克，甘草 60 克。

【功效】通里攻下，养血活血。

【主治】冷气牵引腰背，胁下腹内痛。

【用法】水煎，分 2 次服。

【来源】《外台秘要》

8. 诸鼓胀方

【组成】茯苓 150 克，人参 30 克，萝卜子 30 克，大黄 30 克，雷丸 9 克，甘草 6 克，白术 15 克，附子 3 克。

【功效】清热利尿，攻补兼施。

【主治】鼓胀，气臌、血臌、食臌、虫臌，但得小便利，而胃口开者俱可治方。

【用法】水十碗，煎汤二碗。早服一碗，必然腹中雷鸣，少顷必下恶物满桶，急拿出倾去，再换桶，即以第二碗继之，又大泻大下，至黄昏而止，淡淡米汤饮之，不再泻。

【来源】《石室秘录》

9. 交泰丸

【组成】黄连 60 克，白术 60 克，吴茱萸 60 克，枳实 30 克，归尾 39 克，大黄 120 克。

【功效】清热通便，行气健脾。

【主治】胸中痞闷嘈杂，大便稀则胸中频快，大便坚则胸中痞闷难，当不思饮食。

【用法】为末，姜汁打神曲糊丸，如绿豆大。每八十丸，不拘时白滚水送下。

【来源】《万病回春》

10. 芍药汤

【组成】芍药 30 克，当归 15 克，黄连 15 克，槟榔、木香、甘草炒，各 6 克，大黄 9 克，黄芩 15 克，官桂 8 克。

【功效】清热燥湿，调气和血。

【主治】湿热痢疾证：痢疾，腹痛，便脓血，赤白相兼，里急后重，肛门灼热，渴欲饮水，舌红苔黄腻，脉滑数。

【用法】将药研为细散状，每次服 15 克，用水煎煮，饭后温服。

【来源】《素问·病机气宜保命集》

11. 滋阴八物汤

【组成】川芎 3 克，当归 3 克，牡丹皮 3 克，赤芍 3 克，生地 3 克，天花粉 3 克，大黄 3 克，泽泻 1.5 克，甘草节 3 克。

【功效】活血散瘀，养阴清热。

【主治】悬痈，初起状如莲子，红赤渐肿，悠悠作痛。

【用法】灯芯，水煎。分 2 次服。

【来源】《外科正宗》

12. 石斛地黄煎

【组成】石斛 12 克，生地黄汁 80 毫升，桃仁 6 克，桂心 6 克，甘草 12 克，大黄 24 克，紫菀 12 克，麦冬 24 克，茯苓 500 克，醇酒 80 毫升。

【功效】益气养阴，活血通络。

【主治】妇人虚羸短气，胃逆满闷，风气。

【用法】上十味，于铜器中炭火上熬，内鹿角胶 500 克，耗得一斗，次内饴 1500 克，白蜜 32 克和调，更于铜器中，釜上煎，微耗，以生竹搅，无令著，耗令相得。药成先食酒服，如弹子 1 丸，日 3，不知加至 2 丸。一方用人参 9 克。

【来源】《备急千金要方》

13. 银枣汤

【组成】麦冬 6 克，地骨皮 6 克，远志 6 克，人参 6 克，茯苓 6 克，防风 6 克，甘草 6 克，大黄 3 克。

【功效】滋阴清热，益气养心。

【主治】惊热潮热。

【用法】水煎。每日 1 剂，分 2 次服。

【来源】《直指小儿方论》

六、急腹症方

1. 急性阑尾炎协定处方

【组成】大黄 15～25 克（后下），金银花、连翘、蒲公英、败酱草、冬瓜仁、白花蛇舌草各 30 克，丹皮、赤芍各 15 克，桃仁、川楝子、木香各 10 克。

【功效】清热解毒，活血化瘀。

【主治】阑尾炎并腹膜炎。

【用法】水煎服，每日 1 剂。

【来源】河南省协作方

2. 肠痈汤

【组成】大黄 9～30 克，丹皮 9 克，桃仁 9 克，川楝子 9 克，金银花 30 克，蒲公英 30 克。

【功效】清热解毒，活血消痈。

【主治】阑尾周围脓肿。

【用法】水煎服，每日 1～2 剂。

【来源】唐山市工人医院急腹症小组方（《中西医结合治疗急腹症通讯》）

3. 肠痈丸

【组成】生大黄 180 克，乳香 90 克，没药 90 克，木香 120 克，川朴 180 克。

【功效】行气活血，解毒消痈。

【主治】阑尾周围脓肿。

【用法】上药碾细末,蜜丸梧子大,每日 3～4 次,每次 3 克。

【来源】上海第二医学院第三人民医院外科方(《中西医结合治疗急腹症通讯》)

4. 消痈汤

【组成】大黄 50 克,丹皮 20 克,桃仁 15 克,红花 25 克,川楝子 20 克,蒲公英 50 克,地丁 50 克。

【功效】清热解毒,活血消痈。

【主治】阑尾炎穿孔,弥漫性腹膜炎初期。

【用法】水煎服,每日 1 剂。

【来源】沈阳医学院第一医院外科急腹症组方(《中西医结合治疗急腹症通讯》)

5. 阑尾化瘀汤

【组成】大黄 10 克,牡丹皮 10 克,金银花 15 克,川楝子 15 克,木香 10 克,玄胡索 10 克,桃仁 10 克。

【功效】行气活血,泻热通腑。

【主治】急性阑尾炎瘀滞期,热象不显,脘腹胀闷,纳呆恶心,右下腹持续钝痛或胀痛,拒按,大便正常或秘结等症。

【用法】水煎服,每日 1 剂,分 2 次顿服。

【来源】天津市南开医院方(《中西医结合治疗急腹症通讯》)

6. 苦酒承气汤

【组成】厚朴 15 克,枳实 12 克,茵陈 30 克,生大黄

25 克（后下），玄明粉 30 克（以汤药冲服）。

【功效】清热利胆，行气止痛，通便驱蛔。

【主治】胆道蛔虫症。

【用法】大便秘结者煎药一沸即可，便溏者，煮沸后延长 5 分钟，先饮苦酒（米醋）0.5～0.7 毫升/千克（体重），再服中药 100 毫升，每日 3 次，每日 1 剂，小儿酌减。

【来源】《辽宁中医杂志》

7. 胆系感染、胆石方

【组成】柴胡 10 克，黄芩 10 克，金钱草 30 克，蒲公英 30～45 克，制香附 10 克，郁金 10 克，枳实 10 克，生大黄 10～20 克（后下），芒硝 10 克（冲）。高热加金银花 30 克，焦山栀 10 克，白花蛇舌草 30 克；恶心呕吐加半夏 10 克，竹茹 10 克，青、陈皮各 7 克；黄疸加茵陈 30 克，海金砂 30 克，田基黄 30 克；湿重加苍术 10 克，厚朴 10 克；慢性胆囊炎反复发作加失笑散（包煎）10 克；并发胰腺炎加胡黄连 10 克，腹痛剧加延胡索 10 克，川楝子 10 克，或赤、白芍各 10 克。

【功效】疏肝理气，清热利胆。

【主治】胆系感染、胆石症。

【用法】水煎 2 次口服。

【来源】杭州第三人民医院

8. 清胆行气汤

【组成】柴胡 9 克，黄芩 9 克，半夏 9 克，木香 9 克，郁金 9 克，大黄（后下）9 克，枳壳 9 克，香附 9 克，玄胡

9 克，白芍 15 克。

【功效】行气通里。

【主治】气滞型胆囊炎，胁肋胀痛或绞痛，或窜痛，性急易怒，口苦咽干，头晕，不思饮食，舌尖微红，舌苔薄白或微黄，脉弦。

【用法】大黄后下，每日 1 剂，水煎分 3 次服。

【来源】天津市南开医院方(《中西医结合治疗急腹症通讯》)

9. 清胆利湿汤

【组成】柴胡 10～15 克，黄芩、半夏、木香、郁金、大黄、车前子、木通、栀子各 10 克，茵陈 15 克。

【功效】清利湿热。

【主治】湿热型胆囊炎及胆石症，胁肋胀痛，口苦咽干，不思饮食，寒热往来，或有身黄，目黄如橘色，小便黄浊，大便秘结，舌红苔黄腻，脉弦滑。

【用法】水煎，分 2 次服。

【来源】天津市南开医院方(《中西医结合治疗急腹症通讯》)

10. 清胆泻火汤

【组成】柴胡 15 克，黄芩 15 克，半夏 15 克，木香 15 克，郁金 15 克，生大黄（后下）15 克，芒硝（冲）15 克，栀子 10 克，龙胆草 10 克，茵陈 30 克。

【功效】清胆泻火。

【主治】实火型胆囊炎，胁持续胀痛，口苦、咽干、头晕，不思食，寒热往来，目黄、身黄若橘色，小便黄浊，大便秘结，腹胀而满，舌红或绛，苔黄燥，或有芒刺，脉弦滑。

【用法】水煎服。

【来源】天津市南开医院方（《中西医结合治疗急腹症通讯》）

11. 加味大柴胡汤

【组成】柴胡 15 克，黄芩 12 克，半夏 12 克，生姜 12 克，白芍 30 克，大枣 10 克，枳实 10 克，大黄（后下）10～15 克，桃仁 12 克，赤芍 12 克。

【功效】疏肝活血，清热利胆。

【主治】经水时断，热入血室，兼胸胁及少腹痛者。

【用法】水煎服。

【来源】《中医病机治法学》

12. 柴胡陷胸汤

【组成】柴胡 12 克，半夏 10 克，黄芩 10 克，广木香 10 克，郁金 10 克，炒枳实 10 克，黄连 6 克，熟大黄 10 克，玄明粉（冲服）10 克，白芍 30 克。

【功效】清热利胆。

【主治】急性胆囊炎，或慢性胆囊炎急性发作，发冷发热，右上腹痛拒按，大便秘结，舌苔黄腻，脉弦有力。

【用法】水煎服。

【来源】《中医病机治法学》

13. 胆道排石汤

【组成】枳实 9 克，木香 18 克，黄芩 9 克，金银花 15 克，茵陈 30 克，大黄 15 克，芒硝 10 克（冲服）。

【功效】疏肝理气，利胆排石。

【主治】胆囊炎与胆石症急性发作，右上腹剧痛拒按，恶心呕吐，高热恶寒，发黄，便秘，舌质红，苔黄腻，脉弦滑。

【用法】水煎，每日1剂，2次口服。

【来源】《中西医结合治疗急腹症通讯》

14. 排石汤

【组成】柴胡、黄芩、大黄各25克，虎杖30克，海金砂、金钱草各50克，枳实、厚朴各15克。

【功效】清热利湿，通腑排石。

【主治】急性梗阻性化脓性胆管炎。

【用法】水煎服，每日1剂，10天为1疗程。

【来源】刘涛等：中西医结合杂志，1984（8）：482

15. 通胰1号

【组成】柴胡25克，黄芩15克，胡黄连15克，广木香15克，生白芍25克，延胡15克，生大黄25克（后下），芒硝15克（冲）。

【功效】疏肝解郁，通腑泄热。

【主治】胰腺炎辨证为肝郁气滞型。

【用法】水煎服，每日1剂。

【来源】《下法新论》

16. 通胰2号

【组成】川厚朴15克，广木香15克，延胡15克，黄柏25克，丹皮15克，生大黄25克（后下），芒硝15克

（冲）。

【功效】理气止痛，通腑泻热。

【主治】胰腺炎辨证为脾胃实热型。

【用法】水煎服，每日 1 剂。

【来源】《下法新论》

17. 通胰 3 号

【组成】茵陈 50 克，龙胆草 25 克，生大黄 25 克（后下），芒硝 15 克（冲）。

【功效】清热利湿，通里攻下。

【主治】胰腺炎辨证为肝脾湿热型。

【用法】水煎服，每日 1 剂

【来源】《下法新论》

18. 清胰汤

【组成】柴胡 15 克，黄芩 9 克，白芍 15 克，胡黄连 9 克，木香 9 克，延胡索 9 克，生大黄 15 克（后下），芒硝 9 克（冲服）。

湿重或有黄疸者，加茵陈、栀子、龙胆草；呕吐重的加半夏、代赭石；疼痛者，加川楝子，重用玄胡索；兼食滞者，加莱菔子、建曲、麦芽、山楂；胸满者，加厚朴、枳实；背痛者，加全栝楼、防风、秦艽；并发胆道蛔虫者，加槟榔、使君子、苦楝根皮；体虚中寒者，去大黄、芒硝，加附片、干姜。

【功效】疏肝利胆，通腑泄热。

【主治】急性胰腺炎，上腹部疼痛，剧烈而待久，伴有间歇性加重，腹部压痛，腹肌紧张，恶心呕吐，发热等症。

【用法】水煎服，每日 1 剂，分 2 次服。重证日服 2 剂，分 4 次服。

【来源】天津市南开医院方（《中西医结合治疗急腹症通讯》）

19. 大清胰汤

【组成】柴胡 9 克，黄芩 9 克，白芍 9 克，黄连 9 克，木香 9 克，延胡索 9 克，生大黄 15 克，芒硝 9 克（冲服）。

【功效】通腑泄热，行气止痛。

【主治】胰腺炎。

【用法】水煎服，每日 1 剂。

【来源】《中医杂志》

20. 驱蛔汤

【组成】槟榔 30 克，使君子 30 克，苦楝皮 15 克，乌梅 15 克，木香 12 克，枳壳 12 克，芒硝（冲服）9 克，川椒 6 克，细辛 6 克，干姜 6 克。

【功效】利胆驱虫。

【主治】胆道蛔虫。

【用法】水煎服。

【来源】《中医治法与方剂》

21. 胆道驱蛔汤

【组成】木香 15 克，槟榔 30 克，大黄 10 克，使君子 15 克，苦楝皮 15 克，厚朴 10 克，延胡索 15 克。

【功效】利胆驱蛔。

【主治】胆道蛔虫。

【用法】水煎，分2次服，每日1剂。

【来源】《中西医结合治疗急腹症通讯》

22. 蛔虫上扰方

【组成】乌梅15克，柴胡、白芍、枳壳、大黄、槟榔、延胡索、青木香、川楝子各9克，黄连4.5克，川椒3克，明矾1.5克。

【功效】安蛔驱蛔，清热止痛

【主治】蛔虫上扰证。

【用法】水煎服，每日1剂。

【来源】《湖南医药杂志》

23. 复方大承气汤

【组成】炒莱菔子30克，厚朴15克，枳实9克，桃仁9克，赤芍15克，大黄15克（后下），芒硝9～15克（冲服）。

【功效】通里攻下，行气活血。

【主治】急性肠梗阻，突发脘腹胀痛，并有阵发性绞痛，呕吐不能食，大便秘结。

【用法】水煎200毫升，分2次服用。

【来源】《中西医结合治疗急腹症通讯》

24. 莱朴通结汤

【组成】炒莱菔子30克，川朴30克，黑牵牛15克，白牵牛15克，甘遂末2克（冲服），大黄15克。

【功效】通里攻下。

【主治】肠梗阻，肠腔积液。

【用法】水煎服。

【来源】天津市南开医院方(《中西医结合治疗急腹症通讯》)

25. 通幽解阻汤

【组成】大黄9克（后下），枳实9克，厚朴15克，芒硝15克（药汁冲），木香9克，乌药9克，沉香末15克（冲）

【功效】攻下通腑，行气止痛。

【主治】小儿急性肠梗阻。

【用法】水煎服，每日1剂。

【来源】天津市儿童医院外科方(《天津医药》)

26. 甘遂通结汤

【组成】大黄9~24克（后下），甘遂末0.6~0.9克（冲），桃仁9克，赤芍15克，生牛膝9克，木香9克，厚朴9~30克。

【功效】清热利湿，活血化瘀。

【主治】重型肠梗阻，肠腔积液较多者。

【用法】水煎服，每日1剂。

【来源】上海第二医学院第三人民医院外科方(《中西医结合治疗急腹症通讯》)

七、名医验方

1. 凉膈消毒煮散

【组成】金银花15克，连翘15克，生大黄9克，芒硝

9克，栀子9克，牛蒡子9克，黄芩9克，荆芥9克，玄参15克，蜂蜜45克。

【功效】解毒通里。

【主治】急性化脓性扁桃体炎。

【用法】以上十味，除蜂蜜、芒硝外，其余八味，共为粗末，分包5包；每服1包，加水350毫升，浸泡30分钟，文火加热煮沸15分钟滤过，残渣再加水150毫升，煮沸15分钟，滤过，合并再次滤出液；将蜂蜜、芒硝分为5份，每用1份加入上述煎出液内，加热煮沸即得。每日1包，重症每日1包，分2~3次凉服，每日2包者分4~6次凉服。本品宜新制，不宜久贮。

【来源】冉氏验方(《历代名医良方注释》)

2. 丁氏西瓜霜

【组成】西瓜5000克，玄明粉1000克，白萝卜10000克。

【功效】清热泻火，润喉消肿。

【主治】急、慢性咽喉炎症。

【用法】选乌皮大西瓜，阴放至霜降后，去皮取瓤，每5千克加入玄明粉1千克，盛于黄沙缸内，用木棒充分搅匀，加盖，放置透风阴处，待冬至后，每日见有霜层析出缸外，随即刷下收藏；俟严寒冰冻，将缸内存放物取出，另以白萝卜10千克，煮烂捣汁，过滤去渣，再于铜锅内与西瓜玄明粉糊同煎数沸，候冷，筛净瓜子，杂质，并将炖脚反复滤净共三次，再以收集之瓜霜，一并投入锅内煎沸，见有白沫，随时去之，再按上法筛滤炖脚二次，置净木盆中，用尺许稻草薄铺于药液上面，露放室外极冷处，草上即起白霜，次晨即可着手收集，再以白萝卜者，滤去渣，收霜。如此三次，最后摊于竹匾晒去水气，研成粗末，分装，干燥即成。吹于咽喉。

【来源】名医马湘莲方(《丁甘仁医案》)

3. 小儿止泻冲剂

【组成】苍术180克，羌活120克，车前子90克，生、熟大黄各40克，制川乌30克，生甘草30克。

【功效】升清降浊，化湿导滞，健脾止泻。

【主治】小儿急慢性腹泻。

【用法】制作冲剂一料量。6个月以内每次1克，6个月至3周岁每次2克，3周岁以上每次3克，每天2~3次，温开水冲服。

【来源】名医马湘莲方(《名医名方录》)

4. 急性腰扭伤方

【组成】生大黄60克，葱白5根。

【功效】活血化瘀，行气止痛。

【主治】急性腰扭伤。

【用法】大黄研粉，调入生姜汁，加开水适量成糊状。先用葱白，捣烂炒熟，用布包好，在痛处揉擦，至局部皮肤发红烧灼为止，然后上药外敷，每日1次。

【来源】郭风群等(《浙江中医药杂志》)

5. 白玉油膏

【组成】大黄25克，炉甘石15克，冰片15克，地榆

15 克，桐油 250 克，石灰适量。

【功效】泻火解毒，活血散瘀。

【主治】烫烧伤。

【用法】先将炉甘石、冰片、地榆、大黄共研极细末，再用石灰适量掺入冷开水中，调匀待澄清，取石灰上清水拌入桐油内，用细竹竿将油与石灰水和捣旋匀，候油与水变成白色后加上药掺入拌匀，则成淡黄清凉而香的油膏。用洁净的鸡毛将油膏外涂患处，酌情更换。

【来源】哈尔滨曾立昆祖传验方（《医学文献》）

6. 四黄膏

【组成】生大黄 15 克，黄柏 30 克，苦参 20 克，黄连 15 克，乳香、没药各 15 克。

【功效】清热解毒，消肿止痛。

【主治】血栓性静脉炎。

【用法】上药研细末，用凡士林膏调成糊状，涂在敷料上用绷带固定在患部，3 天换 1 次药。注意，绷带不要过紧，保持血液循环良好，抬高患肢，卧床休息。

【来源】《辽宁中医杂志》

7. 大蒜芒硝外敷方

【组成】大蒜头 120 克，芒硝 60 克，大黄末 30 克，醋 60 克。

【功效】清热解毒，排脓生肌。

【主治】深部脓肿，阑尾炎。

【用法】将大蒜去皮与芒硝同捣成糊状，然后在患处涂凡士林，敷以蒜糊，范围要大于患处（高于皮肤约 3 分厚），周围纱布固定。1 小时后去掉敷药，用温水洗净，再用醋和大黄末调成糊状外敷原患处，6～8 小时去敷药。一般敷 1 次即可。如不愈再敷一次。治深部脓肿几千例，效果确实。

【来源】《新中医》

8. 二丑芫花膏

【组成】二丑粉 60 克，芫花粉 10 克，米糕 100 克，大枣肉 20 克，食醋、红糖各 50 克。共蒸熟。

【功效】清热解毒，排脓生肌。

【主治】深部多发性脓肿。

【用法】共蒸熟，匀两次温服。孕妇及腹泻者忌用。

【来源】《江苏医药中医分册》

9. 腮腺炎外治方

【组成】大黄 15 克，赤小豆、青黛各 30 克。

【功效】清热解毒。

【主治】腮腺炎。

【用法】先将赤小豆、大黄研细末，再与青黛粉混匀，分成 5 包，用时取 1 包与蛋清两个调成稀糊状，用鸡毛蘸药涂于腮部，干后再涂，不拘次数。一般 1～3 日内治愈。

【来源】《新中医》

10. 茵柴清胆汤

【组成】北柴胡 6 克，茵陈蒿 9 克，大黄 3 克，黄连 6 克，丹皮 9 克，金银花 9 克，大青叶 9 克，枳实 9 克，乌药

9克，栀子6克，猪苓15克，甘草9克。

【功效】清热解毒，通腑利胆。

【主治】急性胆囊炎。

【用法】以上十二味，加水800毫升，加热煮取200毫升，滤过，残渣再加水400毫升，煮取150毫升，滤过，合并两次滤出液即得。每日1剂，分2～3次温服。

【来源】冉氏验方（《历代名医良方注释》）

11. 胆结石验方

【组成】活泥鳅3条，芒硝6克。

【功效】通腑攻里。

【主治】胆结石。

【用法】活泥鳅先洗去身上黏液，并剖腹以冷开水洗净，每晨空腹顿服3条，开水送下，继以每饭前服芒硝3克，日服9克。

【来源】《福建中医杂志》

12. 流行性乙型脑炎验方

【组成】大黄15克，川朴、僵蚕、枳实各9克，川连4.5克，钩藤12克，生石膏、板蓝根各45克，大青叶30克，白芍12克，水牛角45克。

【功效】泻下攻里。

【主治】流行性乙型脑炎。

【用法】水煎，分2～4次服或鼻饲。

【来源】《新中医》

13. 软肝缩脾方（赵绍琴方）

【组成】生大黄1克，黄芩10克，水红花子10克，柴胡 6 克，蝉衣 6 克，白僵蚕 10 克，片姜黄 6 克，炙鳖甲 20 克，生牡蛎 20 克，焦三仙各 10 克。

【功效】行气开郁，活血化瘀，软肝缩脾。

【主治】早期肝硬化、脾大。

【用法】上方药每周 5 剂，每剂煎取 500 毫升左右，分 2～4 次温服，服 3 个月后改为每周 3 剂分服维持。

【来源】赵绍琴方(《名医名方录》)

14. 头痛验方

【组成】大黄 25 克，钩藤 25 克，白芷 10 克，甘草 10 克。脑晕者加羌活；呕吐者加竹茹；小便赤涩者加滑石；有瘀血者加桃仁、红花；头皮麻木者加葛根。

【功效】通窍止痛。

【主治】脑震荡后遗症，各种原因的头痛、眩晕症。

【用法】水煎，早晚分服。服药后大便畅下，症见减轻者去大黄。

【来源】福建黄冠雄方(《医学文献》)

15. 愈梗通瘀汤（陈可冀）

【组成】生大黄 6～10 克，生晒参 10～15 克，生黄芪 15 克，紫丹参 15 克，全当归 10 克，玄胡索 10 克，川芎藤 10 克，广藿香 12 克，佩兰 10 克，陈皮 10 克，半夏 10 克。

【功效】通里活血，益气复脉。

【主治】急性心肌梗死，及"心梗"康复期。

【用法】水煎服，日 1 剂，分 2～3 次服。也可制丸剂供康复期应用，每日 3 次，每次口服 3 克。

【来源】陈可冀方（《名医名方录》）

16. 寒降止血饮（董平方）

【组成】酒蒸大黄9克，代赭石30克（先煎），焦山楂9克，鲜生地60克，枯芩10克，仙鹤草12克，旱莲草9克，茜草炭6克，炒蒲黄9克，阿胶9克（另烊），大、小荆芥各9克，三七末6克（分2次吞服），生龙、牡各30克（先煎）。

【功效】降气泻火，凉血止血而不留瘀。

【主治】肺经实热证咯血，包括量多势急的大咯血。凡肺脓肿、支气管扩张、肺结核等病大咯血。

【用法】一般咯血1日1剂，水煎分2次温服。大咯血1日2剂，水煎分4次凉服。

【来源】董平方（《名医名方录》）

17. 愈癃启闭汤（董平方）

【组成】熟大黄5~9克（后下），黄芪9~30克，肉桂3~9克（后下），桃仁9克，川牛膝9~15克，炮山甲9~15克，王不留行15克，虎杖15克，夏枯草30克，沉香3克（后下），橘核9克。

【功效】温阳化气，散结利窍。

【主治】老年人癃闭因前列腺肥大而致者。

【用法】每日1剂，煎2次，空腹温服。

【来源】董平方（《名医名方录》）

18. 攻补止泻散（陈有恒方）

【组成】二丑1克，大黄0.5克，槟榔1克，枳壳0.5

克，人参 5 克，白术 7.5 克，茯苓 7.5 克，何首乌 7.5 克，甘草 5 克。

【功效】祛邪扶正，止泻健脾。

【主治】小儿久泻缠绵难愈。

【用法】将攻剂（二丑、大黄、槟榔、枳壳）压细面为 1 包；将补剂（人参、白术、茯苓、首乌、甘草）压细末分 7 包。首先口服攻剂 1 包，2 小时后再口服补剂，日 3 次，每次 5 克。（以上为 6 岁儿童用量）

【来源】陈有恒方（《名医名方录》）

19. 加味神芎导水汤（何炎燊方）

【组成】川芎 12 克，黑丑 20 克，大黄、黄芩各 15 克，黄连 10 克，薄荷 9 克，滑石、苏叶各 30 克，鲜崩大碗 500 克。

【功效】荡涤浊邪，泻泄行水，降低血中非蛋白氮。

【主治】急、慢性肾功能衰竭。

【用法】加水 1200 毫升，煎诸药得 300 毫升，入大黄，微火煮沸 3 分钟，去渣。另将鲜崩大碗温开水洗数遍，捣烂后绞取汁约 200 毫升左右，与药液和匀，1 日 3 次分服。神昏痉厥者鼻饲给药。

【来源】何炎燊方（《名医名方录》）

20. 解莛汤（陈庚吉方）

【组成】大黄 2～30 克，葛根 30 克，桑白皮 15 克，蝉蜕 20 克，白芷 10 克，白鲜皮 10 克，栀子 10 克，苦参 10 克，竹叶 10 克。

【功效】祛风止痒，清热解毒。

【主治】风疹块、粟粒状血疹、瘙痒难忍，搔抓成片、荨麻疹等。

【用法】先将药物用凉水泡1小时，浸透后煎。首煎沸后文火煎40分钟，二煎沸后文火煎20分钟，煎好后两煎混匀，总量以250~300毫升为宜，每日1剂，分2次温服。

【来源】陈庚吉方（《名医名方录》）

21. 麻黄蝉衣汤

【组成】麻黄9克，蝉蜕9克，槐花米9克，黄柏9克，乌梅9克，板蓝根9克，甘草9克，生大黄9克。

【功效】消炎，脱敏，止痒。

【主治】荨麻疹。

【用法】以上八味，加水700毫升，浸泡30分钟，加热煮沸30分钟，滤过，药渣再加水350毫升煮沸30分钟，滤过，合并两次滤出液即得。

出现全身反应，有发热恶寒者，加金银花15克，紫苏3克；大便干结者，大黄增至15克；出现气短，呼吸困难者，加杏仁9克，栝楼15克；大便便溏者，首剂去大黄，加丹皮9克；出现恶心呕吐，腹痛者，加厚朴9克，枳实9克，建曲9克；小便短赤者加滑石粉9克，石斛12克，生大黄加6克。

每日1剂，分2次服。一般2~3剂消退，鲜有不效者。

【来源】冉氏经验方（《历代名医良方注释》）

22. 软肝汤（姜春方方）

【组成】生大黄6~9克，桃仁9克，䗪虫3~9克，丹参9克，鳖甲9克，炮山甲9克，黄芪9~30克，白术15~60克，党参9~15克。

【功效】活血化瘀，软肝散结，益气健脾。

【主治】癥瘕、积聚、胁痛、鼓胀（早期肝硬化、轻度腹水）。

【用法】水煎，早晚分服。

【来源】姜春华方（《名医名方录》）

23. 消积涤石汤（陈树森方）

【组成】制厚朴9克，枳实9克，生大黄9克，生山楂15克，生神曲15克，生麦芽15克，槟榔15克。

【功效】消导攻积。

【主治】胃黑枣结石、胃柿结石。

【用法】水煎服。

【来源】陈树森方（《名医名方录》）

24. 芩连消毒饮（顾伯华方）

【组成】黄芩10克，黄连6克，生山栀10克，制川军9克，野菊花10克，半枝莲10克，金银花12克，赤芍9克，连翘15克，紫花地丁15克，生甘草6克。

【功效】清热解毒，解毒护心。

【主治】颜面疔疮，手足疔疮，红丝疔。

【用法】水煎，日2~3次，口服。

【来源】顾伯华方（《名医名方录》）

25. 牙周败毒散（徐治鸿方）

【组成】生石膏30克，黄芩12克，紫花地丁15克，生地黄 20 克，玄参 12 克，大黄 6 克。

【功效】清热凉血，解毒消肿，泻火通便。

【主治】急性牙龈炎，牙龈脓肿，智齿冠周炎，急性牙周炎，早期蜂窝组织炎。

【用法】水煎服。

【来源】《名医名方录》

26. 止痉除痫散（彭近山方）

【组成】生龙骨 60 克，生牡蛎 60 克，紫石英 45 克，寒水石 45 克，白石脂 45 克，赤石脂 45 克，生石膏 45 克，滑石粉 45 克，生赭石 60 克，桂枝 15 克，降香 60 克，钩藤 60 克，干姜 15 克，大黄 15 克，甘草 15 克。

【功效】镇痉止痛。

【主治】癫痫，对各种癫痫有效。

【用法】共为极细末，成人每次服 5 克，1 日 2～3 次。小儿 3 岁以内可服 0.5～1 克，5 岁～10 岁可酌加至 2 克。须连服 1～3 个月，不可间断。

【来源】《名医名方录》

27. 豁痰定狂汤（王季儒方）

【组成】生龙齿 30 克，生牡蛎 30 克，生石决明 30 克，龙胆草 9 克，天竺黄 9 克，九节菖蒲 9 克，珍珠母 30 克，郁金 10 克，旋覆花 9 克，代赭石 10～30 克，金礞石 30 克，黄芩 9 克，沉香 5 克，大黄 9 克，清半夏 10 克，广陈皮 10 克，甘遂 1.5 克，朱砂 1.5 克（后二味同研细末冲服）。

【功效】镇肝宁心，豁痰泻火。

【主治】狂妄打骂，不避亲疏，精神分裂症之属实者。

【用法】上方冷水浸泡，水量以浸没全药为度，煎 2 次，头煎煮沸后再煮 20 分钟，二煎煮沸后再煮 15 分钟，两煎兑匀，约 300 毫升，分 2 次服，早晚各 1 次，早空腹送服甘遂、朱砂。以服后上吐痰涎，下便黏液为度。

【来源】《名医名方录》

28. 疏肝利胆汤（章如真方）

【组成】柴胡 10 克，枳壳 10 克，赤芍 10 克，甘草 8 克，木香 10 克，黄芩 10 克，黄连 6 克，熟川军 8 克，鸡内金 10 克，郁金 10 克，川厚朴 10 克，山楂 10 克。

【功效】疏肝理气，利胆通便。

【主治】肝胆湿热导致胁痛脘胀，口苦口干，食纳呆滞，恶闻油腻，时作呕吐，嗳气不止，大便秘结，甚则恶寒发热，黄疸。

【用法】1 日服 1 剂，水煎 2 次，分服。

【来源】《名医名方录》

29. 通梗阻汤

【组成】大黄 9 克，芒硝 9 克，枳实 15 克，半夏 9 克，干姜 6 克，竹茹 9 克，附子 9 克，木香 9 克，甘草 3 克。

【功效】通腑泻结，行气止痛。

【主治】肠梗阻。

【用法】以上 9 味，加水 500 毫升，先煎附子，从开始沸腾时间计算，煎 1 小时后加入大黄等 7 味，煮沸 30 分钟，过滤，残渣再加水煮沸 30 分钟，至两次煎出液合并为 300

毫升为度，乘热烊入芒硝，煮沸即得。每日 1 剂，分 2 次温服，可连续服 3~5 剂，至得通畅大便，主要症状消失为度。

加减：用药后仍不得大便通畅，病情无特殊变化者芒硝用量加至 15~30 克，枳实加至 24 克，另外加厚朴 9 克或槟榔 9 克。

呕吐症状严重或服药后不见好转者，法半夏可改用生半夏，竹茹可加至 30 克，另加藿香 9 克。

【来源】冉氏验方(《历代名医良方注释》)

30. 绿豆甘草解毒汤

【组成】绿豆 120 克，生甘草 15~30 克，丹参 30 克，连翘 30 克，石斛 30 克，白茅根 30 克，大黄 15~30 克（后下）。

【功效】解毒益阴，兼顾心肾。

【主治】多种食物中毒或药物中毒后，见发热，口干舌燥，心烦呕吐，甚则神志恍惚，小便混浊等症。

【用法】诸药用冷水浸泡后煎煮，煎时以水淹没全药为度，文火煎煮，大剂量频服；一般昼夜各服 1 剂，必要时可服 3~4 剂。

【来源】张学文方(《名医名方录》)

第五章　泻下法的常用药对

泻下法的常用药对，是指运用泻下药与其他药配伍，达到排除胃肠积滞、燥屎及有害物质（毒、瘀、虫）；或清热泻火，使实热壅滞之邪通过泻下而清解；或逐水退肿，使水湿停饮随从大小便排除的药对。一般分为攻下药对、润下药对、峻下逐水药对和攻补兼施药对等四类。

一、攻下药药对

攻下药对，指运用苦寒攻下药与其他药（行气药、清热解毒药、活血化瘀药等）配伍组成的药对。主要适用于大便秘结，燥屎坚结及实热积滞之证。常用的攻下药药对主要由大黄、芒硝、番泻叶、芦荟等与其他药配伍组成。

（一）大黄

【药性分析】本品味苦性寒，归脾、胃、大肠、肝、心包经。大黄苦寒沉降，峻下实热，荡涤肠胃，走而不守，斩关夺门，有将军之号，为治疗热结便秘、壮热神昏之阳明腑实证的要药。还可用治湿热泻痢，里急后重，积滞泻痢，大便不爽，因其有攻积导滞，泻热通肠之功。本品不但泻胃肠实热，还可泻血分实热，有清热泻火、凉血解毒之效，还可用治血热吐衄，目赤咽肿，痈肿疮毒。本品能行瘀破积，活血通经，还可用治瘀血经闭，产后瘀阻，癥瘕积聚，跌打损伤等症。外用尚可清火消肿。

【配伍规律】大黄配芒硝同用，泻下攻积，用治胃肠燥结便实，或热病邪结，高热，大便燥结者；配附子，温下寒实积滞，用治冷积便秘；配黄连、黄芩，清热泻火，治火热亢盛所致各症；配茵陈、栀子，清泄湿热，利胆退黄，治湿热黄疸；配肉桂，用治习惯性便秘；配煅石膏，凉血解毒，燥湿生肌，研末外敷治水火烫伤；配桃仁、红花，活血化瘀通经，治经闭，痛经。

【常用药对】

（1）大黄配赤芍 大黄味苦性寒，既善于泻热破积，又能入血降泄，活血化瘀；赤芍味苦微寒，善入营血，通利血脉而活血化瘀。二药配用，泄热祛瘀，和营止痛。适用于治疗肠痈初起，少腹疼痛，以及瘀血经闭、痛经。

（2）大黄配厚朴 大黄味苦性寒，气味重浊，直降下行，走而不守，泻热通便；厚朴味苦性温，苦能下气泄实满，温能利气散实满，有燥湿散满以运脾，行气导滞而除胀之功，为泄中焦实满之气分药。二药配用，清泄里实，行气宽中。适用于治疗大便秘结、腹满胀痛之胃热实证；湿热下痢，里急后重或泻而不爽，腹痛，肛门灼热之肠热实证。

（3）大黄配巴豆　大黄苦寒沉降，力猛善行，破积行瘀，泻热通便；巴豆辛温峻下，性甚猛烈，温肠泻积，开通闭塞，消坚磨积。二药配用，下寒积、逐痰癖、涤肠胃。适用于治疗寒邪积滞肠胃所致之猝然心腹胀痛，二便不利，面青气急，或口噤暴厥，舌苔白，脉弦紧。

（4）大黄配生石膏　大黄苦寒峻下实热，荡涤热毒秽浊，凉血解毒；生石膏清热泻火，生津止渴除烦，并有透达之性。二药配用，一为苦寒，一为甘寒。生石膏清泻阳明经热，折其壮热之势；大黄生用泻阳明腑实，下其火势。配用相得益彰，直泻阳明经腑实热，存阴而保津，透达而不闭遏，截断病势，防止内陷。适用于阳明实热证，症见高热，烦渴，大便秘结，神昏谵语等。

（5）大黄配栀子　大黄与栀子皆味苦而性寒，大黄以清泻为功，荡涤肠胃积滞，既能泻热通肠，又能凉血止血，破瘀行血；栀子以清三焦之炎热为长，能利小便，兼凉血解毒。二药配用，能增强其泻下通便、清热凉血之功；其次，二者均可清热化湿，相须伍用后，其清热化湿之力倍增。适用于阳明热盛，大便秘结或积滞泻痢，兼见身热、苔黄、脉实者；一切火热亢盛，迫血妄行所致吐血、衄血、斑疹等以及三焦热盛，湿热蕴结，发为黄疸，证属热重于湿之阳黄者，还可用于邪热与瘀血互结所致之黄疸。

（6）大黄配牵牛子　大黄禀苦寒直逐之性，长于通下而利谷道，以破积滞，泻热毒，偏入血分；牵牛子性禀辛

174

寒，善驱水湿之邪从二便出，偏走气分而消水肿。二药配用，一气一血，导湿利水，泻火解毒，破积通滞。适用于治疗湿热壅结之实肿胀满，二便不利之证以及热毒肿疮。

（7）大黄配大黄炭　生大黄苦寒沉降，峻下实热，荡涤热毒秽浊，凉血解毒；大黄炒炭之后，苦寒之性已减，长于止血解毒。二药配对，相得益彰，增强了通腑泄热，活血解毒之功，减少了苦寒伤胃之副作用。适用于慢性肾功能衰退致湿热内蕴，症见小便短少黄赤，甚或全无，浮肿，面色晦暗，纳差，恶心，或呕吐，口气秽臭，舌苔黄腻，脉濡数等。

（8）大黄配地鳖虫　大黄苦寒攻下，既能荡涤肠胃实热积滞，又能入血分，破血行瘀消积，畅和气机而和血脉，对瘀血不行而致的癥瘕积聚、有形之邪具有推陈致新的作用；地鳖虫咸寒，善入血分，具有破血逐瘀，消癥散结之功。二药配用，破血逐瘀，通经止痛，消癥散结。适用于治疗血瘀经闭，癥瘕积聚，肌肤甲错，以及跌打损伤，瘀血肿痛。

（9）大黄配藿香　大黄味苦性寒，通腑泄热，荡涤胃肠积滞腐秽，活血解毒；藿香味辛微温，芳香化湿，发表解暑，既散表湿，又化里湿，辟秽化浊，宣中快气。二药配用，化湿泄热，导滞解毒。适用于治疗湿热秽浊阻于脾胃，口舌生疮，口腻口臭，腹满不适，大便溏而不爽，舌苔黄腻等症。

（10）大黄配桃仁　大黄苦寒，性刚燥，既善于泄热毒、破积滞，治实热便秘，又能入血分，活血通经，破一切瘀血，疗血热互结之蓄血；桃仁苦甘而平，性柔软，为血分之品，最善破血行瘀，又可润燥滑肠。二药配用，活血祛瘀，泻热通腑，适用于治疗瘀热互结之蓄血证，瘀热致痛经、闭经，产后恶露不下之少腹疼痛，肌肤甲错等症。

（11）大黄配枳实 大黄与枳实皆苦寒之品，苦降寒清。大黄功在荡涤泻火，擅下胃肠结热有形积滞；枳实能下气消痞，主治胃肠结气之无形气痞。二药配用，相须相济，泻热除积，利气消痞。适用于治疗肠胃食积化热之腹胀便秘，胸腹痞满，舌苔老黄，脉滑数者。

（12）大黄配生甘草 大黄苦寒，清泄胃中热结，降胃中浊气上逆，力猛善行，荡涤肠胃浊气宿结，理胃中清浊升降；生甘草甘平，与大黄相伍，其作用有五：一缓大黄之泻下；二留大黄于胃以洁府；三免苦寒伤中气；四借以和中；五调中有补以愈疾。二药配伍，相须为用，甘草制大黄苦寒攻下之性，降逆止呕而不伤胃气，同时又助大黄泻火解毒，合用有清泄胃热，降胃止呕的作用。适用于胃热气逆所致胃脘部灼热，得食即吐，汤药难进，口干、口苦、口渴、口臭，心烦，便干等症。

（13）大黄配荆芥 大黄苦寒，其性重浊沉降，力猛善行，功能荡涤胃肠实热积滞，善清血分实热，并能活血消瘀；荆芥味辛芳香，性温不燥，气质轻扬，长于升散，入手太阴、足厥阴气分，其功长于发表散邪，祛风热。大黄以降为主，荆芥以升为要，二药配伍，一升一降，相互制约，相互助进，升中有降，清中有散，疏风清热，泻下通便，共收清热通便之功。两药相制，药虽苦寒而不呆滞，有表里双解之意。适用于风热内蕴，腹胀，腹痛，二便不通，肛门肿痛等症。

（14）大黄配龙胆草　大黄苦寒沉降，气味俱厚，力猛善走，能直达下焦，疏通下焦湿热之结，且能入血分活血行瘀通经；龙胆草性沉而降，清热燥湿，功专泻肝胆实火，清下焦湿热。二药均为苦寒至阴之品，合而用之，其泻火解毒之力强而猛，以清热泻肝胆实火见长。适用于肝胆实火上炎所致的胁痛、耳聋、口苦、目赤等症以及肝胆湿热郁蒸之黄疸、热痢、阴囊湿肿。

（15）大黄配干姜　大黄通腑泄浊清胃热，推陈出新，小量大黄启脾开胃、"安五脏"；干姜温脾胃之阳，除里湿。二药配用，脾胃同治，寒热平调，一走一守，相辅相成，共奏温脾清胃、安和脾胃之功。适用于寒热互结之胃脘痛，症见胃脘灼热疼痛，吞酸嘈杂，肠鸣，大便黏滞不爽，舌红苔白，脉数实等。

（16）大黄配草果仁　大黄苦寒，荡涤胃肠实热积滞，凉血解毒，活血行瘀，推陈出新，安和五脏；草果仁芳香化浊，燥湿散寒。二药配伍，寒热并用，苦寒不伤脾胃，香燥不伤阴血，相辅相成，共奏泻热毒、化湿浊、解毒之功。适用于湿毒秽浊蕴结，脘腹胀痛，呕恶纳呆，舌苔厚腻白滑，舌质淡红，脉滑者。

（17）大黄配桑白皮　大黄苦寒，荡涤胃肠，降泄浊邪，活血行瘀，清热解毒，有推中下二焦陈秽而出之功；桑白皮泻肺气壅实，开通上焦。二药合用，通泻三焦浊邪，功效益增。适用于肾功能不全，湿热内蕴，症见全身浮肿，小便短少黄赤，甚或全无，口气秽臭，纳差，恶心，或呕吐。

（18）大黄配白芷　大黄苦寒，长于通腑泻热，活血化瘀，治"诸火疮"，疗热疮；白芷辛散，长于化湿浊，解毒排脓止痛。二药配用，寒热并施，能疏通积滞，化除湿浊，排解热毒，共奏清热祛积滞、化湿浊解毒、排脓消肿之功。适用于头面、背部疮疡肿毒，反复发作，大便秘结或不秘结，有火毒湿毒者以及胃肠火热壅滞，大便秘结的阳明头痛、眉棱骨痛、鼻渊流浊涕，牙龈肿痛。

（19）大黄配代赭石　大黄苦寒降泄，清泻瘀热，凉血止血；代赭石平肝镇逆气，凉血止血。二药配用，沉降清镇，共奏平肝泻炎上之火热，凉血止血之功。适用于气火上逆，肝火上冲所致的各种出血证，如咯血、鼻衄、齿衄、舌衄、眼底出血、颅内出血、倒经等。

（20）大黄配升麻　大黄苦寒下行降泄，泄热解毒，凉血化瘀；升麻轻清上升，升散郁火解毒。二药配用，一清降下行，一轻清上升，相制相济，共奏降浊升清、散郁凉血、化瘀止血之功。适用于火热迫血妄行所致的出血，如咯血、呕血、鼻衄、齿衄、舌衄等。

（21）大黄配花蕊石　大黄苦寒通腑泄热，凉血化瘀止血；花蕊石质坚酸涩，体重沉降，既能止血，又能化瘀。

二药配用，共奏通腑泄热、化瘀止血定痛之功。适用于瘀热互结，症见各种出血，大便秘结者。

（22）大黄配皂角子　大黄苦寒峻下，攻导积滞，行瘀泄浊，攻逐一切实热积滞，酒制则增活血行瘀之功；皂角子辛温，攻走血脉，消肿托毒，润肠通便，利大肠燥结。二药均善攻积导滞，配用相得益彰，既有泄秽浊推陈出新、安和五脏之功，又能荡涤胃肠、血分热毒。适用于湿热痢疾，下痢秽垢不止，里急后重，腹胀痛，顽而不愈者。

（23）大黄配僵蚕　大黄苦寒降泄热毒，散血消肿；僵蚕咸寒散结消肿，活络止痛。二药配用，清解温热疫毒。适用于温热疫毒上攻头面，热壅血瘀，发为头面肿大疼痛、喉痹等症。

（24）大黄配黄芩　大黄苦寒走里，能通便泻热解毒，釜底抽薪，使热从下泻；黄芩苦寒走表，能疏风清表泻火。二药配用，相辅相成，表里双解，实热自除。适用于外感风热入里内结，或金疮感染化热耗伤津液，以致阳明腑气不通，大便秘结。

（25）大黄配黄柏　大黄苦寒，既能泻血分实热而凉血，又能通利血脉以消散瘀血；黄柏苦寒，清热燥湿，泻火解毒。二药配用，相须为用，共奏清热解毒、活血化瘀之功。适用于火热湿毒蕴结之疮肿以及汤水烫伤所致的红肿水泡、热灼肌肤、淋漓疼痛。

（26）大黄配木香　大黄苦寒沉降，能荡涤胃肠，泻热消积；木香辛苦而温，善通行胃肠气滞。二药配用，泄热消积与理气相辅相成，气散热除，脏腑无壅滞之患，有利于脾胃正常功能的恢复。适用于脏腑壅滞，气结积热不通，或内有癥瘕疳蛔，心腹俱痛，及脚气肿痛，休息热痢，并风痰、疮疥、结核等疾病。

（27）大黄配寒水石　大黄苦寒，泻火解毒逐湿，散结解毒；寒水石清热降火，利湿消肿。二药配用，相得益彰，清利湿热之力倍增。适用于湿热结聚所致遍身疙瘩如蘑菇，及火热壅聚于肌肤所致的恶疮肿毒闷痛。

（28）大黄配黄连　二药均为苦寒泄热之品，但功效不尽相同。大黄沉降，力猛善行，走而不守，直达下焦，善能荡涤胃肠实热积滞而长驱直下；入血分既能泻血分实热而凉血，又能通利血脉以消散瘀血。黄连清热燥湿，泻火解毒，偏重于心、胃上、中焦，守而不走。二药配对，相须为用，一走一守，泻火、解毒、凉血之力大增。既清气分实热，又泻血分火毒，同时，还具有下结除滞、涤肠通便之功。适用于肠胃湿热积滞，痢疾初起，腹痛里急后重者以及火邪上炎所致的目赤肿痛、咽喉肿痛、牙龈肿痛等症。

（29）大黄配牡丹皮　大黄苦寒沉降，力猛善行，直达下焦，善能荡涤胃肠实热积滞而长驱直下，入血分既能泻血分实热而凉血，又能通利血脉以清散瘀血；牡丹皮辛苦微寒，入血分，有清热凉血，活血化瘀之功，《本草经疏》谓其："辛能散血，苦能泄热，故能除血分邪气，及癥坚瘀血留舍肠胃。"二药配对，相使为用，辛以散之，苦以降之，相辅相成，共奏清热凉血、散瘀解毒之功。适用于温热发斑、身热烦渴以及血热瘀滞、月经不行等。

（30）大黄配茵陈　大黄味苦性寒，长于清热解毒，且利胆退黄；茵陈味苦而性凉，功专清利湿热，为退黄的要药。二药配对，利下兼施，使湿热同时从二便中排出，且清热之力得以加强，共奏清热解毒、利湿退黄之功。适用于黄疸初起，热重于湿，症见发热，小便不利，大便秘结，或黏腻不爽，脘腹胀满者。

（31）大黄配三七　大黄苦寒沉降，攻下积滞，活血化瘀，为通腑泄热、凉血化瘀止血之良药；三七甘温微苦，化瘀止血，活血定痛。二药配用，相辅相成，共奏泄热化瘀止血之功。适用于出血性脑中风，症见神昏，大便燥结，舌红苔黄，脉弦数者。

（32）大黄配葶苈子　大黄味苦性寒，功可泻下攻积，清热泻火；葶苈子辛苦大寒，功能泻肺平喘，利水消肿。二药配用，一泻下以通肠泄热，一清上以泻肺清热，肺与大肠相表里，上下同治，则气顺而平，腑通喘止。适用于肺热喘嗽而内热较甚或兼大便秘结之证。

（33）大黄配陈石灰　大黄苦寒，活血凉血，既是气药，又是血药，止血而不留瘀；石灰辛苦涩性寒，辛能散能行，苦能降能坚，涩能收能止，《本草纲目》称其"止血神品"。二药配对，能增强其解毒、止血、定痛之功。适用于创伤出血或汤火灼伤以及胃热出血或肠热泄泻。

（34）大黄配羌活　大黄苦寒沉降，泻下作用较强，有斩关夺门之力，为治疗积滞便秘的要药；羌活辛苦性温，气味雄烈，辛以祛风，苦可燥湿，温可散寒，擅治上半身痹证。二药配对，一辛散，一泻下，一温一寒，各尽其用，共奏祛风散寒、泻下攻积之功。适用于气滞便秘。

（二）芒硝

【药性分析】本品味咸、性寒，归胃、大肠、三焦经。芒硝咸寒，咸以软坚，寒能清热，故能泻热通便，润燥软坚，有荡涤胃肠三焦实热，善除燥屎之功，故可用治实热积聚，大便燥结，谵语发狂等阳明腑实证。常与大黄相须为用，如大承气汤，其峻下热结的作用颇为显著，这就是《内经》所谓"热淫于内，治以咸寒，佐以苦甘"的具体应用。又外用还有清火消肿之功。

【配伍规律】芒硝配硼砂，清热解毒防腐，治咽喉红肿、口舌生疮；配白矾，治皮肤湿疹；配马齿苋，清热消肿，治痔疮肿痛；配大黄，泻热通便，治胃肠实热积滞，大便秘结；配大黄、甘遂，泻热逐饮，治热邪与水饮互结，心下至少腹硬满而痛；配黄芩、栀子清热泻火，治壮热烦渴、谵妄、大便秘结；配当归、川芎、桃仁、红花，治妇女瘀血经闭。

【常用药对】

（1）芒硝配大黄　芒硝咸寒软坚，润燥通便，清热泻火，荡涤内热实积及停痰宿食；大黄苦寒荡涤通下，力猛善行，攻积导滞、清热泻火解毒。二药配用，相须相助，既泻下攻积，又善润下软坚，还善清热泻火。适用于治疗胃肠实热积滞，大便燥结、坚硬难下，腹痛痞满拒按，神昏谵语，苔黄燥，脉滑数等症。

（2）芒硝配硼砂　芒硝味咸苦性寒，有清火消肿之功；硼砂甘咸性偏寒凉，外用清热解毒疗疮。二药配用，相须相助，清热解毒防腐。外用于治疗咽喉红肿、口舌生疮等症。

（3）芒硝配马齿苋　芒硝味咸苦性寒，有清火消肿之功；马齿苋味酸收敛，性寒质滑，功善清热解毒，收敛止血。二药配用，清热消肿，收敛止血。外敷用于治疗痔疮肿痛。

（4）芒硝配甘遂　芒硝咸苦性寒，咸能软坚，苦寒泄热，入胃与大肠经，长于荡涤肠胃实热而除燥屎，有泻热通便、润燥软坚之功；甘遂苦寒降泄，入大肠经，善行经隧之水湿，使体内潴留之水饮从二便排出，为泄水逐饮之峻剂。二药配用，泄热遂饮。适用于治疗热邪与水饮互结，心下至少腹硬满而痛。

（5）芒硝配鸡内金　芒硝咸寒，润燥软坚，泻火消肿；鸡内金甘平，健胃，消食积，止遗尿，化结石。二药配用，一补一泻，相互制约，相互为用，健胃消食，软坚散结，清热化石。适用于治疗尿路结石（肾结石、输尿管结石、膀胱结石）诸症。

（6）芒硝配黄芩　芒硝苦寒咸软，入胃、大肠经，泻热通便，润燥软坚；黄芩味苦性寒，入胃、大肠经，清热燥湿，泻火解毒。二药配用，相须为用，泻热通便作用倍增。适用于治疗壮热烦渴、谵妄、大便秘结者。

（7）芒硝配桃仁　芒硝苦寒咸软，泻热通便，润燥软坚，善治实热便秘；桃仁苦甘而平，性柔润，为血分之品，最善破血行瘀，又可润燥滑肠。二药配用，芒硝得桃仁，专入血分，共奏破血积、下瘀血之功，可治妇女瘀血经闭发热；桃仁得芒硝，破结滑肠之力增强，可治瘀热停积不行兼见大便不通者。

（8）芒硝配莱菔子　芒硝苦寒咸软，泻热通便，润燥清热泻火；莱菔子甘平且辛，功擅消食化积，除胀行滞。二药配用，甘寒生津，消食导滞，共奏润肠通便之功。适用于治疗大便燥结久而不通，身体兼有羸弱者。

（三）番泻叶

【药性分析】本品味甘、苦，性寒，归大肠经。番泻叶味苦泻下，性寒清热，质黏滑润，主入大肠，泻积热，润肠燥，通大肠，少用又能助消化，除积滞，故适用于热结或食积便秘，腹部胀满。兼能行水消胀，还可用治腹水鼓胀。本品虽有健胃作用，终属攻伐之品，且泻下作用较大黄猛烈，并有恶心、呕吐、腹痛等副作用，用当注意。

【配伍规律】番泻叶配枳实、厚朴泻热通便，消积导滞，治热积便秘；配陈皮、黄连、丁香，行气消胀，泻热通腑，治消化不良，腹胀便秘；配牵牛子、大腹皮，泻下行水，治阳实水肿；配香附，理气泻下，除胀止痛，治积滞便秘，胸腹胀痛，腹水；配藿香，清热和中，祛湿理气，治胃湿吐逆，腹痛吐泻，饮食停滞。

【常用药对】

（1）番泻叶配枳实　番泻叶味苦泻下，性寒清热，质黏润滑，有泻积热、润肠燥、除积滞之功；枳实味苦微寒，苦能燥湿，寒能胜热，善于破泄胃肠结气而消痞满。二药配伍，相须为用，泻热通便，消积导滞作用增强。适用于治疗热积腑气不通，腹胀便秘者。

（2）番泻叶配陈皮　番泻叶甘苦性寒，清热润燥，除积滞，行水消胀；陈皮苦辛而温，功能理气健脾，燥湿化痰。二药配用，共奏行气消胀、泻热通腑之功。适用于治疗消化不良，腹胀便秘者。

（3）番泻叶配大腹皮　番泻叶甘苦性寒，味苦泻下，清热行水消胀；大腹皮味辛性温，性善下行，长于行气消胀，利水消肿。二药配用，寒温相制，共奏泻下行水消胀之功。适用于治疗阳水实证肿胀者。

（4）番泻叶配香附　番泻叶味苦泻下，性寒清热，质黏润滑，既有泻积热、润肠燥、除积滞之功，又兼行气消胀之能，为攻下之峻品；香附辛散滞气，苦降逆气，芳香疏散，性平无寒热之偏，为疏理脾胃气结之良品。二药配用，相辅相成，共奏理气泻下除胀止痛之功。适用丁治疗积滞便秘，胸腹胀痛，腹水等症。

（5）番泻叶配藿香　番泻叶苦甘性寒，泻下导滞，行水消胀；藿香辛香疏散，发表而不峻烈，微温芳香，化湿而不燥热，湿化气行则脾胃调和而呕吐自止，故有外散表邪，内化湿浊以和中止呕之功。二药配用，共奏清热和中、祛湿理气之功。适用于治疗胃湿吐逆，腹痛吐泻，饮食停滞等症。

（6）番泻叶配丁香　番泻叶甘苦性寒，清热润燥，除积滞，行水消胀；丁香味辛性温，既能暖脾胃，快气机而散寒通滞，又能温肾助阳，降浊气之上逆。二药配用，寒温同用，共奏行气降逆、消胀止痛之功。适用于治疗便秘，腹胀呕吐之症。

（7）番泻叶配黄连　番泻叶甘苦性寒，清热润燥，除积滞，行水消胀，入大肠，走而不守；黄连味苦性寒，清热燥湿，泻火解毒，偏重于心、胃上、中焦，守而不走。二药配用，一走一守，共奏下积除满、涤肠通便之功。适用于治疗肠胃湿热积滞，痢疾初起，腹痛里急后重者。

（四）芦荟

【药性分析】本品苦寒清热，沉降下行，入阳明经能荡涤大肠积滞而推陈通便，入肝经又能清泻肝经实火，故有泻下通便、清肝泻火作用，常用治习惯性便秘及热结便秘，兼有心肝火旺、烦躁不眠者尤为适宜；又善清肝火，故可治肝心有火，惊痫烦热；尚有杀虫疗疳作用，亦可用治小儿虫积腹痛、消瘦之疳积证。

【配伍规律】芦荟配朱砂，治肝胆实火，大便秘结，兼见狂躁易怒，夜寐不安，面红耳赤；芦荟配龙胆草，治惊悸抽搐；芦荟配使君子，研末，米汤调下，治小儿疳积；芦荟配甘草，研末敷患处，治癣疮；芦荟配龙胆草、栀子、青黛，治大便秘结而兼见肝经实热所致的头晕、头痛、耳鸣、烦躁等症；芦荟配当归、川芎、熟地、茜草，治妇女经闭；芦荟配决明子、青葙子、生地、白芍、夜明砂、石斛，治血热目昏。

【常用药对】

（1）芦荟配朱砂　芦荟味苦性寒，沉降下行，入肝经，清泻肝经实火，且泻下通便；朱砂味甘性寒，入心经，既能清心泻火，又能镇心安神。二药配用，相辅相成，共奏泻火安神、通便解积之功。适用于治疗心肝火旺，大便秘结，烦躁不眠之症。

（2）芦荟配龙胆草　芦荟味苦性寒，沉降下行，入肝经，清泻肝经实火，且泻下通便；龙胆草味苦性寒，清热燥湿，气味厚重而沉降下行，既长于泻肝胆实火，又善于清泄肝胆下焦湿热。二药配伍，相须为用，清肝泻火之功大增。适用于治疗肝经热盛、热极生风所致的高热惊厥、手足抽搐，以及肝火上炎所致的目赤肿痛、视物不清等症。

（3）芦荟配使君子　芦荟味苦性寒，入阳明经能荡涤大肠积滞而推陈通便，功擅杀虫疗疳；使君子味甘性温，扶脾胃，消积滞，长于驱虫消积。二药配用，共奏温中健脾、消积除疳之功。二药研末，米汤调下，适用于治疗小儿虫积腹痛、消瘦之疳积证。

（4）芦荟配甘草　芦荟味苦性寒，寒能清肝泻火，苦能燥湿止痒；甘草味甘性平，善泻火毒，又具甘缓之性，与寒药相配可缓其寒凉，以防伤阳。二药配用，共奏清热燥湿、泻火解毒之功。二药研末外敷，适用于治疗癣疮。

（5）芦荟配栀子 芦荟苦寒清热，入阳明经能荡涤大肠积滞而推陈通便，入肝经又能清泻肝经实火；栀子苦寒，体轻入气分而泻火除烦，性阴入血分能凉血解毒，并能清上、中、下三焦之湿热。二药配伍，相须为用，清热除烦，泻火通便作用增强。适用于治疗大便秘结而兼见肝经实热所致的头晕、头痛、耳鸣、烦躁等症。

（6）芦荟配决明子 芦荟苦寒清热，入阳明经能荡涤大肠积滞而推陈通便，入肝经又能清泻肝经实火；决明子苦甘咸寒，入肝肾经，药性滋润，既可清泻肝火，又可滋补肝肾，且能润肠通便。二药配伍，相须为用，清泻肝火，通便除积作用增强。适用于治疗肝火上炎，目赤肿痛，头痛头晕以及肠燥便秘之证。

二、润下药药对

润下药对，多为植物种子和种仁药物与其他药（行气药、清热养阴药、补血药等）配伍组成的药对。主要适用于年老津枯、热病伤津及失血等所致的肠燥津枯便秘。常用的润下药药对主要由火麻仁、郁李仁等与其他药配伍组成。

（一）火麻仁

【药性分析】本品甘平，归脾、胃、大肠经。火麻仁甘平油润，有润燥滑肠之功，既能入脾胃滋其阴，又能走大肠润通结燥，故有润肠通便、滋养补虚之功。"凡老年血液枯燥，产后气血不顺，病后元气未复或禀弱不能运行"（《药品化义》）所致肠燥便秘者，均可应用。

【配伍规律】火麻仁配决明子、生首乌，潜阳通便，治老年高血压伴大便燥结者；配杏仁、枳实、大黄，泄热通便，治伤寒阳明病，老弱体虚之气秘、风秘；配栝楼仁、杏仁，润肠通便，治妊娠便秘；配人参、麦冬、地黄、阿胶，养血益气，可治脉结代者；配白芍、阿胶、龟板、鳖甲，滋阴养血，潜阳息风，治温热病热邪伤阴，阴虚动风者。

【常用药对】

（1）火麻仁配苏子　火麻仁甘平质润，善润燥滑肠，且有一定的滋养补虚作用，专治大肠虚秘；苏子辛温走太阴，质重性润，善下气降逆，利膈宽肠，兼可通便。二药配用，共奏养血润燥、顺气通便之功。适用于治疗老年阴血不足，或产后、病后虚弱之肠燥便秘者。

（2）火麻仁配大黄　火麻仁味甘性平，多脂润肠，散结通便；大黄味苦性寒，攻下导滞，荡涤积热。二药配用，一攻一润，共奏泻下通便之功。适用于治疗胃肠实热燥结，大便不通者。

（3）火麻仁配栝楼仁　火麻仁、栝楼仁同入胃与大肠经，均有润肠通便之功。然火麻仁兼入脾，有补益作用，对脾虚而不能为胃行其津液者用之最宜；栝楼仁兼入肺经，以治肺燥兼便秘者最宜。二药配用，脾肺、大肠同治，润肠通便之力增强。适用于治疗肠胃燥热，津液不足，大便干结,小便频数者。

(4)火麻仁配枳实 火麻仁质润多脂,润燥通便;枳实辛散苦降,气雄性猛,下气宽中,行气导滞。二药配用,润肠通便,行气导滞。适用于治疗 产后血水俱下,肠虚津液不足,大便秘涩不通,腹中胀闷者。

(5)火麻仁配杏仁 火麻仁甘平,质润多脂,滋脾润燥,生津通便;杏仁苦温润降,质润多脂,入肺、大肠经,上能降肺气,疏利开通而止咳平喘,下能降气润肠而通利大便。二药配用,脾肺同治,润肠通便作用增强。适用于治疗各种原因所致的津液不足,津枯肠燥,大便秘结,排出困难者。

(6)火麻仁配黄柏 火麻仁甘平质润,善润燥滑肠,祛风疗疮;黄柏味苦性寒,清热泻火,燥湿坚阴。二药配用,甘润苦泄,相辅相成,去湿热酒毒、消咽喉口疮。适用于治疗饮酒过度,酿湿生热,湿热酒毒上结于喉舌,致咽喉口舌肿烂生疮者。

(7)火麻仁配何首乌 火麻仁甘润性平,养血润燥通便,祛风止痒;何首乌苦泄甘润,润肠通便,长于解毒疗疮消痈。二药配用,甘润苦泄,相辅相成,共奏祛风解毒、润肠通便之功。适用于治疗阴血亏虚之肠燥便秘及麻风体虚及疥疮等症。

(8)火麻仁配决明子 火麻仁甘平质润,润燥通便,滋养补虚;决明子苦甘咸寒,入肝肾经,其性滋润,既可清泻肝火,又可滋补肝肾,且能润肠通便。二药配用,甘寒生津，相辅相成，共奏润肠通便、滋阴补虚之功。适用于治疗老年人肝肾阴虚之便秘者。

（二）郁李仁

【药性分析】本品味辛、苦、甘，性平，归脾、大肠、小肠经。郁李仁甘平质润苦降，既能润肠通便，又能下气利尿，润肠通便作用类似火麻仁而较强，且润中兼行大肠之气滞，可通大小肠之秘结。故可用治气滞肠燥，大便不通，及水肿胀满，小便不利等症。"然下后令人津液亏损，燥结愈甚，仍治标救急之药"，故实证宜之，虚证慎用。

【配伍规律】郁李仁配当归，相须为用，可治血虚肠燥，大便艰涩之证；郁李仁配火麻仁，润肠通便，可治大肠气滞，肠燥便秘；郁李仁配杏仁、柏子仁、蜂蜜，养阴润燥滑肠，可治气滞津枯肠燥便秘；郁李仁配甘遂、大黄、牵牛子，峻下逐水，通利二便，可治癃闭便秘，二便不通的阳实水肿；郁李仁配桑白皮、赤小豆，利水消肿，可治水肿胀满及脚气浮肿。

【常用药对】

（1）郁李仁配火麻仁　郁李仁体润滑降，下气利水，行气通便，滑肠泻下，入气分，善导人肠气滞便结，燥涩不通；火麻仁滑利下行，走而不守，甘平益血，入血分，功专润燥滑肠，通便泻下。二药配用，气血双调，相辅相助，通便泻下。适用于治疗热性病后、产后、老年人体虚等，由于津液不足，津枯肠燥，大便秘结，排出困难等症。

（2）郁李仁配柏子仁　郁李仁辛散苦降，性平质润，能润肠通便，且润中兼行大肠气滞；柏子仁甘平，质润多脂，为平补润燥之品，有润肠燥而通便之功。二药配伍，相须为用，有养阴润燥滑肠之功。适用于治疗气滞津枯肠燥便秘者。

（3）郁李仁配牵牛子　郁李仁辛散苦降，性平质润，能润肠通便，且润中兼行大肠气滞，辛开苦泄，甘淡利水，又能下气利水消肿；牵牛子苦寒峻下入大肠经，泄水通便。二药配用，共奏通利二便之功。适用于治疗癃闭便秘，二便不通的阳实水肿。

（4）郁李仁配桑白皮　郁李仁辛开苦泻，甘淡利水，能下气利水消肿；桑白皮甘寒，既能泻肺中水气以止咳，又能清降肺气，通调水道而利水消肿。二药配用，利水消肿作用倍增。适用于治疗水肿胀满及脚气浮肿者。

三、峻下逐水药药对

峻下逐水药药对，多为苦寒有毒，泻下作用峻猛的药物与其他药（行气药、利水药、化痰药等）配伍组成的药对。主要适用于水肿、鼓胀、胸胁停饮等正气未衰之证。常用的峻下逐水药药对主要由甘遂、芫花、京大戟、商陆、牵牛子、巴豆、千金子等与其他药配伍组成。

（一）甘遂

【药性分析】本品味苦，性寒，有毒，归肺、肾、大肠经。甘遂苦能泄降，寒能除热，功能通利二便而为泄水除湿之峻药。又能逐痰涤饮，主要用治水湿壅盛所致水肿胀满，二便不通，形气俱实的阳实水肿，以及痰饮积聚，胸满气喘及癫痫痰涎壅盛者。《本草衍义》称本品"专于行水，攻决为用"。《本草经疏》谓："甘遂，其味苦，其气寒而有毒，善逐水。其主大腹者，即世所谓水蛊也。又主疝瘕腹满、面目浮肿及留饮，利水道谷道，下五水，散膀胱留热，皮中痞气肿满者，谓诸病皆从湿水所生，水去饮消湿除，是拔其本也。"《本草崇原》谓："水道利则水气散，谷道利则宿积除，甘遂行水气则通宿积，故利水谷道。"外用还可消肿散结。但本品峻烈有毒，要控制剂量，中病即止，不可过服，以防中毒。

【配伍规律】甘遂配芫花、大戟，通利二便，泻下逐水，以苦寒下泄为用，三药结合，协同增强，具有峻下逐水之功，适用于水肿胀满、大便秘结、形气俱实之阳实水肿及痰饮停蓄之证。三药同为峻下之品，又都具毒性，故配伍应用，需注意用量及固护正气，中病即止。甘遂配牵牛子，相须为用，尤增其攻逐水湿之力，适用于水肿腹满、便秘等形盛气实者；甘遂配半夏，有攻饮除痰之功，适用于饮留不去，心下坚满，脉伏有力之证。

【常用药对】

（1）甘遂配牵牛子　甘遂苦寒，功善泄水逐饮，消肿散结；牵牛子苦寒，泄水通便，消痰涤饮，杀虫攻积。二药配伍，相须为用，共奏通便利尿、逐水消饮之功。适用于治疗大腹鼓胀，胸胁停饮，正气未衰者。

193

（2）甘遂配大戟　甘遂、大戟二药均味苦性寒，均能泄水逐饮，通利二便。然甘遂苦寒峻下逐水，善行经隧脉络之水湿；大戟苦寒泄水，善下脏腑之水邪。二药配用，协同增强，具有峻下逐水之功。适用于治疗水肿胀满、大便秘结、形气俱实之阳实水肿及痰饮停蓄之证。

（3）甘遂配半夏　甘遂苦寒降逆，破气行水，善行肠间经隧之饮，对肠间留饮胶结者尤为专长，为泻有形水饮之专药；半夏辛散温燥，散结除痰，降逆化饮，和畅气机，为燥无形之痰湿之上品。二药配用，相辅相成，攻饮除痰。适用于治疗饮留不去，心下坚满，脉伏有力之证。

（4）甘遂配朴硝　甘遂苦寒，泄水逐饮；朴硝咸寒，软坚通便。二药配用，逐水通便之力增强。适用于治疗湿热蕴结，水湿壅聚而致的水肿鼓胀，腹大坚满，烦热口苦，二便不通之证。

（5）甘遂配木香　甘遂苦寒泄热，破气行水，化痰开结；木香辛温，行气温中，调气和胃。二药配用，寒温相制，痰热可下，大便可通。适用于治疗痰实热结便秘者。

（6）甘遂配大黄　甘遂苦寒，泄水逐饮以利痰，为利痰逐饮第一药；大黄苦寒，攻积导滞，活血化瘀，清热泻火，为斩关夺门之品。二药配用，相须相助，泻热逐饮，逐瘀泄水。适用于治疗热邪与水饮结聚，心下至少腹硬满而痛者以及胞中血与水、瘀互结证。

（7）甘遂配甘草　甘遂苦寒有毒，峻利二便；甘草味甘性平，能解百药之毒，调和诸药。二药配用，甘遂得甘草能缓制其毒性，健脾助其行水，峻下逐水，通利二便，使水饮之邪从二便排出。适用于治疗水饮内停或小便癃闭之证。

（8）甘遂配白芷　甘遂苦寒峻下，荡涤胃肠之热毒；白芷辛香升散，发散肌表之热邪。二药配用，表里双解，泄水洗肠，导热下出。适用于治疗感受时邪疫毒，内陷阳明胃肠，表里皆热，蒙蔽心窍所致的烦热如火，狂言妄语者。

（二）芫花

【药性分析】本品味辛、苦，性温，有毒，入肺、肾、大肠经。《本经》虽称芫花辛温，然所主诸病，均以湿热痰水为患，皆以实证立论，故实为寒泄之品，也是泄水逐痰之峻药，用治水肿胀满、二便不通、痰饮喘咳、痛引胸胁、形气俱实者，故非元气壮实者不可轻用。与甘遂、大戟三药均为苦寒下泄，通利二便，泄水逐痰之峻药。同可用治水肿胀满、痰饮积聚、形气俱实者，然药力以甘遂最甚，大戟次之，芫花较缓，所谓"甘遂泄经隧之水湿，大戟泄脏腑之水湿，芫花泄窠囊之水饮"，是言其作用有强弱不同而已。三药均峻烈有毒，然毒性芫花最烈，甘遂、大戟则稍缓。攻毒消肿三药之中，又以大戟为胜。此外兼有杀虫疗癣，攻毒消肿之功。

【配伍规律】芫花配甘遂，泄水逐饮涤痰，可治水肿胀满，二便不通的阳实水肿；配大戟同样是加强泄水除湿，逐痰涤饮之功，临床常与甘遂、大戟同用，直达病处，取效迅捷；芫花配椒目，清热逐水，可治水湿内盛，湿热郁蒸，胆汁外泄，小便不利，身目发黄之症，如《肘后方》以之治酒疸尿黄；芫花配枳壳，行气逐水，可治水气互结之水肿腹胀之证，用之为宜，如《普济方》枳壳丸即以二味治疗蛊胀。

【常用药对】

（1）芫花配甘遂　芫花苦辛性温，善泻胸腹停饮；甘遂味苦性寒，善行经隧之水湿。二药配伍，相须为用，泻下逐饮之功倍增。适用于水饮停留胸胁之悬饮，停留腹部之鼓胀、水肿腹满等症。

（2）芫花配椒目　芫花味苦辛性温，泄水逐饮；椒目味苦性寒，利水消肿。二药配用，寒温互制，辛散苦降，共奏清热逐水之功。适用于治疗水湿内盛，湿热郁蒸，胆汁外泄，小便不利，身目发黄之症。

（3）芫花配枳壳　芫花苦辛性温，泻逐水饮，势峻力猛；枳壳苦辛微寒，气味峻烈，破气除痞，有"冲墙倒壁"之力，为治脾胃气滞和食滞证的要药，且能辛香醒脾化湿，开通胸脘之气机。二药配用，各展其长，相须相助，共奏行气逐水之功。适用于水气互结之水肿腹胀之证。

（4）芫花配大戟　芫花、大戟二药皆苦辛有毒，均能泄水逐饮。然芫花性温，偏泻湿热痰水，有祛痰止咳之功；大戟性寒，偏泻脏腑之水湿，且消肿散结。二药配用，寒温互制，泄水除湿，逐痰涤饮。适用于治疗水气肿胀，小便不利之症。

（三）大戟

【药性分析】本品味苦，性寒，有毒，归肺、肾、大肠经。大戟味苦性寒下泄，通利二便，而为泄水逐痰之峻药，功同甘遂而药力稍逊，适用于水肿喘满、痰饮积聚等症。《本草纲目》谓："大戟能泄脏腑之水湿，甘遂能利经隧之水湿，白芥子能散皮里膜外之痰气，唯善用者能收奇攻也。"并可攻毒消肿，所以又治痈肿疮毒。但峻烈有毒，能损真气，非元气充实者，不宜轻用。

【配伍规律】大戟配木香，一寒一温，行水消肿，可治水气互结之水肿腹胀者；大戟配炮姜，一寒一热，一走一守，温中行水，又无伤中，可治水气肿胀、小便不利之症；大戟配白芥子，逐痰涤饮，可治痰饮积聚，胸膈胀满，胁肋隐痛；大戟配慈姑、雄黄，攻毒消肿，可治热毒壅滞所致的痈肿疮毒及痰火凝聚的瘰疬痰核。

【常用药对】

（1）大戟配木香 大戟苦寒下泄，通利二便，泄水逐饮；木香辛温香燥，善行三焦气滞，为行气止痛要药。二药配用，一寒一温，木香之温兼具健脾，可防大戟苦寒伤脾；木香之燥，可促大戟泄水逐饮，共奏行气消肿之功。适用于治疗水气互结之水肿腹胀者。

（2）大戟配炮姜 大戟味苦性寒下泄，通利二便，为泄水逐痰之峻药，走而不守；炮姜苦涩性温，善温脾胃，涩大肠，专于温中祛寒，守而不走。二药配用，一寒一热，一走一守，温中行水，又无伤中焦之虞。适用于治疗水气肿胀、小便不利之症。

（3）大戟配白芥子　大戟味苦性寒下泄，泄水逐饮，善"泄脏腑之水湿"；白芥子辛温气锐，性善走散，利气散结，能"散皮里膜外之痰气"。二药配用，各展其能，相辅相成，共奏逐痰涤饮之功。适用于治疗痰饮积聚，胸膈胀满，胁肋隐痛之症。

（4）大戟配雄黄　大戟苦辛性寒有毒，能攻毒消肿散结；雄黄辛温有毒，能以毒攻毒，有良好的解毒疗疮之功，且能燥湿祛风，杀皮肤疮癣之虫，为外科要药。二药配用，一寒一温，攻毒消肿，共聚其成。适用于治疗热毒壅滞的痈肿疮毒及痰火凝聚的瘰疬痰核。

（四）商陆

【药性分析】本品味苦，性寒，有毒；归肺、肾、大肠经。商陆苦寒，沉降下行，通利二便，使水湿从二便下泄，适用于水肿胀满，大便秘结、小便不利等水肿实证。功与甘遂、大戟相近，而药力稍逊，用治水肿胀满，疗效颇速。正如《本草纲目》所云："其性下行，专于行水，与大戟、甘遂性而同功。"《日华子本草》亦云："通大小肠，泻蛊毒，堕胎。"本品外用能消肿散结，可用治痈肿疮毒。如《本经》谓："主水胀，疝瘕，痹，熨除痈肿。"但商陆为峻下之品，非气结水壅，急胀不通者，不可轻用。

【配伍规律】商陆配槟榔，行气利水，可治水肿胀满，小便不利的实证；商陆配赤小豆、陈皮，行气健脾利水，可治通身水肿胀满、喘急、小便不利；商陆配苦参，清热消肿，可治跌打损伤肿痛；商陆配甘遂，消肿解毒散结，可治痈肿疮毒。

【常用药对】

（1）商陆配槟榔　商陆味苦性寒，沉降下行，有泻下利水之功；槟榔辛苦降行，既可行气消积，又可行气利水。二药配用，相辅相成，共奏行气利水之功。适用于治疗水肿胀满，小便不利之实证。

（2）商陆配赤小豆　商陆苦寒，沉降下行，通大小肠，解蛊毒而有利水消肿之功；赤小豆味甘性平，有除热毒，散恶血，消胀满，利小便之功。二药配用，解毒散结，利水消肿之功尤甚。适用于治疗气结水壅之鼓胀者。

（3）商陆配苦参　商陆味苦性寒，外用能消肿散结；苦参味苦性寒，祛风泻火，燥湿祛虫。二药配伍，相须为用，共奏清热消肿之功。适用于治疗跌打损伤之肿痛者。

（4）商陆配甘遂　商陆味苦性寒有毒，外用能消肿散结；甘遂味苦性寒有毒，外用可消肿散结。二药配伍，相须为用，以毒攻毒，消肿散结之功倍增。适用于治疗痈肿疮毒之症。

（五）牵牛子

【药性分析】本品味苦，性寒，有毒，归肺、肾、大肠经。牵牛子苦寒峻下，能通利二便，下气行水，消痰涤饮。《本草纲目》云："牵牛能走气分，通三焦，气顺则痰逐饮消，上下通快矣。"虽毒性不及甘遂、大戟、芫花，但仍为峻下之品。且可杀虫消积，还可用治虫积腹痛。牵牛子有黑白二种，古有色白者，偏治上焦痰饮，壅滞气逆；黑者偏治下焦郁遏，二便不利之说。然根据临床实践，二者功效基本相同，目前已不再分用，凡用牵牛子，少则动大便，多则利水，凡水肿、痰饮，非形气俱实者，不可轻用。

【配伍规律】牵牛子配沉香、官桂，温阳化气利水，可治脾肾阳虚的水肿腹胀；牵牛子配通草、车前子，利水消肿之力增强，可治水湿停蓄之水肿，二便不利者；牵牛子配小茴香，温阳利水，可治肾阳虚泛之水肿；加姜汁为禹功散，取其辛温发散祛痰之功，可治水饮诸疾；牵牛子配葶苈子，泻肺逐饮，可治水饮潴留之痰涎壅滞，气逆咳喘，遍身浮肿者。

【常用药对】

（1）牵牛子配沉香　牵牛子苦寒峻下，通利二便，下气行水，消痰涤饮；沉香辛香气厚，行气力强，性温通阳散寒，质重苦泄，既能温散脾胃之寒而温中止呕，又能温肾散寒，降逆纳气。二药配用，辛散苦泄，共奏温阳化气利水之功。适用于治疗脾肾阳虚的水肿腹胀、水气泛溢的四肢肿胀较重者。

（2）牵牛子配车前子　牵牛子味苦性寒，通利二便，下气行水，为治水肿的峻下药；车前子甘寒体滑，性专降泄，功善利水道而导湿浊下行，为治水肿的常用药。二药配伍，相须为用，利水消肿之功倍加。适用于治疗水湿停蓄之水肿，二便不利者。

（3）牵牛子配小茴香　牵牛子苦寒降泄，通利二便，下气行水，为治水肿的峻下药；小茴香辛温芳香，辛散温通，补肾阳而散寒，为温中快气之品。二药配用，一寒一温，互制其偏，共奏温阳利水之功。适用于治疗肾阳虚泛之水肿者。

（4）牵牛子配葶苈子　牵牛子寒清苦燥，泄湿热壅遏而消痰涤饮，下气行水；葶苈子苦降辛散，泻肺气而行水，有利水消肿之功。二药配用，一治肺气壅塞，气化失司之水；一治水道不通，闭阻之水。上下同治，利水消肿迅速。适用于治疗水饮潴留之痰涎壅滞，气逆咳喘，遍身浮肿，胸腹积水，二便不利者。

（六）巴豆

【药性分析】本品味辛，性大热，有大毒，主要归胃、大肠、肺经。巴豆辛能行散，大热去寒。生用，峻下寒积，开通闭塞，有斩关夺门之功，《本经》云："破癥瘕积聚，坚积，留饮痰癖，大腹水胀，荡涤五脏六腑，开通闭塞，利水谷道，去恶肉。"《本草通玄》亦云："巴豆禀阳刚雄猛之性，有斩关夺门之功，气血未衰，积邪坚固者，诚有神功。"此外《汤液本草》载："巴豆，若急治为水谷道路之剂，去皮心膜油生用；若缓治为消坚磨积之剂，炒去烟令紫黑，研用，可以通肠，可以止泄，世所不知也。"故既可荡涤肠胃，沉寒痼冷，宿食积滞，又可攻痰逐湿，利水退肿。通便利水，药力刚猛，有斩关夺门之功。故可用治肠胃寒积、脘腹冷痛、大便秘结以及痰饮腹水、胀满不通等症。本品熟用，或压油取霜名巴豆霜，则药力较缓，可温通去积，推陈致新，常可用于小儿乳食积滞。外用可疗疮毒，蚀腐肉，治恶疮疥癣。但药性剧烈，内服最易劫液伤阴，故非气壮力强之人不可轻用。

【配伍规律】巴豆配大黄、干姜，峻下冷积，可治寒积便秘；巴豆配绛矾、神曲，峻下逐水退肿，可治晚期血吸虫病肝硬化腹水；巴豆配贝母、桔梗，祛痰利咽，可治寒实结胸；巴豆配胆星、神曲，祛痰消积，可治小儿痰壅，乳食停积，甚则惊悸；巴豆配黄柏、蛤粉，可治一切积滞；巴豆配胡桃仁、大风子、水银，捣如泥膏状，外擦，治疥疮；巴豆配乳香、没药、木鳖子，外用贴患处，可治疮疡脓熟未溃者；巴豆配牛黄、朱砂，可治痰迷心窍，癫痫如狂；巴豆霜配桔梗，可治寒实结胸痞痛，大便不通诸症；巴豆霜配雄黄为末，置乳突处外贴膏药，可治疟疾。

【常用药对】

（1）巴豆配干姜　巴豆味辛性大热，辛能行散，大热去寒，有峻下寒积，开通闭塞，斩关夺门之功；干姜辛热躁烈，入里而主守，功专温里而祛寒，长于温胃散寒，健运脾阳。二药配用，巴豆得干姜之功，峻下寒积之功更强。适用于治疗脾肾阳虚之寒积便秘者。

（2）巴豆配神曲　巴豆味辛大热，入胃经，既可荡涤肠胃，沉寒痼冷，宿食积滞，又可攻痰逐湿，利水退肿；神曲甘辛性温，入胃经，能消食和胃，行气散滞。二药配用，相须为用，共奏消食攻积之功。适用于肠胃寒积、脘腹冷痛、大便秘结者。

（3）巴豆配贝母　巴豆味辛大热，《本经》云巴豆有："破癥瘕积聚，坚积，留饮痰癖"之功；贝母苦甘微寒，《本草汇言》云："贝母，开郁、下气、化痰之药也。"能治郁痰、虚痰、热痰。二药配用，相辅相成，共奏破气祛痰之功。适用于寒实结胸证。

（4）巴豆配胆南星　巴豆味辛大热，入胃经，既可荡涤肠胃，沉寒痼冷，宿食积滞，又可攻痰逐湿；胆南星味苦性凉，清热化痰，息风定惊。二药配用，辛开苦泄，共奏祛痰消积、息风定惊之功。适用于治疗小儿痰壅，乳食停积，甚则惊悸者。

（5）巴豆配黄柏　巴豆味辛性大热，辛能行散，大热去寒，有消坚磨积，推陈致新之功；黄柏苦寒沉降，清热燥湿，长于泻相火，清下焦湿热，又有退热除蒸之功。二药配伍，一寒一热，相制为用，共奏清热燥湿、泻下消积之功。适用于治疗一切积滞证。

（6）巴豆配大风子　巴豆味辛性大热、有大毒，外用可疗疮毒，蚀腐肉，治恶疮疥癣；大风子辛苦性热、有毒，辛能祛风，苦能燥湿，外用可攻毒杀虫。二药相须外用，共奏祛风攻毒杀虫之功。适用于治疗疥疮的皮肤瘙痒等症。

（7）巴豆配乳香　巴豆味辛性大热，辛能行散，大热去寒，有消坚磨积，推陈致新之功；乳香辛苦温通，香烈走窜，能消瘀血，通滞气，为活血止痛之要药。二药外用贴患处，有消坚磨积，活血止痛之功。适用于治疗疮疡脓熟未溃者。

（8）巴豆配牛黄　巴豆味辛大热，既可荡涤肠胃，沉寒痼冷，宿食积滞，又可攻痰逐湿，利水退肿，有斩关夺门之功；牛黄味苦性凉，清心利窍，豁痰安神，解毒止痉。二药配伍，辛开苦泄，相制为用，共奏化痰利窍、安神定惊之功。适用于治疗痰迷心窍，癫痫痴狂等症。

（9）巴豆霜配桔梗　巴豆霜药力较缓，可温通去积，推陈致新；桔梗苦辛性平，能开泄肺气而利胸膈咽喉，有较好的祛痰作用，为治肺经之要药。二药配用，温通苦泄，共奏宣肺化痰、温通寒积之功。适用于治疗寒实结胸痞痛，大便不通诸症。

（10）巴豆霜配雄黄　巴豆霜药力较缓，可温通去积，推陈致新；雄黄辛温有毒，能以毒攻毒，有良好的解毒疗疮之功，且能燥湿祛风，杀皮肤疮癣之虫，为外科要药。二药为末外贴，攻毒杀虫，祛风止痛。适用于治疗疮疡红肿者。

（七）千金子

【药性分析】本品味辛，性温，有毒，归肝、肾、大肠经，能利大小肠，泻下利尿而逐水退肿，下瘀血，攻积聚而破血通经。故可用治二便不利水肿实证，以及妇女瘀血经闭，癥瘕痞块，并能攻毒杀虫，还可用治恶疮肿毒，毒蛇咬伤。唯药性有毒，为攻伐之品，且毒性较巴豆为小，但也只能少用、暂用，中病即止，不可过服、久服，以防中毒。

【配伍规律】千金子配大黄，泻下逐水，可治二便不利的水肿实证；千金子配防己、槟榔、桑白皮，行气逐水消肿，可治阳实水肿；千金子配当归、红花破瘀通经，可治瘀滞经闭；千金子配重楼，可治蛇咬肿毒，闷绝欲死；千金子配轻粉、青黛，可治癥块；千金子配汉防己、赤茯苓、海金砂、人参、槟榔、木香、苦葶苈，可治通身虚肿，喘闷不快；千金子配红芽大戟、山慈姑、麝香，能攻毒疗疮，外用可治恶疮肿毒，内服可治瘟疫、喉痹、心胃气痛、呕吐泄泻等多种疾病。

【常用药对】

（1）千金子配大黄　千金子味辛性温能利大小肠，泻下利尿而逐水退肿，下瘀血，攻积聚而破血通经；大黄苦寒沉降，力猛善行，破积行瘀，泻热通便。二药配用，辛开苦泄，共奏泻下逐水、攻积通便之功。适用于治疗二便不利的水肿实证。

（2）千金子配槟榔　千金子味辛性温能利大小肠，泻下利尿而逐水退肿；槟榔苦辛性温，既可行肠胃之气而消积导滞，又可行水气结滞而利水消肿。二药配伍，相须为用，行气逐水消肿之功倍增。适用于治疗水肿、脚气肿痛之症。

（3）千金子配重楼　千金子味辛性温有毒，能下瘀血，攻积聚而破血通经，并能攻毒杀虫；重楼味苦性微寒有小毒，有清热解毒、消肿止痛之功。二药配用，以毒攻毒，消肿止痛。适用于治疗蛇咬肿毒，闷绝欲死者。

（4）千金子配轻粉　千金子味辛性温有毒，能下瘀血，攻积聚而破血通经，并能攻毒杀虫；轻粉味辛性寒有大毒，其性燥烈，外用有攻毒杀虫、燥湿敛疮之功，为外科治疗疮癣、恶疮、梅毒之要药。二药外用，以毒攻毒，破血通经，燥湿敛疮。适用于治疗湿疮、黄水疮、脓窠疮等浸淫糜烂者。

（5）千金子配汉防己　千金子味辛性温能利大小肠，泻下利尿而逐水退肿；汉防己苦寒降泄，性善下行，有利水除湿消肿之功。二药配伍，一温一寒，互制其偏，共奏利水消肿之功。适用于治疗水肿，小便不利等症。

（6）千金子配山慈姑　千金子味辛性温有毒，能下瘀血，攻积聚而破血通经，并能攻毒杀虫；山慈姑甘寒，有小毒，功能清热解毒，消痈散结。二药研末外用，以毒攻毒，消痈散结。适用于治疗痈疽发背、恶疮、瘰疬、痰核以及癥瘕痞块等症。

四、攻补兼施药对

攻补兼施药对，是指由泻下药与其他药（补气药、补血药、补阴药、补阳药等）配伍组成的药对。主要适用于便秘、水肿、鼓胀、胸胁停饮等虚实夹杂之证。

【常用药对】

（1）大黄配附子　大黄苦寒泻下，治胃肠积滞，瘀浊内生；附子大辛大热，温阳散寒，通行阳气。二药配用，温清并施，补泻兼顾，温肾通便，通阳和腑，泄浊解毒。适用于治疗阳气虚弱、阴寒内盛、冷积停滞而致腹中冷痛拒按，便秘，小便数而清，手足厥冷，脉弦紧之症。

（2）大黄配肉桂　大黄苦寒通下，破积导滞，泻火凉血止血，行瘀通经；肉桂辛热温中，益火消阴，温补肾阳，引火归元，散寒止痛。二药配用，寒热相制，振脾阳、通大便。适用于治疗脏腑寒凝积滞之便秘，脘腹冷痛手足不温等症。

（3）大黄配人参　大黄以清泻为功，既能泻热通肠，又能凉血止血、破瘀行血；人参大补元气，益血生津，安神益智，为治虚劳内伤第一要药。二药配对，大黄泻下通便以攻其邪，人参益气生津以培其本，相反相成，攻补兼施，共奏益气活血、泄浊解毒之功。适用于里实热证而见气血虚弱，腹痛硬满，口渴，或素体亏虚而便秘不通，不宜强攻下者。

（4）大黄配阿胶　大黄苦寒，泻血分瘀热而止血；阿胶养血止血。二药配用，养血与祛瘀并用，凉血与泻热并施，血虚能补养而不滞，瘀热能清泻而不伤正，相辅相成，共奏养血泻热、祛瘀止血之功。适用于血虚有瘀热的各种出血证，如血淋、血尿、吐血、咯血、崩漏、月经过多、便血等。

（5）大黄配黄芪　大黄荡涤胃肠之积滞，凉血解毒，活血化瘀；黄芪补益脾肺之元气，益气升阳，托毒运毒。二药配用，攻补兼施，共奏振奋肾气、益气摄精、升清降浊之功。适用于尿毒症湿热内蕴，小便短少黄赤，甚或全无，全身浮肿，面色晦暗，纳差，恶心，或呕吐，口气秽臭，舌苔黄腻，脉细数或滑数等。

（6）大黄配当归　大黄善泻热毒，且能入血分而通经散瘀；当归既能养血补血，又能活血行血。二药配用，刚柔相济，通血导滞。适用于跌打损伤，瘀血内停，作热于脏，吐血、下血，出血不止及血瘀闭经，少腹疼痛，舌质瘀暗，脉涩者。

（7）大黄配生地黄　大黄苦寒沉降，力猛善走，入阳明能荡涤胃肠实热积滞，入厥阴能清泻血分实热而消瘀活血；生地黄甘寒微苦，长于滋阴清热，凉血生津，兼能止血。二药配用，攻补兼施，动静结合，清泻不伤正，养阴不腻滞，共奏清热凉血、养阴通便之功。适用于心胃火炽，气火升腾，挟血上逆之吐血、衄血以及热结便秘。

（8）千金子配当归　千金子味辛性温，能下瘀血，攻积聚而破血通经；当归性温而通，味甘而补，辛香而又善走散，补血之中又有调气活血之能，为妇科调经之佳品。二药配伍，相须为用，共奏补血活血、破瘀通经之功。适用于治疗月经不调的经闭，痛经，以及虚寒作痛，瘀血作痛等症。

（9）火麻仁配当归　火麻仁甘平质润，润燥通便，滋养补虚；当归辛甘温润，补血活血，润肠通便。二药配用，甘润温养，滋补血液，润肠通便。适用于治疗老人或妇女产后血虚肠燥便秘者。

（10）火麻仁配生地黄　火麻仁甘平，归脾、胃、大肠经，甘平油润，有润燥滑肠之功，既能入脾胃滋其阴，又能走大肠润通结燥，故有润肠通便、滋养补虚之功。生地黄甘寒微苦，入心、肝经，质润清凉，长于滋阴清热，又能凉血生津。二药配用，相辅相成，共奏养阴清热、润肠通便之功。适用于治疗温病伤阴，肠燥便秘等症。

（11）芦荟配熟地　芦荟苦寒清热，沉降下行，入肝经又能清泻肝经实火，又有泻下通便之功，对肝经实火尤宜；熟地甘温滋润，养血之力较强，为补血要药，对妇女无滞之月经不调等症尤宜。二药配用，攻补兼施，共奏清肝泻火、补血养阴之功。适用于肝经实热之月经不调症。

（12）郁李仁配当归　郁李仁辛开苦降，油润多脂，功擅润肠通便；当归味甘而温，养血而润燥。二药配用，攻补兼施，润燥通便作用增强，适用于治疗血虚肠燥，大便艰涩之症。

第六章　泻下法的名医病案

一、内科医案

（一）恶寒

松江诸仲文，盛夏畏寒，常御重行，饮食必令极热始下咽，微温即吐，他医投以胡椒煮伏雌之法，日啖鸡者三，病更剧。戴曰：脉数而大且不弱，刘守真云："火极似水"，此之谓也。椒发三阴之火，鸡能助痰，只益其病耳！乃以大承气汤下之，昼夜二十余度，顿减圹之半。后以黄连导痰汤加竹沥饮之，竟瘳。(《续名医类案》)

（二）发热

张××，男，48岁，农民。1967年11月2日诊：患者素体壮实，偶感时邪，寒热互作，旋即但热不寒。经当地卫生院肌注青、链霉素、口服土霉素等治疗1周罔效。恰值笔者所在医疗队派驻该村，遂应邀前往，见其赤膊赤足仰卧床上，面赤气粗，肌肤灼烫，午后体温40℃，喃喃自语，惊惕不安，手足濈然汗出，腹满痛拒按，大便秘结，5 日未解，小溲短赤，脉象沉实有力，舌绛苔焦黑。辨证为邪入阳明，燥实内结，治宜通腑泄热：生大黄 12 克（后下），芒硝 9 克（冲服），厚朴 12 克，枳实 12 克，山楂 15 克，槟榔 12 克，甘草 6 克，莱菔子 15 克，栝楼仁 15 克。服 1 剂，大便即下，解球粪数枚，色黑而硬，腹痛锐减，体温降至 38℃。服第 2 剂后，转球粪为条粪，潮热消失，病告痊愈。（《中医治法精粹》）

（三）肺痨

张某，男，28 岁，务农。肺痨四载，中西诸药屡服未效，家资告罄。转诊胡老时，形体尪羸，憔悴不堪，黄褐印斑满布面颊，咳嗽少痰，时夹血丝，稍劳则短气心悸，纳差喜饮，口鼻中常有热气外喷，肌肤甲错，手足心灼热，午后潮热蒸蒸，夜则少寐盗汗，便结溲黄，舌暗红瘦长，隐见紫斑，苔薄黄乏津，脉细数。示其所服之方皆滋阴润肺止咳止血之味。考络瘀日久，非虫类搜剔攻逐不为功，阴虚火炎无大剂清滋泄热必无效。然虚极羸瘦之体，不任汤剂之荡涤，遂拟大黄䗪虫丸稍事增损，制丸徐徐图治，冀收"缓中补虚"之效。大黄酒炒 30 克，黄芩 60 克，桃仁 40 克，杏仁 40 克，阿胶珠 60 克，生地 150 克，干漆 20 克，虻虫 20 克，水蛭 30 克，蛴螬 20 克，䗪虫 30 克，十大功劳叶 60 克，生甘草 40 克，共碾细末，炼蜜为丸。每服 10 克，日 2 次。两月后再诊时，所见患者黄褐印斑消退过半，面现华润，纳增热退，咳减血止，二便通畅，佳兆也。

继予原方再进一料，每服 6 克，日 2 次，以小量宜。翌年三诊时，已隔五月之久，患者面华神健，判若两人，肺痨之症一扫而尽。嘱其无须再服此丸，好生调摄，加强锻炼足矣。（《上海中医药杂志》）

（四）不寐

刘××，男。

主诉：1971 年患神经衰弱，头昏失眠，有时彻夜不能交睫，异常烦躁，屡欲自尽，下肢痿软，怯于行动，稍一合目，阳即勃起，每隔四五夜必梦遗一次。有时白天觉阳物刺痒而自遗。有时阴囊两旁皮肤瘙痒，一经搔抓，则情难自禁而遗。脉细微，但重按滑数。腹胀矢气，便溏艰涩，粪黑若酱并臭，小便短赤。尿道一觉刺痒即须排尿，排尿后复余沥不净。病人时虑虚脱，而医者亦不详查病情，皆以脉象细微，头昏失眠，梦遗脚软不能行走等症为虚象，投大剂温补。阅其所服之方药，石柱参用至 30 克，党参、黄芪各用之 60 克，其他补肾之药亦皆 12～15 克。治疗月余，病不稍减。后又住院月余，仍无疗效。后请余治。

辨证、治法：详审脉症，认为肠中湿热郁积，腐败毒邪滞阻，上蒙清窍所致，此乃肠管病变引起神经衰弱之症。法宜清肠解毒为主。

处方：黄芩 9 克，黄连 9 克，黄柏 9 克，淮山药 12 克，薏苡仁 12 克，莲子心 5 克，通朴丸 5 克（吞服）。

通补丸是我自备，系由 80% 大黄和 20% 厚朴、枳实、藿香组成。上方加减，但三黄和通补丸始终未降，共服五

十余剂，患者始得痊愈。(《中国现代名医医案精华》)

（五）健忘

张某，男，38岁。1978年春诊。2年前不慎由2米高之脚手架摔下，左枕部着地，自觉目眩脑鸣，旋即不省人事，血流满面，醒时呕恶频频，头痛不已。住院半月，伤口愈合，头痛未减，眩晕时作，诊为脑震荡后遗症，更医易地，中西皆诊，收效甚微，再诊胡老时，已两年又三个月矣。患者痛苦病容，目眶黯黑，面颊黄晦，两鬓竟以花白（两年前无此症状），形体瘦削，精力不支，头昏胀痛经年不减，以冬秋天尤剧，记忆力锐减，常持物寻物，见友忘名，纳差便结，口干不甚欲饮，舌暗紫少苔，脉弦细涩。头颅外伤，血瘀阻络，为此案头痛无可争议之因，且有症可征。治当活血搜剔以逐瘀通络，益气填精以聪脑记忆，寓攻于补，攻补兼施，俾邪去而正不伤也。斟酌再三，拟以大黄䗪虫丸化裁制丸缓服，酒制大黄30克，水蛭30克，赤芍60克，桃仁60克，杏仁30克，干漆20克，虻虫20克，䗪虫30克，白芷30克，熟地100克，紫河车60克，黄芪60克，甘草40克，研末蜜丸。每服8克，日3次。尽剂头痛大减，记忆力有增，因思是否与春夏季节证本轻缓有关，未卜秋冬如何，嘱其原方再配一料，改为每服6克，日两次，黄酒送服。缓缓攻逐调补，入秋视证之进退再议。第二料服完已深秋近冬，非但头昏未作，花白之双鬓也有乌转，憔悴面容，目眶之黯黑，已不复再现。体丰神健，病态全无。但记忆力仍不及病前，此瘀消络畅，精血复而

未充，攻逐削伐之品不宜再进，予人参养荣丸善后。(《上海中医药杂志》)

(六) 狂证

病案1

李叟者，山左人，年古稀。

主诉：夏遭热病，其子来，延诊之。询病情于家人。子谓：父初病，尝发身热，遍体多汗渐则谵语，昏昏若狂状，自昨朝已不识人矣。媪称：十日来，三更医，证转甚，乞为挽救。语未竟，泣涕已下。

诊查：入室，视叟偃蹇床笫，气粗面赤，口呢喃不辍，时而叫呼，四肢瘈疭，振掉不休。扪其腹，脐下坚实而拒按。身虽无大热，唯手掌足心灼人。胸腹多黏汗，其气腐臭刺鼻，更询以二便之情，则云：大便四五日不行；溲短深赤，色染衣，难涤去之。察其舌质紫黯，有黑斑，苔褐燥，见龟裂。脉象沉滑弦实。

辨证：依证辨之当为温邪化火，三焦尽焚。君令不行，则神志蒙愦；将失统帅，则瘈疭振掉，脏被火伤，血泣不行，则下凝于少腹之分。

治法：宜予清热息风，攻下破瘀为宜。乃仿桃核承气汤，益以羚、丹、栀、芩辈。

服药一剂，大便下，谵妄减。乞再诊，脐腹未尽缓，瘈疭不发，神清索食矣。唯沉疴乍愈，餐不可禁，三日后，再发热，其之更来邀诊。见叟脘腹膨亨，苔黄溺赤，烦闷懊恼，热自内发。拟以栀子豉汤，佐入大黄、麦芽、山楂

肉。服药两剂，胀消热却，神情豁然。规以糜粥素餐，平心静息。二月后，其子偕来致谢矣。（《中国现代名中医医案精华》）

病案 2

胡某，男，28 岁。

初诊：1972 年 2 月。

主诉：（家属代诉）因家庭事故，引起精神失常，狂乱不识人，终日叫骂、打人，力大无穷，其发作已有半月，大便数日一行，粪下如羊屎，尿少其气特别臊臭。

诊查：目赤直视，面色赤泛紫，舌苔黄褐色，厚腻干，口唇焦紫，脉滑数有力。

辨证：阳明燥实，狂证。

治法：泻下燥结，开窍醒神。

处方：枳实 15 克，甘草 6 克，石菖蒲 60 克，郁金 24 克，生大黄 15 克（用冷开水泡水冲服），芒硝 12 克（冲服）。3 剂，每剂分 3 次服完。

二诊：服药 1 剂后，无任何反应。服药 2 剂后，得泻七八次，臭秽异常，狂态得减，神志稍清。

处方：生大黄 9 克（泡水冲服如前），芒硝 12 克（冲服），枳实 15 克，甘草 6 克，石菖蒲 60 克，郁金 24 克。

三诊：大便每天三四次，较为溏薄；狂态得平，神志较前又更清楚，已能与家人谈话。尿转清。脉平和略有弦滑之象，舌苔黄腻较前转薄。改用下方：

处方：石菖蒲 30 克，郁金 12 克，炙远志 9 克，淡竹茹

12克，枳壳9克，陈皮6克，栝楼仁15克，连翘9克，焦山楂6克，5剂。

四诊：服上方药后神清气爽，对答如常人，夜寐安适，略有倦怠之感，饮食正常，解软便每日一次，处以上方，继进十剂。（《中国现代名中医医案精华》）

病案3　蓄血发狂

李某，年20。

主诉：尝患热病，其父延诊之。质病情于母。母曰：儿初病，苦身热，且寒栗，服药曾取汗，不得瘥，嗣转往来寒热，神志错乱，时有谵妄，如醉如痴。

诊查：近榻视之，病者兀坐床次，二目不转，神若木鸡，问之不答，近之则怵走。父母劝谕再三，始允临床诊视。抚其肌表，并无大热，但发蒸汗。捺其腹，脘胁膨满，少腹急结畏按。舌质紫绛，苔黄燥，脉沉实弦滑。询及二便之通闭。母答谓：四五日不大便；溺绝少，色重黄。

辨证：以为病初邪犯太阳，失治化热，内窜阳明，而少阳之证犹未罢；热甚化火，灼伤脏络，血淖泽而结于下焦。

治法：治非少阳、阳明并解，逐瘀泻实不为功。余作大柴胡加芒硝汤方，增入桃仁、丹皮、郁金之属。

仅服2剂，便通腹软，谵妄不发，脘畅胁舒。损其量，再投之，精明有神，问对有序矣。（《中国现代名中医医案精华》）

（七）厥证

病案 1　热厥

赵君，男，年不惑。

主诉：一年酷夏罹热病，族人来邀往诊之，及至，问夫人以终始。答：伊婴疾将十日，初寒热，体不适。邻医某投以表剂，弗效。嗣证转加，热盛汗多，烦渴索冷饮，便秘腹胀，谵妄不休；进则四肢冰冷，人事不觉矣。

诊查：临榻诊之，见其面色深赤，若敷油垢，鼻孔四周黯似烟熏，神昏息迫，鼾声大作，双睛圆瞪，直视不瞬，唇焦揭卷，牙关紧急，撬齿查其舌，缩卷如球状，塞于咽中；苔暗黑龟裂，满布芒刺。抚其肌表，热势狂，汗溅然出；四肢厥冷，冷逾肘膝，瘛瘲而振掉不止。胸腹之表，见赤疹十数颗，大若黍粒。扣其腹，硬满结实，深部磊砢应手。久扣之，则感热自内发。脉沉迟滑实。

辨证：余以为证属温邪炽于阳明，里实即甚，痞满燥坚；热极于里，阳郁不伸，热深厥亦深；火热上窜，干扰阳明，致昏愦瘛瘲。

治法：治必清下兼施，方可有济。用以重剂白虎与大承气之合方，益以犀角、栀、芩辈。煎取汁，命家人撬齿徐徐灌入之。

半日许，一剂竟，腹鸣后，大便通；所下之物状类凝胶，色黯如煤，其气奇臭，槌之不可开。

二诊：翌朝复诊，证不瘥，腹中燥屎尚未尽除。依前方增损之，更下浊物若干。

三诊：三日再诊，脘腹柔软，神志转清，身凉汗止，肢厥复常，脉沉弱和缓矣。唯大热之余，气津烁耗，烦闷体躁。继酌竹叶、石膏及吴氏增液之合方，着服四五剂。嘱惜神节食，将息如法。经旬往探，形神渐旺。月半后，驱车来舍，谢以"恩同再造"之语。(《中国现代名中医医案精华》)

病案2 痰厥

郑××，七十余岁，素嗜酒，并有慢性气管炎，咳嗽痰多，其中痰湿恒盛。时在初春某日，大吃酒肉饭后，即入床眠睡，翌日不起，至晚出现昏糊，询之瞠目不知答。因其不发热，不气急，第三天邀余诊，两手脉滑大有力，满口痰涎粘连，舌苔厚腻垢浊，呼之不应，问之不答，两目呆瞪直视，瞳孔反应正常，按压其胸腹，则患者蹙眉。大便不行，小便自遗，因作寒实结胸验治。用桔梗白散五分（即三物白散：桔梗、巴豆、贝母），嘱服三回，以温开水调和，缓缓灌服。二次药后，呕吐黏腻胶痰，旋即发出长叹息呻吟声。三次药后，腹中鸣响，得泻下两次，患者始觉胸痛、发热、口渴，欲索饮，继以小陷胸汤两剂而除。(《江苏中医》)

（八）紫癜病

童××，女，36岁，1975年8月2日初诊。患者皮肤经常出现紫癜，伴有齿衄，头晕乏力约5年，血小板计数在6.2万~8.8万/立方毫米之间，经中西药多次治疗，效果不佳。近三月，病情加重，月经不规则，量多，色暗，精神萎靡，失眠多梦，腹胀，食欲不振。余诊见，形体消瘦，面色灰暗不泽，两目黯黑，唇色暗红，皮肤紫癜青晦，齿龈色黑微肿，触之渗血，舌暗青紫，舌苔薄白微干，脉沉细而涩，血小板计数 6.8 万/立方毫米，超声波检查：肝肋下 4 厘米，脾肋下 1 厘米，证属瘀血内阻，络脉不畅，新血不生，治宜祛瘀生新，缓中补虚。

处方：大黄（先煎）10 克，䗪虫 8 克，黄芩 10 克，白芍 10 克，赤芍 10 克，桃仁 10 克，干地黄 10 克，杏仁 10 克，甘草 10 克，水蛭 2 克（焙研冲服），鸡血藤 30 克，鳖甲 10 克，三七 3 克（研粉冲服）。每日 1 剂。

连服 10 剂，头晕、食欲、精神有所好转，上方继服 35 剂，精神、食欲接近正常，仍用上方加当归 10 克，阿胶 10 克，又服一月，诸症消失，血小板计数 12.4 万/立方毫米，再用上方 10 剂量研细末蜜丸，每日 10 克，日 2 服，以资巩固。随访一年，血小板计数在 11.2 万～17.6 万/立方毫米之间，未再出现出血症状。

按：紫癜、齿衄、月经过多，头晕乏力等症状，似应补涩。然本案尚有面色灰暗不泽，两目黯黑，唇色暗红，舌暗青紫，脉沉细而涩，肝脾肿大等瘀血内阻的症状，又鉴于病久入络，故用大黄䗪虫丸方出入养血活血，鳖甲软坚消癥，三七活血止血，共奏祛瘀生新、缓中补虚之功。

（九）胃脘痛

病案 1

何××，男，68 岁。

初诊：1991 年 6 月 12 日

主诉：胃病将近 10 年，时发时止，发作无规律，医院多次检查，均诊为慢性胃炎。2 天前因脘痛、腹胀较剧，赴××医院急诊，服药片（药名不详）疼痛缓解，约半小时左右又痛剧。

诊查：脘部疼痛胀满，按之益甚，发病前数日未暴饮暴食，大便 3 天未行，腹胀，小便黄赤短少，口渴欲凉饮，舌苔黄厚干燥，舌质红，脉数有力。

辨证：胃热亢盛，腑气不通。

治法：清泄胃热，通腑降气。

处方：生石膏 30 克（先煎），知母 12 克，生甘草 5 克，生大黄 8 克（后下），川厚朴 4 克，炒枳壳 6 克，白芍 12 克，玄参 12 克，2 剂。

二诊：1991 年 6 月 14 日。药后大便 5 次，有时解而不畅，腹胀消失，脘部痛胀明显减轻，仍拒按，口干渴，仍喜凉饮；苔薄黄而干，脉数有力。胃热未除，腑气失调。仍宗前法，小其制。

处方：生石膏 16 克，知母 12 克，生甘草 5 克，制大黄 8 克，炒枳壳 6 克，全栝楼 12 克，淡黄芩 10 克，白芍药 12 克，玄参 12 克，3 剂。

三诊：1991 年 6 月 17 日。大便通调，每日一行，脘部偶有隐痛，未感胀满，食稀粥胃中有不适感，口干，苔薄黄根部略腻，脉数。胃热渐清，胃气失和，胃阴未复。再拟和胃泄热，生津养液。

处方：法半夏 10 克，川黄连 3 克，全栝楼 12 克，白芍药 10 克，生甘草 4 克，南北沙参各 12 克，川石斛 12 克，玉竹 12 克，炒竹茹 12 克，7 剂。

循此调理 2 周，恢复如常人。

按： 本例患者脘部胀痛且大便不通，有似食积内停或胰腺炎，而病史和血、尿检查，则予以否定。病人虽无高热，但从见症分析，证属阳明实热且腑气壅滞较甚，故予白虎汤合小承气汤，一以清胃热，一以通腑实，并伍用芍药甘草汤，以缓急止痛，且以制枳、朴之燥。本例脘痛，胃热是其因，腑实乃其兼证，故腑气通降以后而胃热未清，胃阴未复，用苦泄合甘寒、酸甘之剂，以泄热和胃养阴为治，用小陷胸汤合益胃汤、芍药甘草汤加减，即为此而设。

（《中国现代名中医医案精华》）

病案 2

张××，男，58 岁。胃脘痛反复发作 12 年。半个月前受寒复发，痛势剧烈，发作频繁，冷汗淋漓，饥时痛甚，夜半可痛醒，口苦泛酸，嗳气，腹胀，大便秘结，时伴黑便，舌黯红，苔黄腻。服西咪替丁、普鲁本辛数天，罔效。胃镜检查示十二指肠球部溃疡活动期，潜血试验强阳性。证属瘀阻胃络，浊邪中踞。治以化瘀通络，涤浊畅腑。

处方：炙刺猬皮、炒九香虫、延胡索各 6 克，炒五灵脂、川楝子、大腹皮、枳壳各 10 克，制乳香、制没药、吴茱萸各 1.5 克，黄连、酒大黄（后下）各 3 克。

二诊：服 4 剂后，痛势大减。守方续进 7 剂，痛平便调，诸症若失。后续以理气活血，和胃通降为大法调治月余，病情平稳。半年后病人因他疾就诊，谓胃痛迄今未作。

按：本案胃脘痛10余年，肝胃不和，寒热错杂，气滞血瘀，久病入络，络脉损伤，病情复杂。董氏谨守病机，于纷纭处见真谛。辨证属瘀阻胃络，浊邪中踞。治以化瘀通络，涤浊畅腑。治疗上认为刺猬皮味苦性平，入胃与大肠经，有祛瘀止痛、疏理气滞、活血止血之功，是治疗胃痛的良药。其与九香虫为伍，再配五灵脂、川楝子、延胡索、制乳香、没药之品，以加强行气活血化瘀通络止痛作用。再用大腹皮、枳壳行气消胀；并少加黄连清热除湿泻火，少量黄连尚有健胃之功；吴茱萸配黄连，而非左金丸六一之比，取其辛开苦降，寒温并用，肝胃同治，以除口苦泛酸之证；更加酒大黄泻热化瘀、泻下通便，现代药理及临床研究认为大黄尚有止血之效。全方辨证精细，用药精当，故疗效卓著。(《新中医》)

（十）嘈杂

徐××，女，32岁，工人。

初诊：1975年2月4日。胃脘嘈杂泛酸，经常发作，近日尤为明显。右胁不舒，睡眠不安，心悸，胆怯，口苦，上述各症常在月经期发作。大便2～3天1次，舌苔薄腻，脉细。肝气郁结，横逆犯胃，上扰心神，以致夜不安寐。治拟疏肝理气，和胃安神。

柴胡9克，郁金9克，延胡索12克，制香附9克，栝楼皮9克，煅瓦楞30克，茺蔚子9克，合欢皮15克，5剂。

二诊：2 月 18 日。胃脘嘈杂泛酸未除，大便已润，每日 1 次，睡眠进步，口唇溃烂，烦躁，苔薄腻，脉细。肝失条达，久则气郁化火。再予前法掺入消化苦降之品。

柴胡 9 克，郁金 9 克，延胡索 9 克，栝楼皮 9 克，制川军 3 克，合欢皮 15 克，煅瓦楞 30 克，7 剂。

三诊：2 月 25 日。胃脘嘈杂消失，泛酸明显减轻，睡眠较好，大便正常，口唇溃烂已愈，口苦，苔、脉如前。气机已趋疏通，内热犹未清除。再守原意，以奏全功。

柴胡 9 克，郁金 9 克，延胡索 9 克，黄芩 9 克，白蒺藜 9 克，合欢皮 15 克，陈皮 9 克，煅瓦楞 30 克，6 剂。

按：患者肝失条达，气机阻滞，进而横向逆犯胃，以致肝胃郁热，故见胃脘嘈杂泛酸，右胁不舒，胆怯口苦，且症状常在月经期发作，气郁化火益甚，故二诊更见口唇溃烂，烦躁；气火扰乱心神，则睡眠不安，心悸；气火伤阴耗液，肠道失润，则大便 2~3 天 1 次。方以柴胡调经，合欢皮安神解郁，栝楼皮利气润燥通便。二诊中更加入制川军、黄芩以清热降火而除郁热。患者大便已润，大黄用量宜轻，免伤胃气。三诊时嘈杂消失，泛酸明显减轻，各症亦有好转。由于辨证处方，切合证情，故服药 10 余剂，即获良效。(《黄文东医案》)

（十一）痞满

姬×，男性，33 岁。

主诉：患慢性肝炎，经××医院治疗已一年余，仍有轻度黄疸不退，谷丙转氨酶高达 1570 单位，于 1971 年 6 月

15 日会诊。

诊查：切其脉左关浮弦，右脉滑大，望其舌中部有干黄苔。自诉胁微痛，心下痞满。

辨证：综合脉舌症候，是少阳阳明并病而阳证重。

治法：选用大柴胡汤，治少阳蕴热之黄疸与阳明痞结之胀满，要辅以涤热散结专开心下苦闷之小陷胸汤。

处方：柴胡 10 克，枳实 10 克，白芍 10 克，川军 6 克，清半夏 10 克，黄芩 10 克，生姜 12 克，大枣 4 枚（擘），糖栝楼 30 克，川黄连 3 克。7 剂。

二诊：6 月 22 日。弦滑脉见减；舌黄苔见退，残余黄疸消失；痞满稍舒，谷丙转氨酶降至 428 单位，药已对症，续进 10 剂，谷丙转氨酶正常，出院。（《中国现代名中医医案精华》）

（十二）腹痛

病案 1

赵××，男，27 岁。

初诊：1982 年 12 月 27 日。

主诉：西医诊断为粘连性肠梗阻。

诊查：平素嗜纳牛羊肉，经常便秘腹痛。脉弦，苔薄。

辨证、治法：（腹痛）此属手足阳明腑实也，治与承气汤。

处方：生军 10 克（后下），元明粉 10 克（冲）、川朴 10 克，木香 10 克，败酱草 15 克，红藤 16 克，皂角针 10 克，青、陈皮各 10 克，枳实 15 克，2 剂。

二诊：12月24日。药后便下黏腻，燥矢甚多，腹痛已瘥。脉弦苔薄腻，再予击鼓前进。

处方：当归10克，川朴10克，枳实10克，皂角针10克，败酱草15克，青、陈皮各10克，制半夏10克，生苡仁30克，木香10克，制川军10克（后下），5剂。病获痊愈。（《中国现代名中医医案精华》）

病案2

王×，女，年五十余。

诊查：气息急促，因剧烈腹痛而呻吟不止，痛不欲生。口唇干燥，舌苔干裂，脉象滑实，其脘腹饱满并可见跳动，以手触之，似一羊头向外顶撞。细查其腹，肠形可及，有如丘陵一般。半年来大便无规律，常见球状便，伴腹痛，午后低热。迄今已月余未正常排便。

辨证：此乃阳明腑实无疑。

治法：非峻剂不可下，乃立攻下实热，导滞散结法，以大承气汤合当归导滞汤化裁。

处方：大黄30克（后下），元明粉20克（分2次冲服），枳实15克，厚朴15克，芍药10克，当归10克，黄芩10克，黄连10克，吴茱萸10克，肉桂5克，木香5克，槟榔片10克。

水煎分2次服，嘱服药后若大便3次以上，则停药再诊。

再诊：隔日，病人昨日服药2次后，排出黑硬燥粪数10枚，腹痛立减。查其腹，跳动盛不甚明显，但仍坎坷碍手，知尚有燥粪未能排出。虑其年老体弱，阴津大亏，故取增水行舟法，前方大黄、芒硝减半量，合增液承气汤继服。

三诊：病人精神清爽，腹痛消失，口唇及舌苔转润，六脉平和。切其腹，跳动盛消失，腹痛胀硬亦除。(《中国现代名中医医案精华》)

（十三）下利

病案 1

一人病伤寒下利，神昏多困，谵语，不得眠。或见下利，便以谵语为阴虚证。许曰：此亦小承气汤证。众骇曰：下利而服小承气汤，仲景之法乎？许曰：此仲景之法也。仲景曰：下利而谵语者，有燥屎也，属小承气汤而得解。予尝读素问云：微者逆之，甚者从之。逆者正治，从者反治。从多从少，观其事也。帝曰：何谓反治，岐伯曰：塞因塞用，通因通用。王冰注云：大热内结，注泻不止，热宜寒疗，结热须除以寒，下之结散利止，则通因通用也，正合于此，又何疑焉。(《续名医类案》)

病案 2

杨××，男，50 岁，农民。1967 年 11 月 11 日诊：患者素体硕壮，本月初感受风寒，当时寒热兼作，未服任何药物，迅即恶寒自罢，证转壮热不解。迁徙 1 周，复见日晡潮热，然其食纳未衰，于 10 日中午食米饭 1 碗，鸽肉 6 块，至夜脘腹剧痛，手不可近，泻下青黑色污水，臭秽异常，已解 20 次，午后体温 39℃，神志迷糊，喃喃自语，唇焦口燥，频频干呕，大肉尽脱，皮瘪目陷，小溲涓滴不下，脉象沉滑，舌深绛苔焦黑起刺。经静脉滴注葡萄糖、氯霉素，肌注黄连素效果不显，举家惶惶，正备后事。辨证为阳明燥热，迫液旁流，治宜通腑导滞，酌佐甘缓和中，育阴泄热之品：生大黄6克（后下），枳实6克，厚朴6克，扁豆30克，山药30克，玄明粉6克（冲服），黄连6克，金银花30克，天花粉15克，石斛15克，山楂12克，鲜芦根60克（煎汤代水入药）。服1剂，6小时后大便1次，臭秽难闻，腹痛缓解，神志转清，苔退大半，唯津液未回，唇舌尚燥。守原方去枳壳、厚朴，加甘草6克。计服4剂，转危为安，诸恙悉平。（《中医治法精粹》）

（十四）便秘

病案1

余尝治一壮年，素好火酒，适于夏月，醉而露卧，不畏风寒，此其食性脏气皆有大过人者，因致热结三焦，二便俱闭，余先以大承气汤用大黄五七钱，如石投水，又用神佑丸及导法，俱不能通，且前后俱闭，危剧益甚，遂仍以大承气汤加生大黄二两，芒硝三钱，加牙皂二钱煎服。黄昏进药，四鼓始通，大便通而后小便渐利，此所谓盘根错节，有非斧斤不可者，即此类，若优柔不断，鲜不害矣。（《景岳全书》）

病案2

戴人过曹南省亲，有姨表兄，病大便燥涩，无它症，常不敢饱食，饱则大便极难，结实如针石。或三五日一如圊，目前星飞，鼻中出血，肛门连广肠痛，痛极则发昏，服药则病转剧烈，巴豆、芫花、甘遂之类用之，过多则困，泻则复燥。如此数年，遂畏药性暴急不服，但卧病待尽。戴人过诊，其两手脉息，俱滑实有力，以大承气汤下之，继服神功丸、[大黄（面裹蒸）、诃子皮、麻子仁（另捣）、人参（去芦）各一两，为细末，入麻子仁捣研匀。炼蜜丸如梧桐子大，每服二十丸，温水下，或米酒饮下。]、麻仁丸等药，使食菠菱葵菜，及猪羊血作羹，百余日充肥，亲知见骇之。呜呼！粗工不知燥分四种；燥于外则皮肤皱揭，燥于中则精血枯涸，燥于上则咽鼻焦干，燥于下则便溺闭结。夫燥之为病，是阳明化也，水寒液少，故如此。虽可下之，当择而药之，巴豆可以下寒，甘遂芫花可以下湿，大黄、朴硝可以下燥。《内经》曰："辛以润之，咸以软之。"《周礼》曰："以滑养窍。"（《儒门事亲》）

病案3

董某，女，62岁，郑州人，有30余年大便先干结后溏稀病史，3年前检查诊断为结肠黑病变，虽经治疗可大便先干结后稀溏未能得到有效改善，近因病友介绍前来诊治。

刻诊：便秘（非用手掏不能排出），便后溏泻如水样，腹痛腹胀，倦怠乏力，手足不温，舌质红，苔黄白夹杂，略腻，脉沉。辨为阳明水结，阳虚生寒，郁热内生证，治当攻逐水结，温阳清热，给予十枣汤与大黄附子汤合方加味：大戟2克，芫花2克，甘遂2克，大黄10克，附子15克，细辛6克，海藻30克，红参10克，大枣10枚，炙甘草10克。6剂，第1次煎30分钟，第2次煎25分钟，合并药液，每日1剂，每天分3次服。

二诊：大便干结略有通畅，仍需用手掏出，以前方6剂。

三诊：大便干结较前又减轻，腹痛腹胀好转，以前方6剂。

四诊：能自行排出大便，手足温和，以前方6剂。

五诊：诸症基本消除，为了巩固疗效，以前方变汤剂为散剂，每次6克，每日分3次服，治疗半年，经复查，结肠黑病基本痊愈。随访1年，一切尚好。

用方体会：根据大便先硬后溏辨为阳明水结，再根据倦怠乏力辨为气虚，因手足不温辨为寒，又因舌质红辨为郁热，以此辨为阳明水结，阳虚生寒，郁热内生证。方以十枣汤攻逐水结，兼益正气；以大黄附子汤温阳散寒通结，加海藻软坚散结，红参补益中气，炙甘草益气和中。方药相互为用，以取其效。(《方剂学临床应用要旨》)

（十五）胆胀

杨×，男，36岁，1976年10月7日初诊。

病史与主证：慢性胆囊炎并结石3年。经常右上腹部及胁背胀痛，近因饮酒太过，肥甘厚味不节而发病。右上腹剧痛，向两胁下放射，疼痛剧烈，目黄，身黄，小便黄赤，大便秘结。曾住××医院，B超及CT检查诊为慢性胆囊炎并胆管结石。怕冷发热，体温38.5℃，经抗感染及对症治疗，病情缓解而出院。出院3天，突发冷热，右上腹及胁背剧痛难忍，伴呕吐酸苦，大便秘，小便短赤如酱油，目黄，身黄而痒，体温38.5℃，脉弦滑而数，舌红苔黄腻而燥。

辨证：宿疾胆胀，湿邪久伏。因饮酒、过食肥甘，助湿生热，内外合邪而发病。湿邪久郁不解，凝聚成石，郁久化热，湿热蕴结，导致中清之腑不畅，胆汁外溢而发黄；肝与胆合，胃腑相连，湿郁其经，不通则痛，循经脉所过而疼痛；胃失和降，上逆而吐；腑气不畅，大便秘结；湿热内蕴，苔黄脉数，诸症相继而生。证属湿郁胆胀。

治则：清利肝胆，通腑泄热。

处方：柴胡 15 克，枳实 10 克，赤芍 10 克，香附 15 克，郁金 15 克，茵陈 30 克，大黄 15 克（后下），川厚朴 10 克，芒硝 15 克（烊化分服），甘草 10 克，金钱草 30 克，水煎服，每日 1 剂，空腹早晚分服。

10 月 20 日复诊：进药 1 剂，泻下 3 次，脘胁痛略减。继进 2 剂，疼痛再减，呕逆已止，寒热亦解，体温 36.9℃，脉舌同前，发黄如故，药已中病。守方再服 3 剂，发黄渐退，脘胁痛基本缓解，舌苔已退，脉转弦细。此腑热已除，湿郁气滞尚存。原方去芒硝，减大黄、茵陈量，加木香、干姜以温通气滞湿郁，药后发黄尽退，脘胁痛止，能进饮食，二便通调。原方加减，合服消石散，早午晚各 1 剂，治疗 20 余天，诸症尽除，结石亦排出。遂停药，饮食调养。2 周后恢复工作，随访半年未再复发。

按：本案证属湿郁化热蕴结胆腑之胆胀证，即采用通腑泻热、疏利肝胆之法，获得良效。本着师古而不泥古的原则，方中运用四逆散疏理肝胆气机，以升清降浊；大承气汤泻阳明之腑，以导泄胆热下行，茵陈蒿汤清利湿热以除发黄；加香附、郁金、金钱草合服消石散理气，祛瘀溶

石，排石，又是近代治疗胆囊炎、胆石症的有效方药，如此，寓古今于一法，古为今用，为其特点。（《李寿山医学集要》）

（十六）黄疸（病毒性肝炎）

李××，女，38岁，工人。患者于1980年6月29日收住我院78级研究生实习病房。住院号767。体检：肝上界在第6肋间，肋下2.5厘米，剑突下3厘米，质软，轻压痛，脾未扪及。肝功能：黄疸指数30单位，总胆红素3.5毫克，谷丙转氨酶400单位，锌浊度10单位。体温37.6℃。诊断为急性传染性黄疸型肝炎。症见肤目黄染，色如金橘，身热不扬，汗少，烦闷，脘痞微呕，厌食油腻，右胁隐痛，腹胀满不适，大便秘结，4日未解，小溲短少黄浑，脉象弦滑，舌红苔黄腻。脉证合参，显系邪入阳明，里结较轻，湿热蕴蒸，胆汁外泄所致，治宜通腑导滞，清利湿热：生大黄9克（后下），芒硝9克（冲服），茵陈30克，黄柏9克，栀子9克，赤茯苓15克，车前子15克（包煎），白茅根30克，薏苡仁30克，垂盆草30克，木通9克，甘草3克。服3剂，身热尽退，黄疸大减。继用原方去木通，加冬瓜皮30克，茯苓15克，计服20剂，诸症消失，肝功能复查正常，于同年7月19日出院。（《中医治法精粹》）

（十七）瘟黄

柴××，男，35岁。

初诊：1960年3月22日。

主诉：1960年3月17日午夜，因意识不清七八小时而急诊入××医大附院治疗。经检查，诊为急性传染性肝炎、急性黄色肝萎缩、肝昏迷。3月22日下午应邀会诊。

诊查：不省人事，知觉全无，目赤睛定，瞳孔缩小，舌短口噤，遍身黄染如金，身热不扬，躁扰不宁，循衣摸床，时时呕呛，呕出暗红色汁液，已十多日未大便，小便每日一次，色如啤酒。脉数而实。

辨证：脉症合参，此病属于瘟黄，已热入心包，肝风内动。

治法：急宜开窍清心与釜底抽薪同进。

处方：用牛黄承气汤；安宫牛黄丸二丸，另加牛黄1克，大黄25克。每次以大黄煎药汁送服丸药及牛黄，每4小时服1次，夜间停服。待能大便二三次，则停用大黄。

因病人口噤难开采用鼻饲；鼻饲失败，又改由肛门注入给药。当夜很平静，无躁动谵语，无呕呛，仍昏迷。次日午夜，突然抽搐，经用葡萄糖酸钙仍不能控制，继续以前方保留灌肠。

3月24日晨开始呢喃自语；9时，挣扎坐起小便；10时，能识亲友。但仍发抽搐，全身颤动。再用前方口服。

3月25日，病人意识清楚，但时有幻视、抽搐、谵语等症，脉象滑实，此时神志虽清，郁热仍盛，肝阴耗损，肝风内动，故抽搐、幻视。虽经灌肠导便，因胃肠津液未复，仍有燥粪结滞，拟急下存阴，加用清心疏肝解毒之品。

处方：犀角5克，生地黄20克，白芍10克，丹皮10克，川连8克，生石膏30克，柴胡10克，黄芩10克，栀子 10 克，知母 10 克，黄柏 10 克，茵陈 15 克，甘草 10 克。

水煎服，1 日 2 次，兼服安宫牛黄丸 2 丸，每日 3 次，另加牛黄 1 克，大黄 25 克煎汁送服，夜间停服。

3 月 25 日下午，病人重又昏迷，谵语躁扰，左下肢抽搐较剧。

3 月 26 日，再次清醒，能正确回答问题，但有阵发性抽搐，其口角与肢体常有不自主动作。继服前方药。

3 月 27 日，病人虽见清醒，但狂躁加剧，骂詈抓胸；舌起芒刺，苔黄腻，脉滑实；仍无大便。急投利胆通便，救阴泻热，急下阳明之剂。

处方：大黄 30 克，厚朴 10 克，枳实 15 克，元明粉 15 克。

水煎服，1 日 2 次。嘱服后大便泻下 2 次即停药。兼服安宫牛黄丸 3 丸，牛黄 1 克，每日 6 次。

3 月 29 日，病人于前晚大便一次，极干燥臭秽。近二日抽搐较频，每两小时即发作一次；发作时口角㖞斜，目珠上呆。意识清楚，精神萎靡，极度倦怠。黄疸日益加深。因郁热已久，引动肝风，拟于 25 日处方中加羚羊角 2.5 克，以清热息风。

4 月 3 日，病人抽搐已除，但黄疸不退，神志呆钝，倦怠懒言，有时狂躁不安，骂詈谵语。再拟安宫牛黄丸 3 丸，牛黄 1 克，一日六次，连服十二次，汤药暂停。

4 月 6 日，病人精神好转，但脉散，全身发斑，紫红如云片，皮肤金黄。此系正邪交争关键时刻，如果脉能逐渐恢复，斑能顺利透发，则病势可趋好转；若正气不能胜邪，脉不能复，斑不得透，则危险难救。应于前方加重剂量，清热解毒，凉血活斑，维护心包。

处方：安宫牛黄丸 4 丸，每日 6 次，每间隔一次加服牛黄 1 克。

4 月 8 日，服药后逐渐好转，已无狂躁谵语之象，能自进饮食，自知便溺。红斑布满全身，脉转弦数。再予前方药。

4 月 11 日，红斑与黄疸均稍减退，病人自觉胸中满闷，心烦不宁。此因温邪未尽，邪热伤阴之故。拟滋阴清热，化斑解毒法。

处方：犀角 10 克，生地 20 克，白芍 15 克，丹皮 15 克，元参 15 克，寸冬 15 克，黄连 10 克，山栀 10 克，石膏 50 克，知母 10 克，柴胡 10 克，荆芥 10 克，黄柏 10 克，茵陈 15 克，粳米 10 克。

水煎服，1 日 2 次，兼服安宫牛黄丸 4 丸，1 日 4 次。

4 月 12 日，病情好转，言语清楚，能翻身活动，三餐均可自进。昨夜颈项胸背满起白㾦，胸闷随之减轻，心中稍感清爽。黄疸与红斑均渐消退。仍服前方药。

4 月 17 日，白㾦消退，遍身瘙痒，肝脏肋下可触一横指，剑突下四横指，质硬有压痛，脾不大，无腹水。

处方：生地黄 50 克，元参 15 克，寸冬 15 克，石膏 50 克，川连 5 克，栀子 10 克，子芩 10 克，知母 10 克，甘草 10 克，粳米 10 克。

水煎服，1日2次。兼服安宫牛黄丸4丸，1日4次。

4月26日，病人除觉倦怠无力外，别无所苦。安宫牛黄丸改为每次2丸，每日2次。汤药同前。

4月27日，停服安宫牛黄丸，汤药同前。

4月29日，肝脏右季胁下3厘米，较前稍软。上方减石膏为25克，再服3剂，停药观察。

5月3日，病人又觉胸中烦热，身体麻木，黄疸稍有加深。服4月17日方药。

5月4日，胸中闷热已除，黄疸减轻，身不麻木，食欲亦好。再服前方药5剂。

6月23日，病人可以下床活动，饮食、二便、睡眠、意识等均正常。按4月17日处方投药，改为每日1剂。

6月27日，前方药减半量服用。

7月6日，黄疸全退，一切症状均消失，肝脏未触及，停服中药观察。

8月18日，实验室检查：总蛋白65.7g/L，白蛋白36.5g/L，球蛋白28.2g/L，高田氏反映（－），麝香草酚浊度试验3单位，黄疸指数3单位，凡登白试验直接反应与间接反应均（－），胆红素6μmol/L。遂于1960年8月23日出院。

愈后25年中，曾多次随访，患者一直健康工作，无任何自觉症状，肝功能完全正常。(《中国现代名中医医案精华》)

(十八) 鼓胀

胡××，男，53岁，因肝硬化腹水鼓胀，住昆明某医院，于1958年12月12日邀余会诊。

询及由来，病者始因患红白痢症1个月余，继后渐感腹胀，逐渐发展而成腹水肿胀之症。余视之，面色黄暗，神情淡漠，卧床不起，腹部鼓胀膨隆，已有腹水内积，肝脏肿大，触之稍硬，小腹坠胀，小便短少，饮食不进，脉象缓弱，舌苔白滑，舌质含青色。此系下痢日久脾肾阳虚，寒湿内停，肝气郁结而致肝脏肿大，肺肾气虚，不能司通调水道、化气利水之职，遂致寒水内停，日积月累而成腹水鼓胀症。法当温中扶阳化气逐水，拟四逆五苓散加减主之。

附片80克，干姜30克，上肉桂8克（研末，泡水兑入），败酱草15克，猪苓15克，茯苓30克，甘草10克，同时以大戟、芫花、甘遂各等量，研末和匀（即十枣汤粉剂），日服6~10克。

服后，每日畅泻稀水大便数次，泻后腹水大减，精神稍欠，继服上方，扶阳温化逐水。

1959年1月二诊：服上方3剂后，腹水已消去一半多，体重减轻10千克。诊其脉来沉缓，右脉较弱，系脾湿阳虚脉象。左肝脉带弦，系肝寒郁结，寒水内停之象。舌质较转红润，白苔已退去其半，再照上方加减服之。

附片80克，干姜40克，川椒6克（炒去汗），上肉桂10克（研末，泡水兑入），吴茱萸10克，茯苓30克，苍术15克，公丁香5克。

如前法再服十枣粉剂10天。

三诊：服药后昨日又水泻十多次，吐一二次，腹水消去十分之八，体重又减轻5千克。患者面色已转为红润，精神不减，舌苔退，舌质亦转红活。小便清长，饮食转佳，已能下床行动，自行至厕所大小便，唯口中干，但思热饮而不多。系泄水之后，肾阳尚虚，津液不升所致。继以扶阳温化主之。

附片80克，干姜40克，砂仁10克，枳壳8克，上肉桂8克（研末，泡水兑入），猪苓10克，茯苓30克，服此药方10余剂后，腹水、肝肿全消，食量增加，即告痊愈。

按：本案虚实夹杂，故一面用四逆五苓散加味以温阳化水，一面用十枣汤攻下逐水，仅服10余剂，就腹水、肝肿全消。可谓有胆有识，有法有方，不愧为现代经方大家。（《吴佩衡医案》）

（十九）头痛

病案1

吴姓妇人，病起已六七日，壮热，头汗出，脉大，便秘，七日未行，身不发黄，胸不结，腹不胀满，唯满头剧痛，不言语，眼胀，瞳神不能瞬，人过其前，亦不能辨，证颇危重。余曰：目中不了了，睛不和，燥热上冲，此《阴阳篇》三急下证之第一证也。不速治，病不可为矣。于是遂书大承气汤方与之。

大黄12克，枳实9克，川厚朴3克，芒硝9克。

并嘱其家人速煎服之，竟一剂而愈。盖阳明燥气上冲巅顶，故头汗出，满头剧痛，神志不清，目不辨人，其势必危在顷刻。今一剂而下，亦如釜底抽薪，泄去胃热，胃热一平，则上冲燥气因下无所继，随之俱下，故头目清明，病遂霍然。非若有宿食积滞，腹胀而痛，壮热谵语，必经数剂方能奏效，此缓急之所由分。是故无形之气与有形之积，宜加辨别，方不至临证恍然大悟也。

按：本案阳明腑实不甚至显，唯以头痛，神志恍惚为突出，曹氏辨之为胃肠燥热上冲所致。据《伤寒论·阴阳篇》254条"伤寒，六七日，目中不了了，睛不和，无表里证，大便难，身微热者，此为实也，急下之，宜大承气汤"之意，但不泻有形之积滞，而荡涤无形之燥热，故一剂而愈，可谓善用承气汤者也。（《经方实验录》）

病案2　偏头痛

一妇人年四十余，病额角上、耳上痛，俗呼偏头痛，如此五七年。每痛大便燥结如弹丸，两目赤色、眩晕昏涩不能远视。……戴人诊其两手脉急数而有力，风热之甚也。……头痛或额角痛，是三焦相火之经及阳明燥金胜也。燥金胜乘肝则肝气郁，肝气郁则气血壅，气血壅则上下不通，故燥结于里。寻至两目昏涩，方以大承气汤，令河水煎三两，加芒硝一两煎，顿令温、合作三五服，连服尽，荡涤肠中垢滞、结燥、积热，下泄如汤，二十余行。次服七宣丸、神功丸以润之，后五、七日、十日但遇天气晴明，用大承气汤夜尽一剂，痛随利减，目豁头清，燥泽结释。（《儒门事亲》）

（二十）中风

病案1

赵××，男，40岁。

主诉：突然昏仆，不省人事，肢痉，遗尿，痰声漉漉，大便秘结不行。

诊查：血压高至200/130毫米汞柱，脉息滑数。撬齿视苔黄腻。询知平素嗜酒，吸烟。

辨证：其证显系痰热肝火随气上逆，激犯清空，血络阻滞，瘀闭清窍所致，为中风闭实之重症。正如《内经》中所谓："血之与气，并走于上，则为大厥，厥则暴死；气复则生，不反则死。"

治法：急当泄其上逆之气血痰火，乃亟投桃仁承气汤合温胆汤以通腑下瘀，涤化痰浊。

处方：生大黄10克，芒硝10克，桃仁10克，竹沥半夏10克，陈皮6克，茯苓12克，甘草3克，枳实10克，石菖蒲10克，钩藤12克（后下），炙远志6克，竹沥水20毫升（冲服）。

药后大便排出多量粪块，神志转清，痉定，唯右侧肢体偏瘫，续予涤痰化浊之剂，用指迷茯苓丸及和营通络之品，调治半月，逐渐恢复，行步自如。越八年后方殁。（《中国现代名中医医案精华》）

病案2

汉口剧界余洪元，前当60岁时，曾患中风，口眼歪斜，半身不遂，卧床不起，不但不能坐、行，且不能转侧，面赤气粗（风犹未息），痰声漉漉，神志半昏，时或晕瞀，食不易下，非难吞即自落下。时历4个月，中西方药无效，延余诊治。脉乍密乍疏，弦动中带涩象，病机脉象均颇坏，此病乃素问所谓血之与气，并走于上，则为大厥，血菀于上，使人薄厥。病者年逾花甲，春秋已高，献身文艺界，无暇休息，平时血压即高，工作又忙，烦劳则张，平衡失驭，风阳上冒，激荡不宁，均是促成此病暴发因素。且病逾百日，犹复面赤气粗，气血上并，冲激未已，病之坏处在此。然气来犹盛，未成痼疾，以我阅历，病犹可愈。此际治疗，镇敛浮越，平戢孤亢（息未息之风），冀可暂免急遽变化，再商办法。

拟方：白薇、百合各9克，龙骨、牡蛎各12克，紫石英、灵磁石、赤石脂各9克，寒水石、滑石各18克，大黄4.5克，铁锈末9克，荆沥、竹沥各15克（二沥冲服）。1周略安，得大便1次，原方减大黄为3克，加琥珀1.5克，怀牛膝12克。又1周渐佳，大便2次，面赤气粗，痰壅神昏锐减，手足能动，勉能坐起，原方去大黄、铁锈，加鲜生地黄30克，山茱萸肉9克，约2周，病愈大半，后于前方去寒水石、滑石、荆沥，时加石菖蒲、泽兰、甘松、橘络、青木香等，前后约60天，痊愈。

按： 从本案看出，冉氏所处之方，是风引汤、百合地黄汤（百合、地黄汁）、白薇汤、珍珠母丸（珍珠母、干地黄、当归、柏子仁、酸枣仁、茯神、犀角（代用龙齿、沉香）、寿星丸（天南星、琥珀、朱砂）、铁精散（铁精、川芎、防风、蛇床子）化裁而来，白微味苦能降，味咸走血，平上并之气血，百合清气宁血，敛阳宁脑，龙骨、牡蛎育阴潜阳，五石泄热镇降，大黄下泄，铁锈重坠，借二沥化痰通窍。二诊加琥珀定镇宁静，牛膝消瘀。三诊去大黄，加生地黄、山茱萸益阴滋液，后加石菖蒲开窍，甘松醒脑镇痉，泽兰化瘀，橘络通络，木香理气。前后用药，谨守病机，且未越冉氏"疗中风坏证方"的立法处方范围。方出古书，活法运用，神明变化，与众不同。足以见冉氏千虑一得之独特治法。（《冉雪峰医案》）

（二十一）偏废

王××，女，49岁，1984年1月5日初诊。患者于三个月前，某日清晨睡醒后，突然发现半身不遂，口眼歪斜，不能言语。经××医院神经科检查诊断为脑血栓形成，住院治疗半月，病情未有明显改变，又住××医院经中西药治疗两月余，病情仍然如故。遂延余诊治。症见形体较丰，神志清楚，言语不清，右侧上下肢屈伸不利，抬举不能，指趾肿胀明显，口眼歪斜，舌微胖大，色黯红，舌有瘀点，舌苔薄白，脉弦细涩。前医曾投大秦艽汤、牵正散、补阳还五汤之类治疗，收效不显，正虚瘀阻，治当补虚祛瘀，予大黄䗪虫丸化裁。

处方：大黄（先煎）10克，䗪虫6克，黄芩10克，甘草10克，桃仁10克，杏仁10克，赤、白芍各10克，干地黄10克，虻虫2克（焙研冲服），水蛭2克（焙研冲服），丹参12克，鸡血藤20克。每日1剂。

服 10 剂后，自觉右侧肢体较前轻松，可作抬肩及屈腿活动。上方续服 20 剂，肘膝活动自如，指趾肿消，并可搀扶而行，后拟上方加当归 10 克，川芎 10 克，配 20 剂研细蜜丸，每日 10 克，日 2 服。继服两月余，谈吐自然，握持、步履如常。

按：本案实由脑中血络阻塞，经脉不畅，气血阻滞，而致偏废。故选用此祛瘀生新之法。方用大黄、䗪虫、水蛭、虻虫、丹参、赤芍活血化瘀，搜剔干血。本着《素问·至真要大论》"补上治上治以缓，补下治下制以急"的法则，根据尤在泾的"大黄生用则行速，熟则迟"的说法，将大黄先煎以缓其通畅之性，扬其入血通瘀之功。地黄、白芍、鸡血藤养血和营，杏仁理气、黄芩泄热坚阴，甘草缓中，祛邪扶正，并行不悖，而获良效。(《中医杂志》)

（二十二）磨牙

樊某，女，23 岁，郑州人，有多年磨牙史，近因同学介绍前来诊治。

刻诊：磨牙，大便干结，2 天 1 次，手足不温，多梦，舌质淡，苔白略腻，脉沉。辨为寒结气逆，心神不宁证，治当温阳散结，益心潜藏。给予大黄附子汤与桂枝龙骨牡蛎汤合方：大黄 10 克，附子 15 克，细辛 6 克，桂枝 10 克，白芍 10 克，生姜 10 克，大枣 12 枚，龙骨 10 克，牡蛎 10 克，炙甘草 6 克。6 剂，第 1 次煎 30 分钟，第 2 次煎 25 分钟，合并药液，每日 1 剂，每天分 3 次服。

二诊：晨起牙困减轻，以前方 6 剂。

三诊：大便通畅，多梦减少，以前方6剂。

四诊：磨牙较前又减轻，以前方6剂。

五诊：手足温和，以前方变汤剂为散剂，每次6克，每日分3次服，治疗3个月。随访1年，一切尚好。

用方体会：根据大便干结，舌质淡辨为寒，再根据多梦辨为心神失守，以此辨为寒结气逆，心神不守证。方以大黄附子汤温阳散寒通结，以桂枝龙骨牡蛎汤温阳潜阳安神。方药相互为用，以取其效。（《方剂学临床应用要旨》）

（二十三）水肿

田××，男，20岁，1980年11月10日初诊。患者浮肿，尿少8个月，经当地医院以慢性肾炎治疗月余，转县人民医院诊断为慢性肾小球肾炎肾病型，用大量强的松、潘生丁、环磷酰胺等药治疗半年，仍明显浮肿，尿少，腹水征阳性，复查血非蛋白氮100毫克/升，血沉52毫米/小时，血清白蛋白28克/升，尿检：蛋白（+++），红细胞（++），透明管型（+），颗粒管型（++），食欲、精神日益衰退，对西药的副作用不堪耐受。刻下症见：精神萎靡，全身浮肿，满月脸，面色灰暗不泽，腹部膨胀，舌质暗红，脉沉细而涩，证属水病及血，瘀血阻滞，障碍水气运行，泛滥成肿，治宜活血化瘀，疏涤水道法。

处方：大黄（先煎）10克，䗪虫8克，黄芩10克，白芍10克，赤芍10克，桃仁10克，熟地10克，杏仁10克，甘草6克，水蛭2克（焙研冲服），怀牛膝15克，猪苓25克，茯苓25克，防己20克。每日1剂，分3次温服。

连服 5 剂，患者尿量增多，浮肿稍减，精神、食欲好转。药已中病，仍以上方继进。共服 25 剂，尿量正常，浮肿消尽，尿检：蛋白（＋），红细胞少许，颗粒管型（＋），仍用上方稍作加减，送服济生肾气丸，日 3 次，每次 6 克。治疗 3 月，尿检正常，随访 1 年，未见复发。

按： 对水肿病的治疗，《素问·汤液醪醴论篇》说："平治于权衡，去菀陈莝"。《素问·针解篇》又说："菀陈则除之者，去恶血也。"为后世活血化瘀法治疗水肿病之滥觞。余又据"水病及血""久病入络"的说法，及本案"内有干血"的症候，遂断为瘀血内停，气滞水阻，泛滥成肿，故用此方活血化瘀，佐辅利水，俾精自生，形自盛而取此满意效果。（《中医杂志》）

（二十四）留饮结胸

病案 1

史某，男，27 岁，郑州人，半年前诊断为结核性胸膜炎。近因胸胁疼痛加重前来诊治。

刻诊：胸胁疼痛且烦闷无可奈何，咳嗽，头汗出，倦怠乏力，下午低热，口干舌燥不欲饮，舌质红，苔黄腻，脉沉弱。辨为热饮结胸夹虚证，治当泻热逐水，益气破结，给予大陷胸汤合四君子汤合方：大黄 18 克，芒硝 24 克，甘遂 1.5 克，人参 12 克，白术 12 克，茯苓 12 克，炙甘草 12 克。6 剂，第 1 剂煎 30 分钟，芒硝煎 2～3 秒钟，甘遂研末冲服，第 2 次煎 25 分钟，合并药液，每日 1 剂，每天分 3 次服。

二诊：胸胁疼痛减轻，以前方6剂。

三诊：胸胁疼痛及咳嗽止，以前方6剂。

四诊：下午低热减轻，以前方6剂。

六诊：胸胁未痛；之后，为了巩固疗效，以前方汤剂为散剂，每次6克，每日分3次服，治疗3个月。复查结核病痊愈。随访1年，一切尚好。

用方体会：根据胸胁疼痛，舌质红辨为热，再根据烦闷、苔黄腻辨为饮结，因倦怠，脉沉弱辨为虚，以此辨为热饮结胸夹虚证。方以大陷胸汤泻热逐饮破结；以四君子汤健脾益气，兼以燥湿利湿。方药相互为用，以取其效。（《方剂学临床应用要旨》）

病案2

温××，女，52岁，社员。

患者平素喜饮冷水，四肢关节常感疼痛。

1973年10月26日就诊。见少腹至心下痞满胀痛，拒按，心中懊𢙏起卧不安，大便秘结，口渴，舌燥苔黄，脉寸浮关沉。察其形素盛，必多痰湿，且喜冷饮多年，属膈间留饮为患，水与热互结心下，治宜大陷胸汤泻热逐水。

处方：甘遂4.5克（醋炒），大黄12克，芒硝9克，水煎去渣，温分二服。

10月30日复诊，自诉药后得快利，胸腹满痛顿减，诸症减轻，仍照原方半量加味连服三剂，病情好转，停药数日，诸症复见。如此反复二次，此乃顽饮根固，药力不足，续与前方一剂。次日得悉药后心中懊𢙏比以前更甚，坐立不安，患者以反应严重，试进稀粥一小碗，以求暂安。突然倾吐清水数碗，此后诸症悉平。半月后追访，痞消便畅，康复如常。(《新中医》)

(二十五) 癃闭

病案1

程×，男，70岁。

主诉：年已古稀，溲解不畅，次频势急，茎中作痛，尿中中断，努挣难出，少腹拘急，五日未得更衣，肛门坠胀不适。曾服西药乙烯雌酚无改善。

诊查：苔中根黄腻。肛门指检：前列腺肿大如鸡卵，右叶明显，中沟变浅。尿检：尿蛋白(＋)，红细胞(＋)，脓细胞(＋＋＋)。两乳增大如馒头，自觉痛苦之至。

辨证：此为湿热阻滞，瘀血凝结，膀胱不利，腑气不通。

治法：治以清热逐瘀，利尿通腑，方选桃仁承气汤加味。

处方：桃仁6克，大黄6克(后下)，桂枝5克，甘草3克，风化硝6克(后下)，土牛膝12克，蒲公英12克，车前草12克，赤芍10克。3剂。

二诊：三日后复诊时诉：服头煎药后2小时，解出大便半痰盂，小便随之而出，尿中黏液甚多，少腹拘急顿减。遂以上方增赤茯苓12克再进。

患者连服上方药，坚持半年，症情改善显著，多次复查尿常规蛋白极少，脓细胞少；肛诊前列腺缩小，横径约

为 3.5~4 厘米，中沟清楚，两乳头亦消平如常。(《中国现代名中医医案精华》)

病案 2

陈××，男，79 岁，1985 年 4 月 27 日初诊。

发病 2 个月，小便涩痛，涓滴难下。一昼夜排尿仅 100~150 毫升，尿色黄赤，大便干，数日不行，少腹满。某医院诊为前列腺肥大。经抗菌消炎治疗，效果不显。动员其插管排尿，家属拒不接受，遂求治于张老。病人舌质红干，无苔，脉沉滑而弦。手足心热，大便数日未行。辨证属肾阴不足，膀胱湿热。治宜滋阴通关，清利湿热。药用：知母 15 克，黄柏 15 克，肉桂 5 克，熟地黄 20 克，木通 18 克，车前子 15 克，瞿麦 20 克，萹蓄 20 克，大黄 7.5 克，滑石 15 克，山栀子 15 克，竹叶 15 克，甘草 10 克，每日 1 剂，水煎服。

5 月 3 日复诊：服药 6 剂，小便通利，一昼夜排尿 500 毫升，尿道痛大减，大便虽已行但不畅，舌红略见薄苔，脉象沉滑。前方大黄增至 10 克，加枸杞 15 克，生地黄 20 克。

5 月 10 日三诊：服药 6 剂，大便较前通利，小便增多，一昼夜约排尿 1000 毫升，少腹胀满和尿痛均消失，精神转佳，脉象沉中带有缓象。舌转淡红，苔薄，继用前方，大黄减至 5 克。

5 月 20 日四诊：小便量继续增多，一昼夜 1500 毫升，大便通畅，诸症消失，舌淡红，苔白，脉沉缓。病已缓解，嘱继服 3 剂，随访病情稳定。

按：本例为张琪治疗癃闭验案之一。前列腺肥大属中医"癃闭"范畴。《内经》云："膀胱者，州都之官，津液藏焉，气化则能出矣。"可见，此证与肾及膀胱关系最为密切。本例年高体瘦，小便涓滴不通，大便秘，舌质红干，脉沉滑而弦，证属肾阴亏耗，膀胱湿热蕴蓄。故采用知母、黄柏、熟地黄、肉桂滋肾通关；瞿麦、萹蓄、木通、车前子、山栀子、竹叶清利湿热；大黄泻热通便，使阴分不足得复，下焦湿热得清，而小便通利。(《中医杂志》)

（二十六）关格

矫×，男，47 岁。以突发剧烈腹痛入某院，经诊为小肠坏死，手术后出现呃逆频作，呕吐腹胀，无矢气，18 天不能进食，经外科会诊，确诊为高位绞窄粘连性肠梗阻，不宜进行再次手术，介绍中医治疗，于 1994 年 2 月 16 日邀张老往诊，医院用胃管置入引流以减轻胃肠压力，一昼夜引出液体 2000 毫升左右，曾用豆油经胃管注入，亦吐出，不排气，病人身体极度衰惫，脉沉滑，舌苔黄腻而厚。此乃胃腑实热壅结，气血壅滞不得下行。张老认为当先解除呃逆，拟方：生赭石 30 克，旋覆花、厚朴、半夏、莱菔子各 20 克，黄连、黄芩、大黄、枳实各 15 克，水煎，每日 3 次服。

3 月 18 日复诊：诉服药 2 剂，1 剂呃逆即止，但仍无矢气，腑实不通，症见呕吐腹胀，不能进食，因肠绞窄梗阻，除通腑泄热外，还需疏气活血开瘀，又拟一方：厚朴、莱菔子、槟榔、桃仁、赤芍各 20 克，枳实、大黄、青皮、三棱、莪术、番泻叶（另包后下）、甘遂末（另包冲）各 15克，海藻、生赭石各 30 克。水煎，每日 3 次服。

2 月 20 日服药 2 剂，大便已通，泻下 2 次，呕吐止，病家恐其下泻太甚而停药，次日晨，呕吐复发，病势大减，张老认为药虽对证，但杯水车薪，遂以上方加芒硝 10 克与番泻叶冲服，另服甘遂面 5 克。

2 月 21 日，病人服药 2 剂，下泻污秽夹杂水样便更多，并连续排气，呕胀俱除。

又诊：病人胃管已撤，有饥饿感，嘱少进流食，投以疏郁行血之品，桃仁、赤芍、丹参、莱菔子、槟榔、郁李仁、白术各 20 克，青皮、三棱、莪术、鸡内金、川厚朴、西洋参各 15 克，大黄、木香各 10 克，海藻 30 克，蜂蜜 30克（冲），水煎服。

从 2 月 23 日至 3 月 18 日连续服上方，每日 1 剂，大便每日 1 次正常排气，腹部舒适，饥饿欲食，每日 4～5 次，可进固体食物，每次 50 克左右，无不适感，于 3 月 7 日出院，追访 1 年，无复发。

按：本案张氏舍脉从证，首先解决呃逆。据《内经》：“诸逆冲上皆属于火”。故泻热降逆平肝并用，以旋覆代赭汤、小承气汤复方投之，1 剂呃逆止，夜能入睡。二诊通腑泄热，理气活血并用，1 剂便通呕止。停药后呕吐腹胀再作，是方加芒硝 10 克服 2 剂，下污秽黏液。又以疏郁开结逐其粘连，方中加海藻、莪术、三棱、桃仁、赤芍皆为疏

郁软坚、活血化瘀之品，服20余剂，经检查肠粘连已开，病告痊愈，远期追踪疗效巩固。(《中医药学报》)

(二十七) 消渴

姚某，男，65岁，郑州人，有多年糖尿病病史，3年前服用降糖类西药能将血糖控制在正常范围之内，之后，并配合中药也未能有效控制血糖（9.6mmol/L），近因病友介绍前来诊治。

刻诊：口渴欲饮水，大便干结3天1次，小便频数，腹胀，手足不温，舌质红，苔薄黄，脉沉细。辨为脾约夹虚证，治当运脾泻热，行气通便，给予麻子仁丸与附子泻心汤合方：麻仁16克，白芍8克，枳实8克，大黄16克，厚朴10克，杏仁8克，附子5克，黄连3克，黄芩3克，山药15克，白术12克。6剂，第1次煎30分钟，第2次煎25分钟，合并药液，每日1剂，每天分3次服。

二诊：大便通畅，以前方6剂。

三诊：血糖降至6.1mmol/L，大便溏泻，减大黄为12克。以前方6剂。

四诊：大便通畅，腹胀减轻，以前方6剂。

五诊：血糖5.8mmol/L，诸症基本消除，以前方6剂。之后，为了巩固疗效，以前方变汤剂为散剂，每次6克，每日分3次服。随访1年，血糖正常。

用方体会：根据大便干结，小便数辨为脾约，再根据手足不温辨为夹阳虚，因舌质红，苔黄辨为热结，以此辨为脾约夹虚证。方以麻子仁丸泻热运脾；以附子泻心汤温

阳泻热，加白术、山药益气和中。方药相互为用，以取其效。(《方剂学临床应用要旨》)

(二十八) 痿证

大学朱修之，八年痿废，更医累百，毫末无功，一日读余《顾生微论》，千里相招。余诊之，六脉有力，饮食若常。此实热内蒸，心阳独亢，证名脉痿。用承气汤下六七行，左足便能伸缩，再用大承汤，又下十余行，手中可以持物。更用黄连、黄芩各一斤，酒蒸大黄240克，蜜丸，日服12克，以人参汤送。一月之内去积滞不可胜数，四肢皆能舒展。余曰：今积滞尽矣，煎三才膏（天门冬、人参、熟地黄）十斤有之，服毕而应酬如故。(《医宗必读》)

(二十九) 暑瘟

病案1

梁××，男，28岁，住某院，诊断为流行性乙型脑炎。病已六日，曾连服中药清热解毒、养阴之剂，病热有增无减。会诊时，体温高43.3℃，脉象沉数有力，腹满微硬，哕声连续，目赤不闭，无汗，手足妄动，躁烦不宁，有欲狂之势，神昏谵语，四肢微厥，昨日下利纯青黑水。此虽病邪羁踞阳明，热结旁流之象，但未至大实满，而且舌苔秽腻，色不老黄，未可与大承气汤，乃用小承气汤法微和之。

服药后，哕止便通，汗出厥回，神清热退，诸症豁然，再以养阴和胃之剂调理而愈。(《蒲辅周医案》)

病案2

周，五十二岁，壬戌七月十四日。世人悉以羌防柴葛治四时杂感，竟谓天地有冬无夏，不亦冤哉！以致暑邪不解，深入血分成厥，衄血不止，夜间烦躁，势必胶固难解，焉得速功。

飞滑石9克，犀角9克，冬桑叶9克，羚羊角9克，玄参15克，鲜芦根30克，细生地15克，丹皮15克，鲜荷叶边一张，杏仁泥9克，今晚1帖。

十五日，厥与热似乎稍缓，据云夜间烦躁亦减，是其佳处。但脉弦细沉数，非痉厥所宜，急宜育阴而敛阳，复用咸以制厥法。

生地18克，生鳖甲18克，犀角9克，羚羊角9克，丹皮9克，麦冬（连心）24克，生白芍12克，桑叶9克，日服2帖。

十六日，脉之弦刚者，大觉和缓，沉者已起，是为起色。但热病本属伤阴，沉思医者误以伤寒温燥药五六帖之多，无怪乎舌苔燥如草也。议启肾液法。

玄参30克，天冬9克，丹皮15克，沙参9克，麦冬15克，金银花9克，犀角9克，生鳖甲24克，桑叶6克，日服3帖。

十七日，即于前方内加细生地18克，连翘4.5克，鲜荷叶边9克，再按：暑热之邪，深入下焦血分，身半以下，地气主之，热来甚于上焦，岂非热邪深入之明证乎？必借其香以为搜邪之用。不然，恐日久胶固之邪，一时难解也。热邪一日不解，则真阴正气日亏一日矣，此紫雪丹之必不可少也。紫雪丹4.5克，分3次服。

十八日，厥已回，面赤，舌苔干黑芒刺，脉沉数有力，十余日不大便，皆下症也。人虽虚，然亦可以调胃承气汤不和之。

生大黄 15 克，元明粉（冲）9 克，生甘草 9 克，先用一半煎一茶杯，缓缓服，俟夜间不便，再服下半剂（服前半剂，即解黑粪许多）。

又，便后用此方：麦冬 30 克，大生地 30 克，生鳖甲 30 克，生白芍 18 克。

十九日，大下宿粪若许，舌苔化而干未滋润，脉仍洪数，微有潮热，除存阴无二法。沙参 9 克，大生地 30 克，鳖甲 15 克，麦冬 18 克，生白芍 18 克，牡蛎 15 克，天冬 9 克，炙甘草 9 克，丹皮 12 克，日服 1 帖。

二十一日，小便短而赤甚，微咳，面微赤，尺脉仍有动数之象，议甘润益下，以治虚热，稍复苦味，以治不尽之实邪。且甘苦合化阴气而利小便也。按：甘苦合化阴气利小便法，举世不知，在温热门中诚为利小便之上上妙法。盖热伤阴液，小便无由而生，故以甘润益水之源。小肠火腑，非苦不通，为邪热所阻，故以苦药泻小肠而退邪热。甘得苦则不呆滞，苦得甘则不刚燥，合而成功也。

生鳖甲 24 克，玄参 15 克，麦冬（连心）18 克，生白芍 18 克，沙参 9 克，麻仁 9 克，黄连 3 克，阿胶 9 克，丹皮 9 克，炙甘草 12 克，日服 2 帖。

二十二日，已得效，仍服前方 2 帖。

二十三日，复脉复苦法，清下焦血分阴热。玄参 15 克，生鳖甲 15 克，阿胶（化冲）9 克，生白芍 18 克，天冬 6 克，丹皮 9 克，麻仁 15 克，麦冬（连心）15 克，炙甘草 15 克，日服 2 帖。（《吴氏医案》）

（三十）湿温

王，33 岁，壬戌四月二十二日，症似温热，但心下两胁俱胀，舌白，渴不多饮，呕恶嗳气，则非温热，而从湿温例矣。用生姜泻心汤之苦辛通降法。茯苓 18 克，生姜 30 克，黄连 9 克，生薏苡仁 15 克，半夏 24 克，炒黄芩 9 克，生香附 15 克，干姜 15 克，头煎，水八杯，煮三茶杯，分三次服，约二时服一次。二煎，用水三杯，煎一茶杯，明早服。

二十三日，心下阴霾已退，湿已转阳，就清气分之湿热。熟石膏 15 克，连翘 15 克，飞滑石 15 克，藿香梗 9 克，杏仁泥 9 克，芦根 24 克，黄芩炭 9 克，黄连 6 克，金银花 15 克，水八碗，煮成三碗，分三次服，渣再煮一碗服。

二十四日，斑疹已现，气血两燔，用玉女煎合犀角地黄法。生石膏 45 克，细生地 18 克，犀角 9 克，连翘 30 克，苦桔梗 12 克，牛蒡子 18 克，知母 12 克，金银花 30 克，炒黄芩 12 克，玄参 24 克，薄荷 9 克，水八碗，煮成四碗，早中晚夜分四次服。

二十五日，面赤，舌黄，大渴，脉沉，肢厥，十日不大便，转矢气，谵语，下症也，议小承气汤，生大黄 24 克，小枳实 15 克，厚朴 12 克，水八碗，煮成三碗，先服一碗，约三时许得大便，止后服。不便，再服第二碗。

又：大便后宜护阴液，议增液法，麦冬（不去心）30

克，细生地 30 克，连翘 9 克，玄参 12 克，炒甘草 12 克，金银花 9 克，煮沸三碗，分三次服，能寐，不必服。

二十六日，陷下之余邪不清，仍思凉饮，舌黄，微以调胃承气小和之。生大黄 6 克，元明粉 2.4 克，生甘草 3 克，头煎一杯，二煎一杯，分两次服。

二十七日，昨日虽大便而不爽，脉犹沉而有力，身热不退而微厥，渴甚面赤，犹宜微和之，但恐犯数下之戒，议增液承气合玉女煎法。生石膏 4 克，知母 12 克，黄芩 9 克，生大黄 9 克另煎，分三份，每次冲一份服，煮成三杯分三次服。若大便稀而不结不黑，后服勿冲大黄。

二十八日，大便虽不爽，今日脉浮，不可下，渴思凉饮，气分热也。口中味甘，脾热甚也，议用气血两燔例之玉女煎，加苦药以清脾瘅。生石膏 90 克，玄参 18 克，知母 9 克，细生地 30 克，麦冬 30 克，黄连 9 克，黄芩 18 克，煮四碗，分四次服，得凉汗，止后服，不渴，亦止服。

二十九日，大用辛凉，微甘合苦寒，斑疹续出若许，身热退其大半，不得再用辛凉寒剂。议甘寒合化阴气，加辛凉以清斑疹。连翘 9 克，细生地 15 克，犀角 9 克，金银花 9 克，天花粉 9 克，黄芩 9 克，麦冬 15 克，黄连 6 克，薄荷 3 克，玄参 12 克，煮三碗，分三次服，渣再煮一碗服。

五月初一日，大热虽减，余焰尚存，口甘弄舌，面光，赤色未除，犹宜甘寒苦寒合法。连翘 9 克，细生地 15 克，玄参 12 克，金银花 9 克，黄芩 9 克，丹皮 9 克，麦冬 15 克，黄连 6 克，水八碗，煮三碗，分三次服。

初二日，即于前方加犀角 6 克，知母 4.5 克，煮法服法如前。

初三日，邪少虚多，宜用复脉去大枣，桂枝，以其人本系酒客，再去甘草之重甘，加二甲、丹皮、黄芩、麦冬 30 克，大生地 15 克，阿胶 9 克，丹皮 15 克，炒白芍 18 克，炒黄芩 9 克，炙鳖甲 12 克，牡蛎 15 克，麻仁 9 克，头煎三碗，二煎一碗，日三夜一，分四次服。此甘润化液，复微苦化阴，又苦甘咸寒法。

初四日，尚用余邪未尽，以甘苦合化，入阴搜邪法。玄参 60 克，细生地 18 克，知母 6 克，麦冬 24 克，生鳖甲 24 克，粉丹皮 15 克，黄芩 6 克，连翘 9 克，青蒿 3 克，金银花 9 克，头煎三碗，二煎一碗，分四次服。

初九日，邪少虚多，仍用复脉法。大生地 18 克，玄参 12 克，生白芍 18 克，生阿胶 12 克，麦冬 24 克，生鳖甲 18 克，火麻仁 12 克，丹皮 12 克，炙甘草 9 克，头煎三茶杯，二煎一茶杯，分四次服。(《吴氏医案》)

二、外科病案

(一) 胰瘅 (急性胰腺炎)

王某，女，24 岁，1985 年 8 月 18 日急诊入院。

昨晚饱餐后突发心下胀满而痛，手不可近，左上肢有 10 厘米 × 5 厘米大小肿物，按之石硬有结节感，伴有发热畏寒，呕恶，溲赤便结，舌质红苔黄腻，脉沉紧。体温 38℃，胆囊内砂粒样结石。诊为大结胸证，里热壅盛，予以大陷胸汤泻热攻里以破结。药用：大黄15克，芒硝12克，甘遂末2克。先煎大黄去滓纳入芒硝，令沸兑入甘遂末。服药1剂，便通痛解，诸症均减。又进2剂，腹痛不作，纳食增进，体温恢复正常。上方去甘遂、芒硝，大黄减量加金钱草、海金砂、鸡内金、柴胡调治，服药20余剂，诸症均瘥。B超复查，肿块消失，胰腺大小正常，胆囊内砂石明显减少，化验正常。随访年余，未再复发。(《辽宁中医杂志》)

（二）胆瘅（胆囊炎致败血症）

赵某，女，32岁，1987年6月15日诊。

胆囊炎引起败血症，经西医诊治抢救7天不效，遂求余诊视。刻诊：神志不清，夜有谵语，高热，胸腹胀满而痛，便结7日未通，口干欲饮，舌红苔黄腻，脉沉紧稍数。体温39.5℃，右上腹部有压痛及反跳痛。白细胞$19.5 \times 10^9/L$，"B超"提示：胆囊炎。证属热邪内结，气机不通。予以大陷胸汤加味，泻热破结以通气机，药用：大黄15克，芒硝12克（冲），甘遂末2克（冲），茵陈30克，柴胡、栀子各10克，连翘15克。服1剂，便下3次，量多而臭秽，神志转清，热势减退，脘腹痛减，纳食增进。按上方加减服至12剂，诸症皆愈。(《辽宁中医杂志》)

（三）痤疮

尚某，女，17岁，郑州人。有2年痤疮病史。近因痤疮加重前来诊治。

刻诊：痤疮遍及面颊前额及下巴，色泽黯红，大如黄豆，有的连成片状，口渴欲饮冷水，手足不温，大便干结 4～5 日 1 次，肛门灼热，舌质淡，苔黄略腻，脉沉，辨为阳明热结夹寒证，治当泻下热结，兼以温阳，给予大承气汤与大黄附子汤合方加味。大黄 12 克，芒硝 10 克，枳实 5 克，厚朴 24 克，附子 15 克，细辛 6 克，生地黄 30 克，牡蛎 30 克，海藻 30 克，生甘草 10 克。6 剂，第 1 次煎 30 分钟（其中大黄煎 15 分钟，芒硝 3 秒），第 2 次煎 25 分钟，合并药液，每日 1 剂，每天分 3 次服。

二诊：大便通畅，以前方 12 剂。

三诊：痤疮减轻，以前方 12 剂。

四诊：手足温和，以前方 12 剂。

五诊：诸症基本消除，为巩固疗效，以前方变汤剂为散剂，每次 6 克，每日分 3 次服，治疗 3 个月。随访 1 年，一切尚好。

用方体会：根据大便干结，肛门灼热辨为阳明热结，再根据手足不温，舌质淡辨为寒，因色泽黯红辨为血热，以此辨为阳明热结夹寒证。方以大承气汤攻下热结，以大黄附子汤温阳散寒通结，加生地黄清热凉血，牡蛎、海藻软坚散结，生甘草清热解毒，益气和中。方药相互为用，以取其效。(《方剂学临床应用要旨》)

（四）疔疮

孙某，男，19 岁。初诊日期：1974 年 1 月 11 日。

主诉：左手中指顶端肿痛已 1 周。

现病史：1 周前左手指顶端生一水疱，痒痛，轻度肿胀，病后 3 日食少，轻度呕逆，便干尿赤，乏力。在某医院外科诊治，当即切开。回家途中曾呕吐 1 次，3 日来头晕，高热恶寒，时而谵语，大便秘结，口吐绿水。

检查：体温 39℃，呈痛苦表情，闭目不语，左手中指末节内侧有一切口，渗血，胬肉外翻，整个中指肿胀，左上肢桡侧有一红线，直达左腋，腋下淋巴结肿大，皮色不变，疼痛拒按。

舌象：舌苔黄厚，舌质红。

脉象：沉细而伏。

西医诊断：脓性指头炎，继发淋巴管炎。

中医辨证：蛇头疔、红丝疔，火毒炽盛，邪热攻心。

治法：解毒护心，凉血通里。

方药：金银花 30 克，蒲公英 30 克，野菊花 18 克，紫花地丁 12 克，连翘 18 克，川大黄 9 克（包煎），陈皮 4 克，半夏 9 克，白芷 9 克，桔梗 9 克，甘草 9 克，灯芯炭 9 克，绿豆衣 9 克，赤芍 9 克。

每日服 2 剂，并用梅花点舌丹，早晚各服 1 粒，用牙咬破，置于舌尖，自觉舌尖发麻即用白开水送下。

外治：疮口干撒甲字提毒粉，外贴痈疽膏。左上肢红线针刺放血后外敷雄黄软膏。

1 月 12 日复诊：热渐退（38℃），左中指疼痛见轻，十呕而未吐，大便已通，量多，臭味重。疮口见脓，无津血渗出，左上肢红线颜色变浅。前方去川大黄、半夏，每日 1 剂。外用药同前。

1月14日三诊。体温正常，疮口痛轻，左上肢无力，左肘不适，已无恶心，食少，便稍干。患指肿胀已消，左腋淋巴结缩小，触痛减轻。舌苔黄，舌边红，脉沉弦无力。

方药：升麻9克，炒山甲12克，白芷9克，桔梗9克，甘草3克，金银花18克，连翘18克，当归9克，赤芍9克。

外用：疮口撒甲字提毒粉，外贴痈疽膏。

1月15日四诊。疮口痛止，饮食、睡眠良好，大便正常，疮口内毒根已突起。按前方继服药5剂。用镊子夹住疮内突起之毒根，一边摇晃，一边稍用力外拔，将残留之毒根完整取出，色青绿，似烂筋；疮口撒甲字提毒粉，外贴痈疽膏。

疮口内毒根取出后，新肌渐生，疮口浅平改用吃疮粉干撒，绷带包扎，经治18天临床痊愈。

按：本案为房芝萱治疗疔疮验案之一。本例系厥阴心包经火毒凝滞，病位于手厥阴心包经终止穴—中冲。心经火盛，故全身热病证候较重。舌苔黄厚，表示胃热过盛；脉沉细而伏，为火毒内闭之象；呕吐、谵语，系因邪热内攻心包，疔疮走黄之先兆。治宜解毒护心，凉血通里。初诊方重用金银花、紫花地丁、蒲公英、连翘、野菊花清热解毒；并用灯芯炭、绿豆衣、陈皮、半夏护心降逆；白芷、桔梗、甘草内托驱毒；赤芍凉血活血；川大黄清热通里。另服梅花点舌丹，驱毒外出。三诊时患者毒热证候已除，红丝疔已愈，唯疮口毒根未出，因手术时已被切断，不可强取。外用药物提毒拔脓，内服药中加强内托驱毒之功，除加用排脓汤外，另加炒穿山甲12克，并用引经药升麻，使之药达病所，金银花、连翘清解余热，当归、赤芍凉血活血。本例病情危急，应用中医内外兼治，转危为安，获效尚速。（《房芝萱外科经验》）

（五）丹毒

应某，女，37岁，初诊日期：1972年4月10日。

主诉：左小腿红肿2日，伴有发热。

病史：前天左足背及左小腿红肿胀痛，局部发热，行走时胀痛加剧；口渴思冷饮，不思食，时而呕逆；尿短赤，大便3日未行；伴有发热。既往无类似病史。

检查：体温39.9℃，呈昏睡状态，问之不语，表情痛苦，面赤唇焦；左足背及左小腿1/3皮色红赤，形如云片，略肿，局部扪之灼手。白细胞计数20300/立方毫米。

舌象：舌苔黄，舌尖红。

脉象：弦数有力。

西医诊断：左小腿丹毒。

中医辨证：湿热下注，火毒攻心。

治法：清热利湿，解毒护心。

方药：金银花24克，蒲公英24克，大青叶10克，连翘18克，黄连6克，生栀子10克，当归尾10克，赤芍10克，车前子10克，生地黄20克，猪苓10克，灯芯炭10克，薄荷3克，川大黄10克（包煎），绿豆衣10克，陈皮6克。每日2剂，每6小时1次。另服梅花点舌丹，每次1

丸，每 4 小时 1 次。外用：外敷雄黄软膏，每日 2 次。

4 月 12 日复诊：服上方药 3 剂，神志清，呕逆已止，疼痛减轻，大便已通，稍能进食，局部皮肤赤红变浅。体温渐退（37.7℃）。白细胞计数 12000/立方毫米。舌苔薄黄，脉弦略数。依前方加减：

金银花 20 克，蒲公英 25 克，连翘 20 克，赤芍 10 克，当归 10 克，生栀子 10 克，猪苓 10 克，甘草 3 克，生地黄 15 克，黄芩 10 克，黄连 3 克。每日 1.5 剂，每 8 小时服药 1 次。外用：外敷芙蓉软膏，每日 2 次。

4 月 15 日三诊：一切恢复正常，左足及左小腿皮色亦恢复正常。嘱继续按前方服药 4 剂，每日 1 剂，以巩固疗效。随访 4 年，未再复发。

按：本案为房芝萱治疗丹毒验案之一。患者为急性火丹毒，系因心经火毒炽盛、膀胱湿热下注所致，故见高热、局部红肿等症。治疗时重在清热解毒。初诊方中以金银花、蒲公英、连翘、生栀子清热解毒，并用大青叶、薄荷、陈皮解毒凉血解表。其中大青叶能凉血散血热，为解毒之要药；薄荷辛凉清散，疏解风热，用量轻轻即可，过量易于发汗太多；陈皮辛苦，辛散苦降，不但能和胃兴气，而且有散表之功。三药合用，是房氏常用于疏散表热的经验药组。其他如猪苓、车前子能清利膀胱湿热，使水邪有去路，用生地黄、赤芍、当归尾凉血活血，又能加强清热之力；以川大黄清泻里热，有"釜底抽薪"之效。综合起来，为了祛除外邪，实际上是采用了 3 个方法，一为解表，二为利尿，三为通下，此外，用黄连清心火，与灯芯炭、绿豆衣配合以护心解毒。另用梅花点舌丹驱毒外出，防止火毒内陷。

复诊时，患者神志已清，呕逆止，故去灯芯炭、绿豆衣、梅花点舌丹。但仍有低热，另加牛膝引药下行，甘草和中。经治痊愈。(《房芝萱外科经验》)

(六) 乳头破碎

患者，女，25岁，1998年8月16日初诊。

患者产后半月，恶露未尽，乳头疼痛，哺乳时痛如刀割，痛苦难忍，已有2天不能授乳，故急来院。视患者痛苦貌，抑郁寡言，乳头裂口极深，伴不思饮食、脘腹、胁肋胀痛，口苦，烦躁易急，便秘数日未行，脉弦滑有力，舌质红，苔黄厚腻。此乃肝胃二经湿热蕴结。治宜清泄肝火，化湿清热。方用龙胆泻肝汤加减。

方药：龙胆草8克，木通10克，大黄10克，生地黄20克，当归12克，车前子15克，青皮15克，柴胡6克，穿山甲10克，益母草20克，桃仁6克，甘草5克。药进3剂，竟收奇效。婴儿吮吸时痛已止，大便通，食欲增，为巩固疗效，遂又给予上方3剂，告愈。

按：本案为山东省宁阳县第一人民医院中医科徐霞治疗乳头破碎验案之一。《疡医大全》描述："心法曰乳头属厥阴肝经，如暴怒或抑郁，肝经怒火不能施泄，是以乳头皲裂，治当加味逍遥散主之。"而《杂病源流犀烛》认为是险证，治疗必用大补之剂。徐氏认为主要由于情志恚怒伤肝，致使肝火不能疏泄，加之产后饮食不节，厚味酝酿，阳明湿热蕴结，郁于乳头，乳头乳滞均为肝经循行所属，故治疗首先考虑从气着眼、情志着手，虽系产后，勿拘于产后，方用龙胆泻肝汤，拟清泄肝经湿热。方中大黄入阳明经，荡涤胃肠积滞；青皮、穿山甲理气通络直达病所；益母草、桃仁行瘀滞。药仅3剂，诸症悉除。(《现代中西医结合杂志》)

(七) 肛裂

李某，女，28岁，北京稻香村食品厂工人，1992年12月3日初诊。

主诉：肛门刺痛，便血3年，加重5天。

病史：患者3年前因饮食不节，饥饱不均，又喜食辛辣食物而出现肛门刺痛，时有大便带血，反复发作，近5日症状加重，出血量增加，遂来我院门诊。

现症：患者便时肛门刺痛，大便时出鲜血，呈喷射状，大便干燥，便后肛门持续疼痛约3小时，便时带有黏液，小便不畅，口苦纳差，舌质红，苔黄腻，脉滑数有力。局部检查肛门潮湿，肛管内后侧正中可见梭形裂口及溃疡，指诊肛门括约肌痉挛明显。

治法：清热利尿，润肠通便，凉血止血。

方药：止痛如神汤加减。秦艽10克，桃仁10克，皂角10克，苍术10克，防风10克，黄柏12克，当归尾10克，赤芍15克，泽泻10克，槟榔6克，大黄6克，生地黄15克，水煎服，每日1剂。同时用红粉纱条，置于溃疡面，清除腐败组织。

二诊：5日后患者诉疼痛减轻，出血减少，大便通畅，舌脉同前。局部创面溃疡已去，新肉已生。前方去大黄，继服5剂，局部用玉红膏纱条换药。

三诊：5日后复诊，患者诸症均消，裂口愈合。

按：本案为周济民治疗肛裂验案之一。肛裂是一种肛管撕裂，形成溃疡并疼痛剧烈的慢性病，多由于饮食不节，过食炙煿，致使大肠燥热，气机阻塞，气血纵横，经络交错，流注肛门，引起火燥便秘所致。《医宗金鉴》记有："肛门围绕折纹破裂，便结者火燥也。"治疗上根据病情轻重有内治法、外治法、手术疗法。辨证以火燥证及湿热证为主，此例即为湿热证。无论何种治法，总以润燥通便为基础，方能收到较好的疗效。（《专家医案精选》）

（八）肛门痈

赵某，女，35岁。

外痔多年，半月前曾经施行手术治疗，刻下伤口愈，流脓不已，局部红肿热痛，伴有形寒身热，心烦不安，坐立不宁，食欲缺乏，大便干燥，苔白脉数。

湿热不清，下注大肠，传导变化乏力，气血壅遏不通，形成焮肿热痛，流脓不已，证属肛痈，仍宜消散清解为先，仙方活命饮加减。

金银花30克，防风6克，当归10克，赤芍15克，穿山甲10克，皂角刺10克，天花粉10克，元明粉10克（化），黄连6克，生甘草3克，黄柏10克。

外用：大黄末 15 克，植物油调敷患处。

按：本案为刘弼臣治疗肛门痈验案之一。肛门为足太阳膀胱经所主，湿热聚结肛门，此处生痈疼痛，多由湿热下注而成。此案服药 2 剂后，诸症大减，创口已不流脓，共进 4 剂告愈。（《刘弼臣临床经验辑要》）

（九）脱肛

李某，脱肛坠胀，燥粪结于直肠，气虚阴亏，肠中宿垢不得下达，胃呆纳少，宜理脾通胃，升清降浊。

全当归 9 克，炙升麻 2 克，淡肉苁蓉 9 克，苦桔梗 9 克，广陈皮 3 克，炒谷芽、炒麦芽各 9 克，炙枳壳 3 克，全栝楼（切）9 克，郁李仁 9 克，火麻仁 12 克，白通草 2 克。

按：本案为丁甘仁治疗脱肛验案之一。本例由气阴两虚而导致脱肛，并伴胃纳呆少，大便不通等脾胃升降失常的症状，清气不升，脱肛不复；而浊阴不降，则清气难升。故丁氏用润肠丸加全栝楼，缓通其便而降浊；桔梗、枳壳升降开泄，配合升麻，加强升提之力，共奏升清降浊之力，使下陷之气得以升提，此为丁氏治疗脱肛经验之一。（《丁甘仁临证医集》）

（十）蛇串疮

王某，女，33 岁。

初诊日期 1958 年 4 月 4 日：左腰部及左大腿出现集簇小水疱，剧痛已 3 天。7 天前左腰部及左大腿外侧出现大片红斑、小水疱，刺痛加重，不敢触碰，坐立不安，虽服止痛片亦未解痛，大便干结。

检查：左侧腰部及沿左大腿外侧，相当于腰 1~2 节段，可见成片集族之小水疱，部分为血疱，基底潮红。脉弦而带数，舌苔薄黄。

诊断：蛇串疮（西医诊断：带状疱疹）。

辨证：心肝二经之火内郁。

治法：泻心肝之火热。

方药：川黄连 9 克，黄芩 9 克，焦山栀 9 克，大青叶 9 克，番泻叶 9 克，金银花 9 克，连翘 9 克，赤芍 9 克，天花粉 9 克，青黛 1.5 克，水煎服。

外用：玉露膏。

4 月 6 日（二诊）：服 2 剂后，水疱已见结痂，刺痛明显减轻，大便 3 日未行，舌苔黄糙，脉弦数。方拟通腑泄热。生川大黄 6 克（后入），黄芩 9 克，焦栀子 6 克，大青叶 6 克，连翘 9 克，牡丹皮 9 克，赤芍 9 克，忍冬藤 9 克，2 剂。

4 月 8 日（三诊）：疱疹大部干结，疼痛基本消失，大便通畅。前方去大黄加天花粉 9 克。2 剂后治愈。

按：本案为朱仁康治疗蛇串疮验案之一。蛇串疮多发于胁肋部，又名缠腰蛇丹，西医名带状疱疹。中医药认为多由心肝二经风火或脾肺二经湿热所致。此案所用系清营泻火，凉血解毒法。后因患者便结，参入通腑泄热之品，辨证准确而用药恰当。外用玉露膏，可加强清热缓痛之效，全案证方较为妥帖。（《朱仁康临床经验集》）

（十一）接触性皮炎

赵某，女，26 岁，工人。

1975 年 5 月 13 日初诊：两手素有湿疹，反复发作已多年。近日因接触某化学药品，遍发红斑、丘疹、水疱、瘙痒。糜烂结痂，延及前臂。曾用癣药水，使病情加重。再到某医院皮肤科诊治，外涂考的松、地塞米松、肤轻松等药膏，注射葡萄糖酸钙、硫代硫酸钠等皆不效。目前正是急性发作，水疱满布，部分红肿糜烂，大便两日未行，口干渴。苔薄舌红，脉弦细。拟清热利湿。

方药：细生地黄 12 克，京赤芍 9 克，粉丹皮 9 克，茵陈 12 克，蒲公英 30 克，生大黄 9 克（后下），苦参 12 克，白茅根 30 克，生甘草 3 克。

外用：上药煎 3 次，1、2 煎口服，第 3 煎取汁湿敷，每日 3 次，5 剂。

二诊：5 月 18 日。皮损大部减轻，唯仍瘙痒。尚有小水疱，滋水已少，有的已结痂，前方加白鲜皮 12 克。外用：青黛散，麻油调后外搽。

三诊：5 月 25 日。皮肤干燥脱屑，瘙痒减轻。基本痊愈。龙胆泻肝丸 9 克（分吞）。地龙片，每日 3 次，每次 5 片。外用：黄柏冷霜。

本案为顾伯华治疗接触性皮炎验案之一。接触性皮炎是指接触某些外界物质引起的急性炎症反应。由于某种原因导致过敏的物质较多，中医有不同的名称，如因漆刺激而引起称漆症；因贴膏药引起者称为膏药风；接触马桶引起者，称为马桶癣等。多数病例有明显的接触史。本案患者素有湿疹病史，复接触某化学药品引起，皮损一般在接触部位，表现有红斑、丘疹、水疱、瘙痒，而外因癣药水等刺激。现外用药又使病情加重。水疱增多，红肿糜烂，为毒邪侵入皮肤，郁而化热，邪热与气血相搏而成。治宜以清热利湿为法。方中生地黄、赤芍、牡丹皮清热凉血；蒲公英、生甘草清热解毒；茵陈、白茅根清热利湿；大黄泻下通便使湿热毒邪从二便出。第三煎取汁湿敷可达到解毒燥湿之功效。皮肤干燥脱屑，瘙痒减轻。继以龙胆丸善后巩固疗效。(《外科经验选》)

（十二）酒渣鼻

姜某，男，22岁，1991年2月23日初诊。鼻尖红赤、周围起紫红色斑块3个月余，每因饮酒或食辛辣而加剧，不痛微痒，抓破后流血不止，心烦易怒，大便干，舌质红苔薄脉弦。诊为酒渣鼻，证属郁火上扰，血热搏结，治以加味消斑汤。

方药：制僵蚕15克，蝉蜕9克，姜黄6克，大黄15克，当归12克，赤芍15克，牡丹皮15克，黄芩12克，紫草21克，桔梗10克，生甘草9克。水煎服。服药5剂，红斑大为减轻，唯鼻尖部留有紫红色斑点，原方再服5剂，斑点基本消失，原方继服5剂以资巩固。

按：本案为山东省聊城卫生学校朱树宽治疗酒渣鼻验案之一。酒渣鼻，系血管运动神经失调的慢性皮肤病。祖国医学认为本证多由饮食不节，酗酒无度，过食辛辣炽热之品，导致湿热内蕴复感风寒侵袭，内外合邪，血热凝结于面而成。故治以清热凉血收效良好。此方由杨栗山《寒温条辨》之升降散，合《太平惠民和剂局方》清凉饮子组成。鼻为清空之窍，上居阳位，其受邪当与风有关，故用僵蚕、蝉蜕虫类药升阳中之清阳，透经达络，祛邪开郁于上，合当归、赤芍、生甘草，更增活血化瘀之功。总之，本方开郁散结，行气活血，疏风清热，上通下达，内清外解，实为治疗酒渣鼻之良方。(《山东中医杂志》)

（十三）天疱疮

林慧恒，女，1.5岁，1981年9月14日初诊。

病史：家长代诉，患儿于20多天前，躯干、四肢突然出现红斑，随之即出现水疱，界限清楚，疱壁薄易破，内有透明液体，皮损红而潮润，流黄水。经某医院诊断为"小儿天疱疮"。用激素治疗未能控制病情发展，大便4天未解，小便黄短，食纳不振，烦躁不宁，夜间啼哭，遂转我科门诊治疗。

检查：体温正常。口腔黏膜糜烂，舌红，苔黄腻，指纹紫，躯干、四肢有红斑水疱，糜烂、结痂。

血液：白细胞总数7800/立方毫米，中性0.80，淋巴0.20。

辨证：心脾湿热，外感毒邪，郁结成疱。

治法：泄热通便，解毒化湿。

方药：大黄2克（后下），白头翁6克，茵陈6克，连翘3克，金银花3克，野菊花6克，紫花地丁6克，大青叶6克，僵蚕3克，水煎服。

外用：201消炎水清洗患处，每日1次。

服上方 7 剂用外治，大便通下，睡眠安宁，原皮损红斑渐退，水疱糜烂亦见结痂萎缩，无新生疱疹出现，症状稳定，继用上方去大黄服 7 剂，皮损消退，症状消失。

按： 本案为黄振鸣治疗天疱疮验案之一。天疱疮好发于中年人，小儿天疱疮临床罕见，其发病为先天禀赋不足，湿邪困脾复感毒热之邪，湿热相搏于皮腠而成，热结于里，故见大便不通，膀胱湿热则小便黄短。纳食不佳，烦躁不宁，夜卧不安均为脾胃不和之象。小儿为纯阳之体，脏腑清灵，随拨随应。本案就是从调理脾胃取效的。《诸病源候论》道："小儿大小便不利者，脏腑冷热不调，大小肠有游气""不得宣散，故大小便涩，不流利也"。故方中以大黄通腑泄热；白头翁、茵陈清解大肠膀胱之湿热蕴毒；其余诸药以清热解毒化湿。湿热去，脾胃和则诸症自安。（《奇难杂症精选》）

（十四）褥疮

钟某，男，22 岁。

初诊：1986 年 7 月 11 日。

病史：患者于半年前因开摩托车发生车祸，脊髓神经受损而至下肢瘫痪，长期卧床，近 2 周来骶部皮肤发红，继而紫暗、肿胀，局部溃烂，大便 4 天未解而来诊。

检查：体温 38℃，身热面红；在骶处骨部皮肤有手巴掌大小溃疡面，边缘紫暗水肿，有黄色分泌物；舌红苔黄腻，脉数。

血常规：白细胞计数 $15 \times 10^9/L$，中性 0.82。

辨证：气滞血瘀，肌肤失荣。

治法：活血通络，清热通腑，养血润肤。

方药：五藤通络化瘀汤加减。

钩藤 18 克，鸡血藤 30 克，毛冬青 30 克，络石藤 30 克，忍冬藤 18 克，首乌藤 30 克，大黄 10 克（后下），生甘草 10 克，水煎服。

外用：疮口用 201 消炎水（青黛 1000 克，土银花 1000 克，千里光 2000 克，紫花地丁 1000 克，甘草 1000 克，荆芥 500 克，防风 500 克。加水 24 升，煎至 6 升，装瓶备用）清洗疮面后，撒黄灵丹（五倍子 12 克，黄丹 12 克，轻粉 6 克，僵蚕 9 克，地龙 9 克，黄柏 12 克。上药研极细末，和匀备用。用法：以药末少许撒于胬肉处），再用 201 消炎水湿敷，每天 3 次。

复诊：1986 年 7 月 13 日。服药 2 剂和外治后身热退，大便已通畅；疮面溃疡流黄水减少，边缘红肿渐消，疼痛减少；舌淡红，脉弦数。守上方加托毒生肌之品。

方药：生黄芪 30 克，络石藤 30 克，生甘草 6 克，忍冬藤 18 克，毛冬青 30 克，威灵仙 18 克，首乌藤 30 克，丹参 18 克，钩藤 18 克，水煎服。

外用：疮口用 201 消炎水清洗后，撒少许黄灵丹再外敷拔毒膏（地龙、金黄散各 30 克，先以凡士林 90 克煎熔，再将上药末渐渐投入），以消毒敷料绷带包扎，每天换 1 次，共 7 次。

三诊：1986 年 7 月 21 日。经服药 7 剂和外治后，局部溃疡面明显缩小，肉芽生长良好，其余症状消失。

内服处方同上。继用201消炎水清洗疮面，外敷衍生肌膏（地龙90克，橡皮90克，龙骨90克，冰片3克，血竭12克，乳香15克，没药15克，凡士林700克。上药研末，与凡士林调成膏，瓶装备用），以消毒敷料包扎，每天换药1次，嘱家人多为患者翻身。按上法再治疗15天，褥疮全部愈合。

按：本案为黄永源治疗褥疮验案之一。本例患者为气滞血瘀之急性期，兼有阳明腑实证，治宜活血通络，清热通腑，兼养血润肤。方药以五藤饮为主，功能通络活血消肿止痛。初诊兼投大黄以通腑，通腑后配丹参、生黄芪活血托里生肌，即为消法与托法并用。外用201消炎水祛腐排脓，外撒黄灵丹能促其祛腐生肌。（《奇难杂症精选》）

（十五）毒蛇咬伤

周某，男，32岁。因"右手被五步蛇咬伤3天"而收住院。入院前曾在外院已予扩创，并运用抗蛇毒清、地塞米松等治疗，局部疼痛有所缓解，但肿势必仍向前臂扩展，局部扩创疮面渗血不止。为进一步治疗，急送至我科救治。患者烦躁，头晕乏力，胸闷，时有呕吐，小便近1日未解，大便3日未行。查体示：右上肢肿胀瘀紫，右手中指与无名指间，小指掌指关节处现3处疮口，渗血不止。眼呈蛇眼状，心率120/分，血压60/30毫米汞柱。尿常规示：红细胞80/HP，血常规示：红细胞2.4×10^{12}/L，HB77g/L。此乃蛇毒内结，内攻脏腑，症情十分危急。口服季德胜蛇药片20粒，每隔 6 小时 1 次，中药拟清热凉血解毒，通利二便。

方药：半枝莲 30 克，半边莲 30 克，虎杖 15 克，白花蛇舌草 30 克，菊花 12 克，天麻 15 克，生地黄 30 克，牡丹皮 9 克，赤芍 12 克，桑枝 20 克，生黄芪 30 克，车前草 15 克，玉米须 30 克，姜半夏 9 克，陈皮 9 克，另予生大黄 9 克，开水泡服。

局部疮口以吸收性明胶海绵外敷止血，患肢以金黄散水调敷以箍围消肿。同时配合西医矫正血容量，升压治疗，并静脉滴注地塞米松 15～20 毫克/每天。经中西医积极救治后，次日患者血压、心率等生命体征均恢复正常。1 周后患者痊愈出院。

按：本案为唐汉钧治疗毒蛇咬伤验案之一。中医历来有"治蛇不泄，蛇毒内结""二便不通，蛇毒内攻"之说，因此在毒蛇咬伤治疗中，通利二便是十分重要的。同时，五步蛇蛇毒为血循环毒，属中医的"火毒"，在治疗中应以清热凉血解毒为主。方中半枝莲、半边莲、虎杖、白花蛇舌草、生地黄、牡丹皮、赤芍清热解毒，凉血止血；生大黄、车前草、玉米须通利二便，使蛇毒外泄；陈皮、姜半夏和胃止呕；菊花、天麻醒脑明目；桑枝舒筋通络。诸药合用，达到清热之中兼以养阴，使热清血宁而无耗血之虑；凉血之中兼以散结，使血止而无留瘀之弊。对于中毒较重的病人主张早期足量运用肾上腺皮质激素，可以提高病人对蛇毒的耐受性，防治休克及血清反应，可阻止病情的发展。（《历代名医医案精华》）

三、妇科病案

（一）闭经

病案 1

刘某某，女，23 岁，未婚，1971 年 11 月 7 日初诊。平素易动怒，多气郁，月事常先期而行。2 个月前因感受风邪，发热恶寒，头痛无汗，咽喉肿痛，体温 39.6℃，时月经正行而止，迄已 2 个月余未转。现症自觉午后阵发寒热，而体温不高，脘腹痞闷，嗳气频作，心烦懊恼，呕恶口苦，食思不振，小腹胀硬，不喜按揉，便干溲黄，舌红苔薄黄，脉弦细而数。此外邪不解，入里化热，结于少阳，内聚胃腑，搏于血海，阻于胞脉，而成少阳阳明合病，兼气滞血瘀之证，拟以两解表里，疏肝行滞，大柴胡汤加减。

处方：醋柴胡、杭白芍、炒枳壳、清半夏、条黄芩、酒大黄（后下）各 9 克，香附 6 克，川楝子 9 克，延胡索 4.5 克，刘寄奴 12 克，紫丹参 9 克，粉甘草 4.5 克，广木香 4.5 克，2 剂，水煎服。

二诊（11 月 4 口）：药后未再发作寒热，烦呕不止，胸次已宽，纳食有加，二便通利，唯经仍未潮，小腹尚感胀痛，舌边红，苔淡黄，脉弦细。此邪热渐退，瘀滞未行，再依前法化裁。

处方：醋柴胡 6 克，条黄芩、炒枳壳、赤芍药、酒大黄（后下）、粉丹皮、桃仁泥各 9 克，山楂肉、怀牛膝、紫丹参各12克，香附、川芎各6克，粉甘草4.5克，2剂，水煎服。

三诊（11月1日）：服上方，1剂腹痛减，再剂月事已通，唯量少色深，嘱服加味逍遥丸，日2剂，连服10天。（《哈荔田妇科医案医话选》）

病案2

一妇年三十四岁，经水不行，寒热往来，面色萎黄，唇焦颊赤，时咳三两声，向者所服之药，黑神散、乌金丸、四物汤、烧肝散、鳖甲散、建中汤、宁肺散、针艾百千，病转剧。家人意倦，不欲求治，戴人悯之，先涌痰五六升，午前涌毕，午后食进，余症悉除。后三日，复轻涌之，又去痰一二升，食益进。不数日，又下通经散：陈皮、当归各一两，甘遂（以面包，不令透水，煮百沸，取出，用冷水浸过，去面，焙干），共为细末，每服三钱，温汤调下。泻讫一二升后，数日去死皮数重，小者如麸片，大者如苇膜，不一月，经水行，神气大康矣。（《儒门事亲》）

（二）痛经

病案1

颜某某，女，33岁，工人。经行小腹剧痛，经量增多已7～8年，妇科检查诊断为慢性盆腔炎、子宫内膜异位症。经前下腹先感胀痛，经期痛甚，持续2～3天，需注射杜冷丁方能缓解，经量多，色紫暗伴血块。苔薄，舌红边有紫点，脉弦数。适值行经前夕，收入住院观察。先拟化瘀行滞。

处方：血竭末（吞）1.5克，制大黄炭6克，制没药、赤芍、白芍各9克，延胡索、当归各12克，蒲公英30克，广木香、艾叶、月季花、生甘草4.5克，5剂。

二诊：经水来源，上方去月季花加炒川芎4.5克，续服4剂。

三诊：经痛明显减轻，量亦减少，净后出院，带回清热解郁，佐以扶正药调理。

次月经行，再住院观察治疗。原方服6剂，仅有轻微痛减，经量正常，净后出院，调理善后。停药半年，随访痛经未复发，月经正常。(《何子淮女科经验集》)

病案2

赵某，女，35岁。

初诊（2006年5月15日）：痛经10年、7年不孕。10年前无明显诱因出现经期下腹部疼痛，经后自行缓解，伴月经周期缩短（20天1行），经期延长（7~10天），经量适中，偶夹血块，末次月经2006年4月26日，10天净，曾在上海等地求治，效果不佳。B超提示：子宫腺肌症。妇检：外阴已婚未产型，阴道通畅，宫颈肥大，中度糜烂，无抬举痛，子宫水平位，鹅蛋大，质硬，深压痛，活动欠佳，左侧附件增厚压痛，右侧附件未触及明显异常。舌淡，苔薄，脉细弱。

诊断：痛经，血瘀型。拟活血化瘀法，抵当汤加味治疗。

鸡内金10克，水蛭9克，虻虫9克，桃仁9克，酒大黄9克，丹参30克，夏枯草15克，生山楂15克，8剂。

二诊（5月26日）：拟抵当汤合活血化瘀方加味。

炒水蛭9克，炒虻虫9克，桃仁9克，酒大黄9克，卷柏9克，续断15克，泽兰12克，蒲黄9克，红花9克，川芎9克，赤芍15克，甘草6克，5剂。

三诊（5月29日）：今月经来潮第2天。量开始增多，色暗，无明显腰腹疼痛，守上方加益母草30克，当归24克，五灵脂15克，3剂。

四诊（5月31日）：今月经量较前增多，色红，偶感小腹隐痛能忍受，伴腰腿痛，舌红苔黄，脉弦软，72次/分，守上方加牛膝15克，木瓜30克，花蕊石12克，4剂。引血下行，活血止痛。

五诊（6月2日）：月经干净，无明显腰腹疼痛，舌红，苔薄，舌边轻齿痕，脉数，80次/分，此为虚实夹杂之象，上方去抵当汤加补血之品。

黄芩30克，木瓜30克，牛膝12克，花蕊石12克，牡丹皮9克，丹参30克，桃仁9克，莪术9克，卷柏9克，续断15克，泽兰12克，蒲黄9克，赤芍15克，红花9克，川芎9克，炙甘草6克，5剂，并以上方10剂做成蜜丸。

2007年10月足月产一男婴。

按：抵当汤出自《金匮要略》妇人杂病篇，"妇人经水不利下，抵当汤主之。"抵当汤由水蛭、虻虫、桃仁、大黄组成，是治疗瘀血内结成实所导致的经闭不行，刘老用其治疗子宫内膜异位症、子宫腺肌症之经行腹痛。抵当汤中四味药活血化瘀力强，因此应用于实证，体质强之人，水蛭、虻虫有毒，需炮制后使用或久煎。子宫内膜异位症，非短期可以治愈，故控制经行腹痛后，应以丸药以缓图治本，以巩固疗效，经期仍以汤药以止痛，待以时日，可望获愈。(《中国百年百名中医临床家丛书》)

病案3

姚某某，女，37岁，已婚，工人。生产2胎，又行人工流产2次，以后渐见经来量多，夹块作痛，曾用丙酸睾丸酮、维生素K、安络血和凉血止血、益气摄血等中西药物治疗，可取一时效果，停药后仍复原样，常拖延10日以上，有时净后带下夹红。妇科病理切片诊断为子宫内膜增生症（不规则成熟）。本届经行第2天，量多，块大色紫暗，下腹按痛。舌边紫暗，脉弦涩。

证属：瘀热蕴滞下元，治宜活血化瘀，荡涤胞络。

处方：以自拟血竭化癥汤加减。

血竭4.5克，制大黄炭、延胡索、继木花、血余炭、赤芍、白芍、失笑散各9克，丹参15克，当归炭24克，藕节30克。

二诊：药后块下更多，腹痛时或减缓，仍以化瘀生新续进。

血竭、制大黄炭、小蓟、地榆各9克，当归炭、炒白芍各15克，仙鹤草、藕节30克，炙甘草6克。

三诊：服药后块下仍多，今已量减似有净块，按之腹不痛，精神也转佳。块下痛除，瘀阻已去，继以养血调冲。

炒当归、焦白术、补骨脂各15克，炒白芍、狗脊、党参各 12 克，炙黄芪 9 克，淮山药、川断各 24 克，炙甘草 6 克。

四诊：经期未至，已有来潮之感，慎防量多崩下。再以养血调中观察，上方去参、芪、术、淮山药、补骨脂，加丹参、仙鹤草各 15 克，艾炭 2.4 克。

五诊：服药 2 天，经来量不甚多，未见块下，色鲜红，无腹痛。仍以益气养血调经巩固。

党参、炙黄芪、焦白术、墨旱莲各 15 克，炒白芍、侧柏叶各 24 克，炒丹皮 9 克，炙甘草 6 克。（《何子淮女科经验集》）

（三）经闭如狂

赵××，女，25 岁，包钢职工家属。1971 年 8 月 27 日初诊。由爱人代诉：患者今年 5 月结婚后，月经即未潮，自认为怀孕。后经某医院妇产科检查，并非怀孕。即用调经药，医治十余天，月经仍不来潮而停药。后三日，于夜间陡然烦躁不安，时哭时笑，骂詈奔走，经中西医调治，疗效不显。患者家庭史中无癫狂病者。诊见少腹硬满，小便通利，苔黄舌质红，尖端有紫点，脉象沉弦而结。据此脉证，乃肝气郁结，气滞血凝，冲任失调，血瘀阻滞于子宫，经闭如狂。遂选用桃仁承气汤加味，处方：桃仁 9 克，桂枝 6 克，炙甘草 6 克，赤芍 9 克，丹皮 12 克，茯苓 9 克，玄明粉 6 克冲服。2 剂。水煎饭前服。8 月 29 日，二诊：患者服药后，大便数次，睡眠好转，其他症状减轻，已不骂人和奔走，脉渐有缓象，两尺尤显。又按前方予 2 剂，服法同前。9月4日三诊：自诉服第四剂药的第一次煎药后，遂即月经来潮，内有黑紫色血块，现诸症消失。再诊其脉，结脉消失，脉象和缓，遂嘱其停药一周再诊。9月12日四诊，脉象缓和，经尽病愈，从此停药，膳食静养。（《新中医》）

（四）月经不调（月经先期）

楚某，女，19岁，2003年1月9日初诊。月经初潮12岁，开始周期尚准，近半年月经先期而至，每次提前10多天，量多色红，有血块，面部起痤疮色鲜红，且于经前加重，口干苦，大便燥结，小便色黄，舌质鲜红，苔黄，脉数有力。

辨证：阳盛血热，冲任不固。

治则：清热降火，凉血调经。

方药：生地25克，丹皮12克，赤芍、白芍各15克，金银花25克，菊花15克，黄芩15克，桃仁15克，红花10克，鸡血藤25克，酒大黄10克（后下），薏苡仁25克。

二诊（1月16日）：服上方5剂后，月经来潮，距上次月经为23天，现正值月经第4天已基本干净，血块较既往减少，经来少腹稍胀，纳差，四肢酸困无力，面部痤疮已明显消退，大便每天2~3次，质稀，舌红，苔薄白，脉沉弦。守上方去酒大黄加枳壳15克，陈皮12克，木香6克。

三诊（2月24日）：服上方20余剂，月经再潮，此次为31天，上述症状消失。

四诊（4月3日）：患者因面部痤疮再次就诊，述其月经已基本正常，仍守1月9日方10剂巩固治疗。（《门成福

妇科经验精选》）

（五）经期延长

姚某某，女，37岁。

1974年8月25日初诊：生育第2胎，又行人工流产术2次（末次于1972年12月），以后渐见经来量多，夹块，作痛。曾用中西药治疗，可取一时效果，停药后仍复原样，行经拖延10日以上，有时净后带来夹红。

妇科检查：诊断为子宫内膜增生症（不规则成熟）。

现在症状：本次经行第二天，量多，少腹按之痛，血块大，色紫褐，舌边紫黯，脉来弦涩。

辨证：瘀热蕴滞下元。

治法：活血化瘀，荡涤包络。

方药：自拟血竭祛瘀生新汤。

血竭4.5克，大黄炭9克，元胡9克，淮木花9克，血余炭9克，赤、白芍各9克，失笑散9克，丹参15克，当归炭24克，藕节30克。

8月27日复诊：药后块下更多，腹痛时或减缓，仍以祛瘀生新渐进。

方药：血竭9克，大黄炭9克，小蓟9克，地榆9克，当归炭16克，炒白芍15克，仙鹤草30克，藕节30克，炙甘草6克。

8月31日三诊：服药块下仍多，血量减少似有净状，按之腹不痛，精神也转佳。块下痛除，瘀阻已去，继以养血调冲。

方药：炒当归15克，焦白术15克，补骨脂15克，炒白芍12克，狗脊12克，党参12克，炙黄芪9克，怀山药24克，川断24克，炙甘草6克。

9月19日四诊：月经已有来潮之感，慎防量多崩下，再以养血调冲观察。上方去党参、黄芪、白术、山药、补骨脂，加丹参、仙鹤草各15克，艾炭2.4克。

9月22日五诊：服药2天，经来量不甚多，未见块下，色鲜红，无腹痛，仍以益气养血调经巩固。

方药：党参15克，炙黄芪15克，焦白芳15克，旱莲草15克，炒白芍24克，侧柏叶24克，炒丹皮9克，炙甘草6克。

按：本案患者经水来量多夹块，少腹作痛，舌紫脉弦，故辨证为瘀热下滞胞络瘀阻证，拟活血化瘀，荡涤胞络之法。方中血竭伍大黄，一攻下，直捣病所，为众药之主帅。大黄炭用，取其逐瘀下血，而腹中有守，不致一泻千里，不堪收拾。初诊后块下而痛未止，则因瘀行尚未尽，复诊依法继续，待瘀去痛减。三诊拟养血调冲之法，及时扶正。四五诊均为巩固性治疗，谋求长远疗效。（《近现代二十五位中医名家妇科经验》）

（六）经行口糜

李某，女，28岁，1998年7月初诊。患者素喜食辛辣之品，近期常外出用餐，致月经来潮，使舌面生疮，口臭难闻。现已3个月反复如此，月经量大，有血块。今月经将至，舌面尚未起疮，口臭，夜间烦热，不能入眠，舌苔黄厚腻，脉数。

辨证：胃热熏蒸。

治则：清胃火调经。

方药：丹皮 15 克，栀子 12 克，薄荷叶 6 克，莲子 15 克，黄芩 15 克，连翘 15 克，金银花 25 克，淡竹叶 10 克，生甘草 6 克，生地 25 克，益母草 30 克，川牛膝 15 克，酒大黄 12 克，另包后下，藿香 10 克。

二诊（7 月 15 日）：服上药后，月经第 3 天来潮，量仍大，舌面起疮，心烦减轻，舌苔稍黄腻，脉滑数，续服 3 剂，劝其少服辛辣之品。

间断服药 20 剂后，月经来潮，亦无口舌生疮之苦。随访半年未见复发。（《门成福妇科经验精选》）

（七）经前痤疮

迟某，女，29 岁。

2000 年 3 月 5 日初诊：患者 6 月前因工作紧张，睡眠差，月经前 3～4 天面颊两侧开始出现淡红色粉刺，月经提前，量多，色鲜红，痤疮反复发作呈周期性，曾在外院皮肤科治疗，予以甲硝唑口服，局部外用痤疮王，美容面膜治疗，病情无缓解。诊见：面颊两侧新出淡红色粉刺及暗紫色痤疮，烦躁，口干苦，便秘，舌红、苔黄腻，脉弦。予以龙胆泻肝汤加减。

外方：龙胆草 15 克，薏苡仁、白鲜皮各 30 克，车前子 20 克，木通 6 克，大黄（后下）10 克，生甘草 5 克。

嘱经前开始服 5 剂，控制动物性脂肪及糖类摄入过多，忌食辛辣饮食。服 3 个月经周期后，未见新发痤疮，月经周期、经量正常，临床治愈。

按： 经前期痤疮患者中医辨证多属肝旺、湿、瘀、热并重，故予以清肝凉血，利湿为治法。龙胆泻肝汤为泻肝胆实火，清下焦湿热之剂，故化裁之，以龙胆草配大黄泻下清肝以凉血，薏苡仁、车前子、木通、白鲜皮清热利湿，并导热下行，生甘草既健脾以利湿，又能清热解毒。全方既清又利，组方严谨，故疗效确凿。(《新中医》)

(八) 带下

病案 1

杨某，女，26 岁，已婚，1983 年 3 月 5 日初诊。清宫术后阴道下血不净半月，腹痛 3 天。

初诊：患者半月前流产清宫后下血淋漓不尽，今日因腹部剧烈疼痛 3 天就诊。痛处拒按，伴发热寒战，体温升高达 39.6℃，头痛，泛恶不吐，烦躁，口渴，带下如脓，其气臭秽，大便干结，尿频色赤。舌质红，苔黄腻，脉滑数。

妇科检查：双侧附件增厚与子宫粘连成块，压痛、反跳痛明显。

血常规检查：白细胞 $18.6 \times 10^9/L$。

辨证：热毒瘀滞带下。

治则：清热解毒，佐以活血化瘀。

处方：金银花 15 克，大血藤 15 克，柴胡 10 克，生地黄 15 克，赤芍 10 克，丹皮 10 克，白花蛇舌草 15 克，枳实 10 克，桃仁 19 克，川大黄（后下）10 克，马鞭草 15 克，生甘草 6 克，6 剂，水煎服，1 日 2 剂，忌辛辣。

二诊（3 月 13 日）：服药后曾腹泻 3 次，泻后高热渐退，腹痛显减，头痛，恶心亦轻，舌质红，苔黄腻，脉滑数。瘀热尚未清除，守前方去金银花、连翘、川大黄，加败酱草 15 克，生薏苡仁 15 克，6 剂，水煎服，日 1 剂。

三诊（3 月 21 日）身热已退，腹痛轻微，带下亦少。复查血常规：白细胞 10.2×10^9/L。唯感小便频数，尿道有灼热感，少腹胀坠，舌质红，苔黄，脉滑数。查尿常规：白细胞 6 ~ 8 个/HP，蛋白（-），红细胞满视野。为湿热移于小肠，再拟清利下焦湿热，用八正散加减。

处方：生地黄 15 克，木通 10 克，瞿麦 10 克，鱼腥草 15 克，白茅根 15 克，车前草 15 克，栀子 10 克，六一散包煎 15 克，小蓟 12 克，萹蓄 15 克，琥珀吞服 1.5 克，3 剂，水煎服。

四诊（3 月 26 日）：服药后尿频减轻，小便畅通，尿道口已不痛，但仍有腰痛。再拟丸药调治，用知柏地黄丸，每次 1 丸，日服 2 次。连服 1 个月，症状消失，妇科检查盆腔恢复正常。

按：本案病程较短，病势必较急，病在初期阶段，外邪较重，机体正气尚未衰减。故治疗以清热解毒、活血化瘀等祛邪方法为主，邪去正安，诸症消失。（《王子瑜妇科病临证经验集》）

病案 2

董某，女，37 岁，郑州人，有多年慢性盆腔炎病史，近因病证加重前来诊治。

刻诊：少腹拘急疼痛如刺，带下黄白夹杂且量多质地黏稠，大便胶结不爽，小便频数且量不多，舌质淡红，苔白腻中心夹黄，脉沉略涩。辨为水饮阻结，寒热夹杂，瘀滞经脉证，治当攻逐水饮，通阳兼清，给予甘遂半夏汤、薏苡附子败酱散与失笑散合方加味：甘遂 5 克，姜半夏 12 克，白芍 15 克，薏苡仁 30 克，附子 6 克，败酱草 15 克，五灵脂 10 克，蒲黄 10 克，炙甘草 3 克。6 剂，第 1 次煎 35 分钟，第 2 次煎 30 分钟，合并药液，与蜜 30 毫升同煎 10 分钟，每日 1 剂，每天分 3 服。

二诊：少腹拘急疼痛如刺减轻，以前方 6 剂。

三诊：带下减少，以前方 6 剂。

四诊：大便较前通畅，以前方 6 剂。

五诊：小便频数消除，以前方 6 剂。

六诊：诸症基本消除，为巩固疗效，以前方治疗 20 余剂，随访 1 年，一切尚好。

用方体会：根据大便胶结，小便频数辨为水气阻结，再根据带下黄白夹杂辨为寒热夹杂，因疼痛如刺，脉沉略涩辨为瘀，以此辨为水饮阻结，寒热夹杂，瘀滞经脉证。方中甘遂半夏汤攻逐水饮，兼益气血；以薏苡附子败酱散温阳散寒，兼清郁热；以失笑散活血化瘀止痛。方药相互为用，以取其效。（《方剂学临床应用要旨》）

（九）黄带

邹某某，女，29 岁，已婚，农民，1981 年 6 月初诊。

主诉：带下黄浊，久流不愈。

现病史：月经 14$\frac{3 \sim 5}{30}$，量中，色红，有小瘀块，结婚 5 年，育 1 胎，流 2 次。4 月 3 日第 2 次人流后，淋红月余方净，低热不解，腰酸，小腹胀痛，带下色黄而稠，秽浊热臭明显，有时杂有血丝。妇科检查：宫颈重糜，有血性分泌物渗出。

血象检查：白细胞 19100/立方毫米，大便溏而不爽，小便黄赤而浊。舌象：质偏红，苔黄根厚腻。脉象：沉滑而数。

辨证：湿热蕴结带脉，日久化火酿毒。

治法：清理带脉，宣泄湿毒。

处方：生、熟大黄各 6 克，粉丹皮 10 克，败酱草 30 克，生苡仁 30 克，白花蛇舌草 30 克，苦参片 10 克，炒川柏 12 克，炒苍术 10 克，土茯苓 30 克。

治疗经过：经服上药 5 剂，血象检查白细胞 7900/立方毫米，带下见稀，腹痛亦缓，再以原方去生军、苦参片，加粉草薢、碧玉散，续进 10 贴，并以外治方苦参、蛇床子、草河车各 30 克，枯矾 10 克，嘱常熏洗。半月后复诊，恙情已除，后以六君子丸合三妙丸巩固疗效，随访良好。

按：傅青主云："夫黄带乃任脉之湿也。"本例恙由人流后胞宫脾湿下注任带，故低热缠绵，黄带不绝，治以清理带脉，宣泄湿毒为主。治宗大黄牡丹皮汤合四妙丸化裁，清带脉而除湿毒，内外合治，乃收捷效。（《姚寓晨女科证治选粹》）

（十）不孕症

病案 1

丁某，女，26 岁，1998 年 9 月 21 日初诊。

主诉：婚后 2 年未孕。经期 35～50 天一潮，经行 5～6 天，量适中，色紫黑夹块，经前腹痛，平时带黄质稠，味腥臭，经前外阴瘙痒，腰隐痛。

妇科检查：阴道内有脓性分泌物，宫颈举痛，宫体压痛，活动受限，双侧附件增厚，压痛明显。

血液常规检查：白细胞、中性粒细胞升高，血沉加快。

辨证：不孕症—湿热毒蕴证。

治法：清热解毒，疏通胞络。

处方：银英三黄利痹汤。

金银花 30 克，连翘 9 克，蒲公英 30 克，地丁 15 克，川黄连 3 克，黄柏 9 克，大黄 6 克，炮山甲 9 克，络络通 12 克。6 剂。

服药 6 剂后，症状大减，月经 34 天来潮。经后再服 6 剂，身体舒展，月经 30 天来潮，受孕条件具备。1999 年 9 月来信报喜，顺产一男婴。

按：王老常告诫我们，医者治病，需细审其因，按证调治，阴平阳秘，自能有孕。祖国医学中外感疾病占有重要的地位，治疗妇科疾病也是如此。湿热之邪外侵，或饮食不节，或嗜食辛辣助阳之品，致使湿热蕴蓄，余邪未尽，瘀积胞中，以致脏腑功能失常，气血失调，冲任受损，从而引起月经不调、痛经、不孕诸症。治疗此类疾病时，不

能只看到月经不调、痛经、带下秽臭等表面现象，而要细审病因，辨证施治。(《中国百年百名中医临床家丛书》)

病案2

黄某，女，29岁。结婚3年未孕，妇检为宫体后位，左侧输卵管堵塞，其夫生殖系无疾。患者形瘦面晦，目眶黯黑，月经虽按期即至，但末汛前三日及来潮当天，必腹痛如绞，待紫暗挟块之经血下后，腹痛始有缓解；乳房胀痛有核，性情焦虑，烦躁易怒，口苦咽干，手心灼热，便结如粟，舌淡红，两侧紫斑显如带状，长约3厘米，舌底瘀紫更甚，脉弦涩。此瘀血内著，络脉痹阻之机昭然，所服方药也多理气活血之品，其识证未误，施方药合理，乏效之由殆少虫药搜剔久闭之络也，遂书一方予之。岂知患者发现诸如众多之䗪虫、九香虫、水蛭、地龙等干燥虫体，竟不敢煎服，在亲友之劝解下，虽勉强煎煮，但一闻腥膻之味，一想起活体蠕动之虫服时总难下咽，饮下又反复呕吐，无奈服药2剂后即来再诊，言之如下。胡老曰：前处之方是试探之举，恶惧虫药，可改他药替代，但此疾必以丸汤并进方克有效。未尽之剂可不必再进，现处7剂汤药暂服，一周后取丸兼用。意欲将虫药制于丸中，汤药仅作理气调经之佐使耳。宗大黄䗪虫丸化裁专以攻逐搜剔为方：酒制大黄40克，干生地100克，赤、白芍各60克，炮甲60克，地龙60克，水蛭30克，桃仁60克，干漆30克，虻虫20克，九香虫40克，甘草40克。翌晨告药房蜜丸，待其索取。周后黄某至，处方名曰："调经种子丸"一料，每服

10 克，日 2 次，兼书调经理气之汤药 30 剂，与丸药同服，经期停药。患者携药返里。四月后再诊云：药后经汛畅行，腹已不痛，紫块全无，乳核缩小，胀痛已除。后两月虽无服药，但一切正常。现经期已四十日未至，且有中脘不适，时或泛恶，不知何故，特来再诊。视其紫舌消退殆尽，两脉浮滑以寸尤甚，小溲略频，脉症合参，此已孕矣，不必再服药。当年仲冬果产一男婴。（《上海中医药杂志》）

（十一）石瘕

陈某，女，35 岁。小腹胀痛经年不已，腹外可触一枚如鹅卵大小之包块，表面光滑，坚硬不移，且有逐渐增大之势，月经时或数月不汛，时或淋漓不净，妇检为子宫肌瘤，建议手术切除。因改嫁不久，其夫求子心切，畏手术治疗影响生育而转诊胡老。患者形体清癯，面黄少华，纳谷不馨，常感头昏目眩，清晨平卧包块触之尤为清晰，舌淡苔薄白，脉弦细数。此气血不足，癥积内居，时日深久，牢不可破。非攻逐消削无以除坚，不益气养血有损正气，缓缓克削，丸剂最宜，仿仲师为法，拟大黄䗪虫丸损益：酒制大黄 60 克，䗪虫 60 克，桃仁 60 克，干漆 30 克，赤、白芍各 60 克，水蛭 40 克，虻虫 20 克，三棱 60 克，莪术 60 克，黄芪 100 克，当归 60 克，甘草 40 克，大生地 80 克，碾末蜜丸。每服 10 克，日 2 次。此丸连服 3 料，时计 5 月，石瘕依次缩小，经行渐趋正常，半年后终以症平体健、妇检正常而告捷。（《上海中医药杂志》）

（十二）腹痛

姚某，女，42 岁，郑州人，有多年慢性盆腔炎病史，近因病证加重前来诊治。

刻诊：少腹疼痛，怕冷，手足不温，大便干结，带下黄白夹杂，舌质红，苔黄略腻，脉沉。辨为寒湿下注，郁热内生证。治当温阳通结，清热止带，给予三物备急丸与薏苡附子败酱散合方。大黄2克，干姜2克，巴豆2克，薏苡仁30克，附子6克，败酱草15克。6剂，将三物备急丸用药研为细散状，每次服2克；将薏苡仁附子败酱散煎汤送服三物备急丸，每天分3次服。

二诊：少腹疼痛减轻，以前方6剂。

三诊：大便通畅，以前方6剂。

四诊：诸症悉除，以前方6剂。随访1年，一切尚好。

用方体会：根据少腹疼痛，怕冷辨为寒，再根据舌质红、苔黄腻辨为热，因带下黄白夹杂辨为寒夹热，以此辨为寒湿下注，郁热内生证。方以三物备急丸温阳散寒，通下兼清；以薏苡附子败酱散温阳利湿，兼以清利。方药相互为用，以取其效。(《方剂学临床应用要旨》)

（十三）妊娠高热

胡××，女，24岁。

主诉：1976年8月21日至28日持续高热（40℃～41℃），前医拟诊外感风热或暑热，服辛凉解表与清热解暑之剂，体温未降。西医检查未见异常体征。前后曾用安痛定、强力霉素、病毒灵、"201"注射液、强的松、氢化可的松、氯霉素、保泰松等治疗罔效，建议转上级医院治疗。患者有习惯性流产史（堕胎2次），今乃第3胎，妊娠8个月，持续高热 8 天，体质极度虚弱，唯恐路远天热，乘车震动，发生意外。乃请余诊治。

诊查：诊得高热烦躁，大渴喜冷饮，面赤气粗，大便干结，脉动疾数，舌红苔黄燥。

辨证：脉证合参，诊为热在气分，兼邪结阳明。

治法：治以清热泻火，攻里通下，少佐益气生津之品。用白虎人参汤合小承气汤加减。

处方：党参 13 克，石膏 60 克，天花粉 20 克（代知母），竹叶 13 克，川朴 7 克，枳实 7 克，白芍 13 克，麦冬 17 克，连翘 13 克，甘草 3 克，大黄 10 克（泡开水饮）。

每隔 6 小时服药一次，两日服四剂，服第三剂后，大便泄泻十余次，随后体温降至正常。诸症均除，惟久热伤阴耗气，精神疲倦，微咳汗多，口稍渴，予竹叶石膏汤加陈皮、黄芩，连服 7 剂，调理善后恢复健康。后足月顺产一男。(《中国现代名中医医案精华》)

（十四）妊娠哮喘

王××，女，成人。

初诊：1970 年秋。

主诉：患支气管哮喘，住某院内科经用西药不效，请余会诊。

诊查：患者发作时，呼吸异常困难，胸高气粗，喘坐呼吸。痰黄稠黏，汗出淋漓，面色青紫，四肢发凉，日夜不能安枕，痛苦不安。口渴，舌苔黄腻而厚浊，脉象弦滑有力。

辨证、治法：根据脉舌症分析，属于热哮，痰热实证。当用定喘合剂。

处方：防风6克，荆芥6克，连翘6克，麻黄4.5克，薄荷3克，川芎4.5克，当归6克，白芍6克，山栀6克，大黄18克，芒硝12克，条芩9克，滑石12克，甘草6克，胡莲子9克。

此时患者妊娠3月，方内大黄、芒硝均为孕妇忌用，有堕胎之虞。若用其他方剂，疗效不显。而病人又十分痛苦，不能再次拖延，坐视不救。审其脉证，只有定喘合剂适宜，最后从挽救病人出发，大胆使用该方，且每剂大黄用到24克，芒硝用至18克。服药后，每日泻10余次，解下凉粉冻样粪便甚多。泻后，哮喘立见好转，精神稍振，饮食增加，服上方药10剂后，哮喘显著减轻，可以平卧入睡。守方服药20余剂后，病竟痊愈，胎儿无恙。至产期，在本院安全分娩。本案共计服大黄500余克，芒硝近500余克。（《中国现代名中医医案精华》）

（十五）妊娠疫痢

江某之妻。

主诉：怀孕9月，下痢腹痛，脓血黏稠，壮热凛寒，里急后重，痛苦莫名，便次频数，难以计数，嗳气呕吐，六七日未进食。曾经中西医诊治，病情如故。

诊查：舌苔黄厚，脉数。

辨证：此乃疫痢，病情十分危险。余认为肠内湿热郁积，肠壁溃烂；身壮热者乃病邪炽盛，正如前人所谓："热不休，死不治"。

处方：荆芥 6 克，连翘 9 克，川朴 6 克，枳实 6 克，半夏 9 克，蔻仁 2.5 克，川连 6 克，黄芩 9 克，当归 9 克，白芍 19 克，甘草 6 克。

连服上方药 2 剂，病不少减。病家亲友均谓黄连、半夏有碍妊娠，不宜再服，而病日剧，小腹疼痛，片刻难恶，痛声震邻。余谓"病尚可好，非用大黄不可，盖大黄有强大清肠解毒作用，但恐病家怀疑见阻，难收全活之功。"得允，即将前方去荆芥、蔻仁，加大黄 9 克。嘱其每隔 3 小时服药一次，一剂二煎，分 2 次服，一昼夜连服 4 剂。

次日腹痛大减，下痢次数也减少；脉洪滑，呕止思食，苔仍黄厚。将原方去半夏，嘱其一昼夜仍服药 4 剂。至第三日，腹痛全无，脓血亦止，遂将大黄减为 6 克，一昼夜服 3 剂。至第四日，大便正常，但苦虚努挣扎，患者此时反要求酌加大黄。余曰："此即肠中热毒将去良好征象，不得再用大黄"。余反将大黄减为 5 克，黄连减为 3 克，日只服药 1 剂。第五日改用当归、白芍、金银花、甘草、黄芩、枳壳，日 1 剂，连服 2 剂，竟得母子安全。(《中国现代名中医医案精华》)

(十六) 妊娠肠痈

万某，女，20 岁，农民。患者妊娠 5 月余，诉 2 天前出现脐周疼痛，当时认为受凉所致，未予重视，仅自服生姜红枣糖汤一碗，但服后疼痛未止，且逐渐加剧，今日早上起疼痛局限于右下腹，并出现轻度恶寒发热，口干，口中黏腻不爽，纳差乏味，大便两天未解，尿黄。检查：平右髂嵴处有明显压痛及反跳痛，舌红苔黄腻，脉滑数。血常规：白细胞计数 $13.4 \times 10^9/L$，中性 0.81。诊断为妊娠期急性阑尾炎。

中医辨证：湿热壅滞，为肠痈早期。

治则：清热利湿，通里攻下，行气活血。

处方：用自拟阑尾清解方加减。

白花蛇舌草 30 克，金银花、蒲公英各 20 克，黄芩 15 克，生大黄、晚蚕沙、赤芍、白术、佩兰、白芷各 10 克。4 剂，水煎，2 次分服，日 2 剂。

复诊：药后发热已退，大便亦通，疼痛大减，腻苔渐化，惟饮食欠佳。药已见效，无须更张，原方减大黄、赤芍各 6 克，加砂仁 6 克。服完 8 剂诸症消失，复查血象正常，以加味香砂六君子汤调理善后。

按：急性阑尾炎属于中医"肠痈"的范畴。妊娠肠痈之所以形成，固然有饮食不洁，湿热内蕴，或饮食后急剧奔走、肠管受伤，或寒温不适，情志不畅等诸多因素，然妊娠胞脉受阻，气血运行不畅，加之饮食不节，恣食膏粱厚味，湿热内蕴或积热瘀阻，终成妊娠肠痈。张志钧老师遵照"有故无殒，亦无殒也"之宗旨，在治疗上清下与保胎相结合，根据具体证情或佐以行气，或辅以利湿，或兼以活血。（《中国中医急症》）

（十七）产后发热

景泉刘翁之子媳，年三十余。

主诉：夏月婴时疾，翁来邀诊之。之寓所，乃悉妇以患热而胎堕矣。询终始于姑，云：媳妊近届娩期，卒然时疾，初发寒热，嗣大渴，饮无度，便闭腹胀，虽延医，无寸效。其后儿娩出，病势转加，始发谵语，渐昏蒙，莫解人事。

诊查：就榻视之，如姑所言，见妇面紫赤，满布油垢，神昏息迫，鼻鼾口噤，目赤唇焦。启齿察其舌，质紫绛，苔厚燥，暗黑龟裂，切其肌表，热盛而汗溅然出。诊其腹，痞满而坚实，少腹急结，恶露续下未止。脉沉实而滑。

辨证：余以为证属感于温邪，入里化热，胃家成实，火伤冲任。

治法：治必攻下实邪，兼顾其正。当向乃翁告以病情势急，必须攻下，惟碍于新产，较难立法。翁请为尽力挽救。乃仿黄龙汤意，拟大承气，益以参、归、玄、地，使煎成启齿灌之。

一剂药尽，矢气频转。翌朝倍其量，下燥矢二十余枚，坚硬似顽石，其腹立缓；半日许，神转清，身热已镯其大半。第三日复诊。妇谓：身尚感有热，蒸蒸如炊状。料其或将战汗，使煎参芪汤服之，饮以牛乳。未几，汗泄淋漓，少顷热尽解矣。再师清燥养营法，酌方消息。近一周，形神已旺，乃辍药，加意食养，月半尽复原。(《中国现代名中医医案精华》)

(十八) 产后尿闭

王××，女，36岁。产后十天小便闭结不通，小腹急结胀满，彻夜呻吟，用抗生素及导尿治疗数日无效。后经检查，诊断为阴道大面积血肿，压迫膀胱及尿道而致尿闭。证属瘀血蓄于下焦，先拟以桃仁承气汤加减：桃仁6克，大黄12克（后下），朴硝6克（后下），桂枝9克，甘草3克，当归9克，红花6克，党参9克，三七9克。水煎分2次服，连服2剂，不意下瘀血块1000克余，小便亦随之而通，诸症消失而愈。（《中医杂志》）

（十九）产后痉风

顾某，女，26岁，1984年3月21日初诊。

主诉：产后口紧，抽搐5天。曾在外地医院诊为产后破伤风，用破伤风血清、青霉素等药治疗未愈，中药曾服羚羊钩藤汤、华佗愈风散，也未应效而来我院求治：面红目赤，神昏谵语，面呈苦笑貌，颈项强直，角弓反张，咬牙龂齿，抽搐频繁，痰鸣漉漉有声，呼吸急促，大便5日未行，少腹急结，舌质红苔黄腻，脉象浮滑两尺沉涩。体温39.5℃，血检：白细胞 $12.8 \times 10^9/L$，中性0.74，淋巴0.26，诊为产后痉风（破伤风）。证属产后阴血大伤，血瘀下焦，毒邪客袭，内犯阳明。治以通腑逐瘀为当务之急，急投桃核承气汤加减。药用：大黄（后下）15克，玄明粉（冲）、桃仁、红花、化橘红各12克，丹参20克，蝉蜕30克，甘草3克。药进2剂后，大便4次，先泻下燥屎七八枚，后泻紫暗色稀便，体温正常，语言清楚，抽风顿减，颈项强直好转，饮食少进。唯唇干口燥，少腹急结，小便滴涓难解，此乃肺津亦伤，膀胱气化失司，改投滋阴利尿剂，猪苓汤出入。药用：猪苓、茯苓各 10 克，泽泻、阿胶（烊化、兑服）、北沙参、桔梗、麦冬各 12 克，甘草 3 克。药进 3 剂后，小便畅通，饮食增加，抽搐止，颈项活动自如，少腹柔软，唯觉气短乏力，腰背酸痛，继投滋肾养阴药 5 剂，告愈。(《辽宁中医杂志》)

(二十) 产后便秘

病案 1

李某，女，30 岁，郑州人。

主诉：在 2 年前因产后出血引起大便困难，3～4 天 1 次，近因病证加重前来诊治。

刻诊：大便干结 3～4 天 1 次，腹中烦热，指甲凹陷，倦怠乏力，自汗，舌质红，苔薄黄，脉沉弱。辨为实热内结，气血不足证，治当清泻实热，益气补血，给予黄龙汤与百合地黄汤合方：大黄 12 克，芒硝 10 克，厚朴 24 克，枳实 5 克，红参 10 克，当归 15 克，百合 15 克，生地黄 50 克，炙甘草 6 克。6 剂，第 1 次煎 30 分钟，第 2 次煎 25 分钟，合并药液，每日 1 剂，每天分 3 服。

二诊：大便略溏泻，减大黄为 10 克，以前方 6 剂。

三诊：大便正常，2 天 1 次，以前方 6 剂。

四诊：诸症基本消除，以前方 6 剂；之后，为了巩固疗效，以前方变汤为散剂，每次 6 克，每日分 3 次服，治疗 3 个月。随访半年，一切尚好。

用方体会：根据大便干结，腹中烦热辨为热结，再根据倦怠乏力，脉沉弱辨为气虚，因指甲凹陷辨为血虚，以此辨为实热内结，气血不足证。方以黄龙汤清泻实热，益气补血；百合地黄汤滋阴凉血，润肠通便，加炙甘草益气和中。方药相互为用，以取其效。（《方剂学临床应用要旨》）

病案 2

李某，女，30 岁，农民，邹平县焦桥镇人，于 2001 年 3 月 10 诊。

病史：27 岁结婚，婚后孕 2，正产 1，流产 1。现产后 35 天，乳汁足，近 7 天来大便秘结，3～4 天一次，解时艰涩难下，小腹不痛，小便正常。

检查：面色萎黄，舌质淡，苔薄白，脉象沉细而涩。

辨证：产后便秘—血虚肠燥证。

治法：养血润燥通便。

处方：熟地黄 30 克，当归 15 克，白芍 9 克，川芎 6 克，肉苁蓉 20 克，火麻仁 15 克，枸杞子 15 克，郁李仁 9 克。水煎服，3 剂。

服法：每日 1 剂，早晚各煎服 1 次。

随访：服药 3 剂后大便正常。

按：患者分娩时失血过多，营血聚虚，津液亏耗，不足以濡养肠道，致令肠燥便难，故予养血润燥通便法而获效。方中四物养血润燥，肉苁蓉、火麻仁、郁李仁、枸杞子滋补肾精，滑肠通便，全方有养血润燥通便之效。（《中国百年百名中医临床家丛书》）

（二十一）产后精神异常

陈某某，女，24 岁，住院号：19482。

病史摘要：患者系初产妇，入院前4天，在公社医院顺产一男婴。产程较长，产后一天出现寒战发热，恶露骤停，少腹膨胀，体温持续在39.5℃～40℃之间，神志时清时昧。经用多种抗生素效差而转来门诊。入院后拟诊"产褥感染"。

诊见高热烦躁，恶露不行，入夜神昏谵语，两手撮空，白天则神志清楚，少腹膨胀疼痛，口渴欲饮，舌质红，脉细数。脉症合参属热扰血室，温邪与瘀血相搏，邪热扰营。拟桃仁承气合犀角地黄汤加减。

药用：制大黄9克，玄明粉12克（分冲），炒赤芍、杜红花、全当归、桃仁泥各9克，粉甘草3克，川桂枝6克，净连翘12克，地鳖虫6克，广角片12克（先煎），细生地15克，丹皮9克。

药后恶露复行，周身微汗，神志清楚，热势渐降，大便畅通数次，溏而不实，少腹尚有轻度压痛。瘀热未清，原方去广角片、玄明粉，又服2剂。药后神志清楚，恶露已净，少腹压痛亦除，唯胃纳不佳，腹部膨胀，脉缓舌净。病后脾虚气滞，以香砂六君子汤善后调理而痊愈。

按：患者发于产后感受温邪，致恶露停止，温邪与恶露互结，而形成热入血室，瘀热内扰营血见证。用散瘀清热，凉血解毒剂后，恶露复行，瘀热得解，热退神清而愈。（《新中医》）

（二十二）阴肿

梁春园，女，33岁。初诊：1982年4月2日。

病史：患者阴部反复瘙痒 1 年多，近来日益严重。用手指抓破后，因感染阴部红肿奇痒。日轻夜重，并在阴部右侧有一如桃核大之肿物，痛痒难忍，不能坐，行走摩擦痛苦更甚。经当地医院用抗生素治疗，病情尚未控制，仍觉阴部奇痒，彻夜不眠，且肿物痛连肛门，小便刺痛，伴口干而苦，烦躁不安，小便短赤，大便 3 天未解，腹微胀痛。

检查：体温 37℃，面红目赤，舌质红、苔黄腻，脉滑数。血常规：白细胞 $6.2 \times 10^9/L$，中性 0.78，淋巴 0.22。

辨证：风湿热毒留注外阴。

治法：清热利湿，解毒消肿。

处方：白头翁 30 克，土茵陈 30 克，大黄 18 克（后下），黄连 6 克，黄柏 12 克，苦参 18 克，玄参 18 克，蛇床子 12 克，皂角刺 18 克，水煎服，8 剂。外治以消肿解毒外洗剂，地肤子 30 克，白鲜皮 30 克，蛇床子 30 克，荆芥 18 克，黄柏 18 克，苦参 30 克。

以上 6 味药煎数沸后，倾入洗脸盆，适温度外洗患处，每天 1 次。

复诊：1982 年 4 月 10 日。药后大便已通，外阴痛痒已减，肿物渐消，病有起色，仍觉口干苦，小便黄短赤痛。治宜泻火除湿，清热利尿。

处方：白头翁 30 克，地肤子 18 克，土茵陈 30 克，车前子 30 克，萆薢 30 克，蛇床子 12 克，苦参 18 克，玄参 18 克，皂角刺 18 克，水煎服，8 剂，外治同前。

三诊：1982 年 4 月 18 日。内外并治，痒痛大减，夜寐亦安，局部症状好转，肿物消至如花生仁大。效不更方，连服 7 剂，外治同前。

四诊：1982 年 4 月 25 日。自述阴肿痛痒全消，唯腹胀痛，食欲不振，大便不畅通，舌红、苔黄腻，脉濡数。拟健脾清热化湿剂，以巩固疗效。

处方：土茯苓 30 克，白术 35 克，茵陈 15 克，大腹皮 15 克，川朴 12 克（后下），枳壳 18 克，车前草 30 克，石榴皮 15 克，地肤子 18 克。水煎服，3 剂。

按：阴肿是由湿毒内侵或肝经郁热、脾虚生湿、郁而化热、湿热下注外阴所致。《妇人良方》：妇人阴内痛痒，内热倦怠，饮食少思，此肝脾郁怒，元气亏损，湿热所致。且湿热下注，为病虫生存繁殖提供有利条件，两者常互为因果。黄永源认为，本案阴肿为风湿热毒留注外阴而成，治疗以清热利湿，解毒消肿为中心，采用内服和外洗兼治的方法，效果比较满意。一诊以白头翁、土茵陈、大黄清热化湿，通泄大便；黄柏、黄连、苦参清热解毒、化湿止痒；玄参凉血解毒；蛇床子、地肤子消风而止痒；皂角刺消肿散结。并配合清祛肿毒，化湿止痒的外洗剂，内外合治。药后大便已通，邪毒外泄，外阴痛痒已减，肿物渐消，病有起色，仍觉口干苦，小便黄短赤痛。调整药物泻火除湿，清热利尿。三诊药后病症大减，效不更方，方药同前。四诊阴肿痛痒全消，即以健脾清热化湿剂，巩固疗效。整个治疗围绕主要病机，随症加减药物，守法治疗而收功。

（《奇难杂症精选》）

四、儿科病案

（一）小儿咳嗽

张××，男，3岁。

主诉：患儿受凉伤食，发热汗出，气逆咳嗽，病已七日，曾服疏表宣肺之剂多付，病有增无减，每日午后壮热尤甚，彻夜咳嗽不休，不能合目。诊查：小便黄少，大便秘结三日。舌苔微黄而燥，指纹色紫，脉滑数。

辨证：此表邪不解，外感夹滞，入里化热而成阳明燥实之候。

治法：当上病下取，釜底抽薪，急下存阴，以拯救津液。宜大承气汤急下之。

处方：大黄6克、枳实6克、厚朴6克、芒硝6克、玄参3克、甘草3克。

1剂，水煎，分3次服。

上方药服1剂，当晚咳嗽大减，能食且入睡。翌日得大便，下燥屎1次。午后咳嗽、高热亦平，竟1剂收功。（《中国现代名中医医案精华》）

（二）小儿肺胀

马某，女，5个月。

1978年3月5日初诊：患儿于3月2日下午2时许突然发热，1小时后出现惊厥，烦躁不宁，并伴有咳嗽、气急呕吐，继即神志不清。乃于翌晨急诊入某医院儿科治疗。入院体温高达 40.3℃，呼吸加快，口唇发绀，鼻翼翕动，两目斜视，频繁惊厥，颈项强直，四肢抽搐，二便不通，两肺满布湿性啰音。白细胞 $48 \times 10^9 / L$，胸部 X 线透视：两侧肺叶见有大小不等之模糊小片状浸润阴影，并有汇合之势。该院诊断为急性肺炎并发中毒性脑病。给予抗生素注射、氧吸入及镇静剂处理。至下午 5 时，病情加重，乃请中医会诊。症见呼吸急促，喉间痰鸣拽锯，声达户外，不时惊厥，牙关紧闭，壮热有汗不解，神志昏迷，二便闭塞，舌苔黄糙，舌质绛红。对光反射消失，并出现陈氏呼吸。辨证为夹惊肺胀。证属风温犯肺，逆传心包，邪郁化热，炼液为痰，闭塞其窍。邪热不得外泄，风火交煽，肝风为之蠢动，已出现抬肩喘息，摇身撷肚之危象。肺之化源将竭，治法已非开提肺气所宜，乃以上病下取，平肝息风，涤痰泄热之法为治。

处方：钩藤 15 克，玳瑁 3 克，陈胆南星 3 克，干石菖蒲 10 克，生石膏 30 克，生大黄 5 克（后下），牵牛子 3 克。煎汤 60 毫升。先以 30 毫升加入 鲜竹沥水 10 毫升、紫雪丹 1.5 克，羚羊角粉 1 克，鼻饲。

用药 2 小时后二便得通，再以原药 30 毫升，原羚羊角粉、紫雪丹，继续鼻饲灌服。4 小时后，大便又畅解 1 次，量多质黏，气秽异常。体温降至 38.5℃，痉厥喘促平定。

第 2 天二诊：未再抽搐，呼吸匀，咳嗽无痰；舌苔化薄，根中仍浊腻，尖仍红。内风已息，痰热渐化，但余邪尚留肺胃，再进化痰清肺之剂。

处方：天竺黄 8 克，陈胆南星 3 克，石菖蒲 6 克，生石膏 20 克，连翘心 5 克，金银花 10 克。

第 3 天三诊：神志清醒，干咳未止，舌苔转灰，质干，口唇红肿，舌边起刺，喜饮水，倦怠嗜寐。此乃温邪伤阴，肺阴耗伤，转以润肺生津，以善其后。

处方：北沙参 10 克，天冬 10 克，麦冬 10 克，生甘草 5 克，桔梗 5 克。玄参 10 克，鲜茅根 20 克，芦根 20 克，黄芩 5 克，金银花 10 克。1 周后，经胸透检查，病灶吸收，痊愈出院。

按：本案为江育仁治疗肺炎喘嗽验案之一。小儿神气怯弱，筋脉未盛，肝常有余，罹患肺炎喘嗽，若邪热炽盛，常易毒陷厥阴，内陷手厥阴心包经，则出现神昏谵语；内陷足厥阴肝经，则出现抽搐。本例系温邪闭肺，内陷厥阴而为夹惊肺胀证。在治疗方法上，与一般肺炎喘嗽不同。本案既见抬肩喘息、摇身撷肚、呼吸不整的"肺绝"征象，又有舌苔黄糙、二便闭塞的腑实证候，因此，在治疗上根据肺与大肠相表里的关系，采用"上病下取""釜底抽薪"之法，痰热、风火从而下泄，使患儿转危为安。病程中温邪伤阴，肺阴耗伤，而后润肺生津，以善其后。由于辨证准确，用药恰如其分，故如此危重的肺炎并发中毒性脑病，仅住院 1 周就痊愈出院。(《广西中医药》)

(三) 小儿便秘

田某，女，3 岁。

1991 年 12 月 31 日初诊：自 1 岁断奶后开始便秘，至今已 2 年整。初大便 2 日左右 1 次，粪质稍干，别无他症。近半年来明显加重，3 ~ 5 日排便 1 次，大便呈球状，坚硬如石，排出困难，有时微带血液，每次排便均使患儿处于恐惧状态，食欲亦明显减少。诊前亦多方治疗，使用开塞露、果导片、蜂蜜水、番泻叶和中药汤剂等，均无长久改善之效果。追问其喂养史：断奶后方加辅助食品，平素偏食，少食青菜。查患儿体瘦，面㿠，舌质淡，苔薄，脉细无力，腹软，乙状结肠外触及条索状硬结（已 4 天未排便）。诊为气虚便秘。方以当枳通秘汤。

药用：当归 10 克，枳实 10 克，白芍 10 克，莱菔子 10 克，肉苁蓉 10 克，番泻叶 3 克，升麻 5 克，黑芝麻 10 克，4 剂，水煎服，2 日 1 剂，每日服 3 次，每服 20 毫升。

1992 年 1 月 7 日二诊：服上方后，当晚即便，粪质硬。至来诊前每 2 天排便 1 次，粪质稍软，症状明显减轻。治以上方加生地黄 10 克。继服 4 剂。

1 月 16 日三诊：服二诊方后大便 1 ~ 2 日 1 次，质软。上方去番泻叶，继服 2 剂。

1 月 21 日四诊：服前方后大便 1 日 1 次，且有节律，每日清晨即便，质软，食欲亦见增加。更方如下：黄精 10 克，白术 10 克，当归 10 克，生地黄 10 克，槟榔 10 克，枳实 10 克，肉苁蓉 10 克。继服 4 剂。

1 月 30 日五诊：患儿大便如常，每日晨起即便。嘱病家停药，调理饮食，节甘进蔬，病自可痊愈。半年后追访，患儿遵医嘱调饮食并加强锻炼，大便一直正常，1日1次，质软，并且食增体胖。

按：本案为王烈治疗便秘验案之一。便秘一症为儿科小疾。《医学入门》云："一日一便为顺，三四日不便为秘。"关于便秘，古今论述颇多，然专论小儿者少。小儿患此疾，十分痛苦，家长万分着急，医之治又常投病家所好，强以下之，认为便通而下病自愈，不别缘由。岂不知，一时之通下可得，而令长久之通畅不易，必结合小儿之特点而辨治。小儿乃纯阳之体，所患热病最多，热灼津，津伤肺燥，肺与大肠相表里而致大肠燥结；热邪伤阴耗血，则脾燥津竭便不运；肾司二便，热伤肾阴，肾阳亦伤而便无以润。因此对小儿便秘，古往今来，多认为与热伤阴津相关，治常以滋阴、清热泻下之法为主。王老认为，小儿便秘虽与热致阴伤相关，但导致小儿便秘的原因有多种，有因积而致，有因咳、喘而发，有因热而作……尤其大便久秘者，其原因更不单一。临证一味用清下、润下之法其效不显，疗效不长久的原因乃因阴阳互根，阴伤阳亦伤，阳伤气不行，致小儿阳虚阴结，阴阳俱虚，便无以运而传导失司，便秘久而不解。此时若单以清热泻下或润下，仅仅可取一时之功，而不能达长久之效。王老自拟当枳通秘汤，方中当归有养血和血润燥之功；枳实有行气散痞，促使胃肠运动，增强收缩节律之功；莱菔子善宽中下气而通便；白芍可敛阴养血；肉苁蓉补肾益精，润燥而司开阖；升麻的功效，《医方集解》中云："有病大小便秘者，用通利药

周效，重用升麻而反通"。诸药合力，共奏行气血，调阴阳，而达气行阴亦行，阴行便润而自通的作用。(《吉林中医药》)

（四）小儿风水

鄌之营兵秋家小儿，病风水，诸医用银粉、粉霜之药，小溲反涩，饮食不进，头肿如腹，四肢皆满，状若水晶。家人以为勉强求治于戴人，戴人曰：此证不与壮年同，年壮病水者，或因留饮及房室，此小儿才七岁，乃风水证也，宜出汗。乃置燠室，以屏帐启遍遮之，不令见火，若内火见外火，必昏愦也，使大服胃风汤：人参（去芦）、茯苓（去皮）、川芎、官桂、当归、芍药、白术各等份为末，每服三钱，水一盏，入陈粟米煎，饭前服之。后浴之，浴讫，以布单重复之，凡三五重，其汗如水，肿乃减五分，隔一二日，仍依前治之，汗出，肿减七分，乃二汗而全减，尚未能进食，以槟榔丸（槟榔一钱半，陈皮一两，木番二钱半，牵牛半两。为末，醋糊丸，桐子大，每服三十丸，生姜汤下）调之。小儿嬉笑如常日矣。(《儒门事亲》)

（五）小儿虫积

王×，男，9岁。

初诊：1975年6月5日。

主诉：素有蛔虫，感寒腹痛三天，日夜阵作。

诊查：痛且拒按，腹部膨胀，吵扰不安，食入即吐，便下闭结，形瘦神软，舌质淡润。

辨证：此属虫积中阻。

治法：亟须安蛔杀虫，温里下积。

处方：乌梅6克，川椒目3克，胡连3克，雷丸9克，淡干姜3克，榧子肉9克，使君子9克，白芍9克，白芜荑9克，党参6克，大黄9克（绞汁冲入）。2剂。

因不能受食，药液由胃管灌入。

服上方头汁后，30小时左右，下蛔虫16条；38小时左右，又下蛔虫百余条。腹痛缓解而诸症悉平，第三天即出院回家。（《中国现代名中医医案精华》）

（六）小儿疫毒痢

郭××，女，7岁。

主诉：下痢赤白2天，里急后重，日十余行。

诊查：高热神昏汗淋（体温39.5℃~40℃），纳呆作恶，脉伏微细，舌苔黄腻。

辨证：是为疫毒下痢，积热蕴郁，冷实不清，内闭欲脱。

治法：病情危重，亟须温脾汤温通下，以力挽之。

处方：淡附片4.5克，干姜3克，肉桂1.5克，酒浸大黄9克，玄明粉9克（分2次冲服），炙甘草3克，当归4.5克，党参6克，炒白芍9克。

二诊：二进温脾汤，热毒外泄，痢次反增，日十七八次之多，赤白黏冻，兼夹绿色。热和神清（体温38.3℃），阳回肢温，吐恶亦止，脉象细数，舌红苔化。病有转机，然郁滞未清，尚须苦寒泄热。

处方：葛根6克，酒炒黄芩6克，炒川连2克，白头翁

4.5 克，川柏 4.5 克，秦皮 9 克，马齿苋 9 克，金银花炭 9克，扁豆花 9 克，车前子 9 克。2 剂。

三诊、四诊：服药后，症情递减，仍宗前义，上方去秦皮、川柏，加酒炒赤芍、酒炒苦参，加减增损，续服 7 剂。

五诊：热度已平，痢下初和，胃纳转佳，但大便溏泄，面浮形萎，舌淡苔厚，脉滑软数。此为痢后土虚，脾阳不振也。再拟温脾消滞，以化余湿。

处方：党参 4.5 克，焦白术 9 克，炮姜 2.4 克，肉桂 1.5 克，广木香 2.4 克，陈皮 3 克，川朴 3 克，山楂炭 9 克，煨葛根 6 克，酒炒黄芩 4.5 克。7 剂。

六诊：痢愈腹软，大便仍溏（粪培养三次阴性），两脉细弱，舌根尚腻，胃纳转佳。是脾阳虚耗，须温运固涩以善其后。

处方：党参 4.5 克，焦白术 9 克，姜炭 3 克，粳米 15 克，山药 9 克，煨木香 3 克，扁豆花 9 克，石莲子 9 克，石榴皮炭 9 克，赤石脂 9 克。5 剂。

服上方药后诸恙均和而出院。（《中国现代名中医医案精华》）

（七）小儿鼓胀

尹某，女，40 天。

1984 年 1 月 17 日初诊：患儿生后 3 天腹胀，逐日加重，乳差易吐，便秘不解，昼夜啼哭，依靠抠便缓解。曾被某医院诊为先天性巨结肠。医云手术，其母畏绝，后怀试治之心，来门诊治疗。检查：面色苍白，肌瘦形瘠，腹皮绷紧急如鼓，青筋怒张，舌红纹紫。证属肝、脾二脏受病，气结湿郁，积滞充塞，传导失职，腹气不通以致腹部胀大而成鼓胀。治法：行气通腑，调和肝脾。

药用：大黄2克，番泻叶3克，枳壳5克，香附4克，青皮4克，党参6克，白术6克，茯苓8克，赭石15克，竹茹5克，炙甘草3克。3剂后，矢气转，大便自排，腹胀缓解。

二诊：患儿形体消瘦，面色不华，显系脾虚。此时邪气虽减而未尽，如再予通腑，势必更伤正气，遂转益气健脾，润肠通便。原方去大黄、番泻叶、赭石、竹茹，加郁李仁10克，火麻仁10克，当归10克，焦山楂4克。连进6剂，诸症减轻，精神好转。以后间断自服上方16剂，病愈合欢。

按：本案为马献图治疗先天性巨结肠验案之一。鼓胀本属重症，幼儿患此更为严重。本例虽有腹胀、便秘、呕吐之实象，也有面色苍白，形体消瘦之虚象。前后分析，当系实中有虚，即"大实有羸状也"。此时非下不足以祛其邪。然小儿稚阴稚阳之体不可不顾，故采用行气通腑，调和脾胃之法，以攻邪为主，3剂后病有好转，遂后转润导之法，以善其后。对此，医者认为，本患儿虽40天，体质嫩弱，但有实邪，还当放胆攻邪，稍佐扶正，始克有济。
（《陕西中医学院学报》）

（八）小儿遗尿

阎×，男，11岁，1992年1月26日初诊。患儿自幼至今每夜尿床1~2次，形体瘦弱，心烦急躁，夜寐梦多，时有梦语啮齿，乏力，食欲不振，精神不集中，经常腹痛，大便干结，小便黄，气味臭秽，舌红苔黄，脉弦数。

辨证：肝胆郁热，阳明积滞。

治法：清泻肝胆郁热，消导胃肠积滞。

方药：蝉衣6克，片姜黄6克，白僵蚕10克，大黄2克，柴胡6克，黄芩6克，川楝子6克，7剂。

二诊：服药大便泄泻4~5次，3剂后正常，遗尿未作，除心烦急躁外，余症皆减。脉弦滑，舌红。原方去柴胡、黄芩、川楝子，加焦三仙各10克，水红花子10克，7剂。

三诊：近1周来仅尿床1次，舌红苔白，脉弦细。继用前法。

药用：钩藤10克，蝉衣6克，僵蚕10克，枳壳6克，郁金10克，覆盆子10克，7剂。

四诊：遗尿未作，饮食增，夜寐安，精神爽，二便正常。黄连2克，蝉衣6克，僵蚕10克，覆盆子10克，钩藤10克，川楝子10克，生牡蛎20克，7剂，巩固疗效。

按：小儿遗尿，既往多认为由先天肾气不足，下元虚冷，膀胱失约所致。本例经常腹痛，食欲不振，舌红苔黄，大便干结，此为胃肠积滞，郁而化热；心烦急躁，夜寐梦多，甚则梦语啮齿，舌红，脉弦数，乃湿热蕴郁肝胆，内扰心神；湿热下移，蕴结于膀胱，热迫膀胱失约则睡中遗尿。《医学心悟·遗尿》云："火性急速，逼迫可遗。"热灼津液，则尿臊色黄。赵氏用升降散升清降浊，调畅气机，

荡涤胃肠积滞；再以柴胡、黄芩、川楝子清泻肝胆之郁热，使之郁散湿去热清，故能奏效。（《赵绍琴临证验案精选》）

（九）小儿发热

王某，男，3岁。

因高热持续20余天，于1987年6月26日就诊。

20余日来高热持续不退，体温波动在38℃～40℃之间，先后用多种抗生素、退热剂及中药解表清热之剂无效。体检未见任何阳性体征，各种实验室检查均未见异常。烦躁面赤，腹稍胀，肚腹灼手，溺黄便干，舌质红，苔黄腻，指纹紫滞。有饮食不节史，平素嗜食鸡、鱼、肉、蛋。大便常干，夜睡不安，时伏卧，此乃积热内停，兼有外感之候，治宜釜底抽薪，开达募原。

处方：柴胡、黄芩、葛根、知母、厚朴、草果仁、炒槟榔、生大黄、炒牵牛子各10克，生石膏30克，薏苡仁12克，番泻叶3克。1剂，水煎服。

服药后，肠鸣频频，解下大量燥屎，味臭秽，身热大减，精神好转。去石膏、大黄、牵牛子、番泻叶，再服2剂。热退身凉，诸症皆瘥。

按： 本案为丁樱治疗发热验案之一。阳明胃腑，万物所归，既是藏污纳垢之所，又是酿湿生热之乡。小儿饮食不节，饥饱无度，损伤脾胃，积滞内停，酿成生湿热，内伏募原，募原不得开发，热结不得外达。一旦新感触动内热，内外合邪，与正交争，遂致发热起伏不解。此可谓积滞所致高热，实为当前儿科临床之常见症。辨证要点是：

高热兼腹胀满，肚腹灼手，四肢欠温，虽汗出而热不解，多以午后至夜间热势必加重，舌苔黄厚腻或白干而厚。究其病因，常有嗜食肥甘厚味，或暴饮暴食之饮食史，亦常伴有外感。本证以结为主，法当泻之。但因有新感为标，且内外合邪伏于募原，不得透达，故以釜底抽薪、开达募原两法并用。既可荡涤肠中积热，又可疏利募原之壅滞，并能化湿，透表以清热，从而使积去热清，其证自解。医者以吴氏达原饮、清导散（大黄、牵牛子）加减治疗，用1~3剂往往可使热去身凉，取效甚捷。常用处方：柴胡、黄芩、葛根、厚朴、炒槟榔、草果仁、薏苡仁、知母、石膏、生大黄、牵牛子、番泻叶，水煎服。其中大黄、牵牛子、番泻叶荡涤胃肠，消食导滞，以釜底抽薪，根治其本；吴氏达原饮通里达表，除湿清热，以开达募原，逐邪外出。另加生石膏以扬汤止沸。如此则积热尽除，枢机转运，内安外调，其病自愈。(《江西中医药》)

（十）小儿暑温

杨某，女，10岁。

初诊：1963年6月3日。

主诉：壮热不退，已有1周（39.5℃~40℃）。

症见：神志昏迷，狂妄不安，便结5天，矢气顺转，手中掣搐，汗少溲赤。两脉数实，舌苔黄腻。

辨证：阳明经腑实热。

治法：拟通腑结，下实热。

处方：厚朴3克，生枳实6克，大黄9克，玄明粉6克

（冲），紫雪丹3克（化服），1剂。

6月4日二诊，神志仍昏，大便未下，汗出较多，溲赤涩。脉象同前，舌绛苔燥。为实热逗留肠胃，势已化火化燥，改用白虎加味以透邪清热，生津润燥。

处方：生石膏60克（先入），知母6克，生甘草3克，陈粳米30克（包），鲜生地黄30克，天花粉9克，鲜竹叶50片，鲜石菖蒲6克，紫雪丹3克（化服），1剂。

6月5日三诊：药后下大量宿粪，热和神清，知饥索食，津津有汗。舌转滋润，脉象平静。然余热未清，防其死灰复燃。拟竹叶石膏汤2剂。然后热清神安，调理而愈。

按： 本案为董廷瑶治疗暑温验案之一。本案暑温初期，属阳明腑实证，故及时通下实热，透邪清热、生津润肠，使热除神清，体现了中医治疗暑温（乙型脑炎）釜底抽薪，斩将夺关的思路。瘥后防复发是中医一贯的预防思想，后以竹叶石膏汤善后，未有后遗症。说明了董氏在抢救治疗中力挽狂澜，当机立断，防患于未然的思路和方法是正确的，值得效法。（《中国现代名中医医案精华》）

第七章　历代名医论下法

一、张仲景

伤寒六七日，目中不了了，睛不和，无表里证，大便难，身微热者，此为实也，急下之，宜大承汤。

（《伤寒论》254 条）

阳明病，发热汗多者，急下之，宜大承汤。

（《伤寒论》255 条）

发汗不解，腹满痛者，急下之，宜大承气汤。

（《伤寒论》256 条）

少阴病，得之二三日，口燥咽干者，急下之，宜大承气汤。

（《伤寒论》320 条）

少阴病，自利清水，色纯清，心下必痛，口干燥者，急下之，宜大承气汤。

（《伤寒论》321 条）

少阴病六七日，腹胀不大便者，急下之，宜大承气汤。

（《伤寒论》322 条）

阳明病，不能食，攻其热必哕，所以然者，胃中虚冷故也；以其人本虚，攻其热必哕。

（《伤寒论》199 条）

太阴为病，脉弱，其人续自便利，设当行大黄、芍药者，宜减之，以其人胃气弱，易动故也。

（《伤寒论》280 条）

少阴病，脉微，不可发汗，亡阳故也；阳已虚，尺脉弱涩者，复不可下之。

（《伤寒论》286 条）

诸四逆厥者，不可下之，虚家亦然。

（《伤寒论》330 条）

……明日又不大便者，脉反微涩者，里虚也，为难治，不可更与承气也。

（《伤寒论》219 条）

阳明病，心下硬满者，不可攻之，攻之利遂不止者死，利止者愈。

（《伤寒论》210 条）

伤寒呕多，虽有阳明证，不可攻之。

（《伤寒论》209 条）

少阳中风，两耳无所闻，目赤，胸中满而烦者，不可吐下，吐下则悸而惊。

（《伤寒论》265 条）

阳明病，面合色赤，不可攻之，必发汗，色黄者，小便不利也。

（《伤寒论》211 条）

太阴之为病，腹满而吐，食不下，自利益甚，时腹自痛。若下之，必胸下结硬。

（《伤寒论》273 条）

伤寒五六日，不结胸，腹濡，复厥者，不可下；此亡血，下之死。

（《伤寒论》347 条）

病人欲吐者，不可下之。

《金匮要略方论·呕吐哕下利病脉证治》

二、王叔和

诸虚不可下……

脉浮大，应发其寒，医反下之，此为大逆……

病欲吐者，不可下之……

太阳病，有外证未解，不可下，下之为逆。

《脉经·卷七·病不可下证》

三、朱肱

大抵伤寒最慎于下，若表证未罢，不可乱投汤剂，虚其胃气。脉浮者，不可下；脉虚细者，不可下；恶寒者，不可下；呕吐者，不可下；不转矢气者，不可下；大便坚，小便数，可用承气汤攻之，小便清者，不可下；大便硬，小便少者，未可攻；阳明病自汗出，若发汗，小便自利者，不可下。以此知古人慎用转药如此。

《类证活人书·卷三·慎下》

四、许叔微

老壮者形气也，寒热者病邪也。脏有热毒，虽衰年亦可下。

《伤寒九十论·阳明可下证》

五、佚名

论曰：伤寒邪入于阴，其病在里，法当下之。诸腹满不大便，或口燥舌干而渴，或潮热谵语，皆为可下之证；诸诊得脉沉而实，即为可下之脉。但脉证已具，不必拘以日数，急宜攻里。若病虽过经里证未备者，未可下也。故《经》曰：阳盛阴虚，下之则愈，其法谓此。

《圣济总录·卷第二十一·伤寒可下》

六、张从正

下之攻病，人亦所恶闻也。然积聚陈莝于中，留结寒热于内，留之则是耶？逐之则是耶？《内经》一书，唯以气血通流为贵；世俗庸工，唯以闭塞为贵。又止知下之为泻，又岂知《内经》之所谓下，乃所谓补也。陈莝去而肠胃洁，癥瘕尽而荣卫昌。不补之品，有真补者存焉。然俗不信下之为补者，盖庸工亡投下药，当寒反热，当热反寒，未见微功，转成大害，使聪明之士，咋不信也，此也。

所以谓寒药下者，调胃承气汤，泄热之上药也；大、小、桃仁承气，次也；陷胸汤，又其次也；大柴胡，又其次也。以凉药下者，八正散，泄热兼利小溲；洗心散，抽热兼治头目；黄连解毒散，治内外上下蓄热而不泄者；四物汤，凉血而行经者也；神芎丸，解上下蓄热而泄者也。以温药而下者，无忧散，下诸积之上药也；十枣汤，下诸水之上药也。以热药下者，煮黄丸、缠金丸之类也，急则用汤，缓则用丸，或以汤送丸，量病之微甚，中病即止，不必尽剂，过则生愆。

仲景曰：大法秋宜泻。谓秋则阳气在下，人气与邪气亦在下，故宜下。此仲景言其大概耳。设若春夏有可下之疾，当不下乎？此世上之庸工蹢躅迁延，误解人大病也。皆曰：丰乳月岂敢用过药泻脱胃气？呜呼！何不达造化之甚也？《内经》称：土火之郁，发四时之气。以五月先取化源，泻土补水。又曰：土郁则夺之。王太仆注曰：夺，谓下之，令无壅碍也。然则于五月先防土壅之发，令人下夺，《素问》之言非软？然随证不必下夺，在良工消息之也。予所以言此者，矫世俗，期不误大病暴病耳。故土郁之为夺，虽大承气汤亦无害也。……

　　或言，男子不可久泄，妇人不可久吐。何妄论之甚也！可吐则吐，可下则下，岂问男女乎？大人小儿，一切所伤之物在胃脘，如两手脉迟而滑者，内实也，宜下之。何以别乎？盖伤宿食者恶食，伤风者恶风，伤寒者恶寒，伤酒者恶酒，至易辨也。故凡宿食在胃脘，皆可下之，则三部脉平，若心下按之而硬满者，犹宜再下之。如伤寒大汗之后，重复劳发而为病者，盖下之后热气不尽故也，当再下之。若杂病腹中满痛不止者，此为内实也。《金匮要略》曰：痛而腹满，按之不痛为虚，痛者为实。《难经》曰：痛者为实，腹中满痛，里壅为实，故可下之。不计杂病、伤寒，皆宜急下之。宜大承气汤，或导水丸，或泄水丸等药，过十余行。如痛不已，亦可再服，痛已则止。至如伤寒大汗之后，发热，脉沉实，及寒热往来，时时有涎嗽者，宜大柴胡汤加当归煎服之，下三五行，立愈。产后慎不可作诸虚不足治之，必变作骨蒸寒热，饮食不入，肌肤瘦削，经水不行。《经》曰：寒则衰饮食，热则消肌肉。人病瘦削，皆粗工以药消烁之故也。呜呼！人之死者，岂为命乎？《难经》曰：实实虚虚。损不足而益有余，如此死者，医杀之耳！至如目黄、九疸、食劳，皆属脾土，可下之，宜茵陈蒿汤。或用导水丸、禹功散，泻十余行，次以五苓散、桂苓甘露丹、白术丸等药，服之则愈矣。或腰脚胯痛，可用甘遂粉二三钱，以豮猪腰子薄批七八片，掺药在内，以湿纸包数重，文武火烧熟，至临卧细嚼，以温酒或米饮汤调下。至平明见一二十行，勿讶。意欲止泻，则饮水或新水顿服之，泻立止。次服通经和气定痛乌金丸、蹢马丹之类，则愈矣。《内经》有不因气动而病生于外者，太仆以为瘴气贼魅、虫毒、飞尸鬼击、冲薄坠堕、风寒暑湿、砍射剥割、撞扑之类。至如诸落马堕井、打扑闪朒损伤、汤沃火烧、车碾犬伤、肿发焮痛、日夜号泣不止者，予寻常谈笑之间，立获大效。可峻泻三四十行，痛止肿消，乃以通经散下导水丸等药。如泄水少，则可再加汤剂泻之，后服和血消肿散毒之药，病去如扫。此法得之睢阳高大明、候德和。使外伤者，不致癃残跛躄之患。余非敢掩人之善，意在救人耳！

……至如沉积多年赢劣者，不可便服陡攻之药，可服缠积丹、三棱丸之类。《内经》曰：重者因而减之。若人年老衰弱，有虚中积聚者，止可五日一服万病无忧散。故凡积年之患，岂可一药而愈？即可减而去之……

然诸洞泄寒中者，不可下，俗谓休息痢也。伤寒脉动浮者，不可下。表里俱虚者，不宜下。《内经》中五痞心证，不宜下。厥 而唇青者，手足冷，内热深者，宜下。寒者，不宜下，以脉别之。小儿内泻，转生慢惊及两目直视，鱼口出气者，亦不宜下。若十二经败甚，亦不宜下，止宜调养，温以和之，如下则必误人病耳！若其余大积大聚，大病大秘，大涸大坚，下药乃补药也。余尝曰：泻法兼补法，良以此夫！

《儒门事亲·卷二·凡在下者皆可下式》

七、袁班

况近世之医书，每多以补虚立论。至大实有羸状故，因秽浊、实邪盘踞在内，既不得见而知之，又为宜补之说横于心中，往往惑于假虚之病象，而人多以下为畏途矣，更有世之不明虚实之宜，乃不善用者之误，恒见得时之医，自保声名，不肯轻用下法，及至病久正虚，方投轻下之剂，自无效应；至不得时之医，遇有病症，急于求效，遂妄用下法以决裂。人见时医用下而无效，庸医用下而致祸，遂使假虚之让误以温补，而戕生多矣。殊不思《内经》有故无殒之训，仲景有急下存津之法。如《伤寒论》之承气、陷胸等汤，用之得当，立能转危为安。况邪入于里，如贼居畿辅内地，非边远之寇可比，急宜荡除，然于腹里地方，而行此兵凶战危之事，务当操必胜之权而后可。今特将历验心得之法，和盘托出，以济世人之危殆，而挽夭扎之惨也。

《证治心传·卷一·证治总纲》

八、喻昌

少阴经有急下三法，以救肾水，一本经水竭，一木邪涌水，一土邪凌水。而阳明 经亦有急下三法，以救津液；一汗多津液越于外，一腹满津结于内，一目睛不慧，泽枯干中。

《尚论篇卷二·阳明经中篇》

九、秦之桢

忌攻下者，有表邪未解，未可攻下者，有里气虚寒，不可攻下者，有津竭血燥，忌攻下者；有阳明 不实，不必攻下者，有无一下症，不犯攻下者，有虽热无结，本非攻下者；有身热脉大，禁攻下者，有斑疹未透，攻下则内伏者；有邪汗未透，攻下则邪伏者；有手足不温，攻下则脉伏不出者。故曰：恶寒身痛，太阳证未罢，不可下。结胸症，脉浮大，不可下。阳明病，面赤色，表证也，不可下。服小承气汤不失臭气者，无燥屎也，不可攻下。脉浮数者，表脉也，不可攻下。脉虚细者，正气虚也，不可攻下。伤寒热久，津液干枯，自汗复发其汗，津液重伤，不可攻下。与厥冷、虚家、久病、新产、脉微，并不可攻下也。仲景攻下真诀，唯以表证之解与不解，腹中气之转失与不转失，脐腹之痛与不痛，脉之浮与不浮，实与不实，汗之多与不多，小便之利与不利，里热之甚与不甚，津液之干与不干，屎之硬与不硬、溏与不溏，以消悉大下、微下、和之，俟之，导之之法，示后人临证斟酌，庶无早下误下之患。

《伤寒大白·总论·忌攻下论》

十、程国彭

下者，攻也，攻其邪也。病在表则汗之；在半表半里则和之；病位在里，则下之而已。然当下不下误人者；有不当下而下误人者；有当下不可下，而妄下之误人者；有当下不可下，而又不可以不下，下之不得其法以误人者；有当下而下之不知浅深，不分便溺与蓄血，不论汤丸以误人者；又杂症中，不别寒热、积滞、痰水、虫血、痈脓以误人者。是不可不察也。

何谓当下不下？仲景云：少阴病得之二三日，口燥咽干者，急下之；少阴病，六七日，腹满不大便者，急下之；下利，脉滑数，不欲食，按之心下硬者，有宿食也，急下之。阳明病，谵语，不能食，胃中有燥屎也，可下之；阳明病，发热汗多者，急下之；少阴病，下利清水，色纯青，心下必痛，口干燥者，急下之；伤寒六七日，目中不了了，睛不和，无表证，大便难者，急下之。此皆在当下之例，若失时不下，则津液枯竭，身如槁木，势难挽回矣。

然又有不当下而下者何也？如伤寒表证未罢，病在阳也，下之则成结胸。病邪虽已入里，而散漫于三阴经络之间，尚未结实，若遽下之，亦成痞气，况有阴结之症，大便反硬，得温则行，如开水解冻之象。又杂症中，有高年血燥不行者，有新产血枯不行者，有病后亡津液者，有亡血者，有日久不更衣，腹无所苦，别无他症者，若误下之，变证蜂起矣。所谓不当下而下者此也。

然又有当下不可下者何也？病有热邪传里，已成可下之证，而其人脐之上下、左、右，或有动气，则不可以下。《经》云：动气在右，不可下，下之则津液内竭，咽燥鼻干，头眩心悸也。动气在左，不可下，下之则腹内拘急，食不下，动气更剧，虽有身热，卧则欲倦。动气在上，不可下，下之则掌握烦热，身浮汗泄，欲得水自灌。动气在下，不可下，下之则腹满头眩，食则清谷，心下痞也。又咽中闭塞者不可下，下之则下轻上重，水浆不入，蜷卧身疼，下利日数十行。又脉微弱者不可下。脉浮大，按之无力者不可下，脉迟者不可下，喘而胸满者不可下；欲吐、欲呕者不可下；病人阳气素微者不可下，下之则呃；病人平素胃弱，不能食者，不可下；病中能食，胃无燥屎也，不可下。小便清者不可下；病从腹满时减，复如故者，不可下。若误下之，变症百出矣。所谓当下不可下，而妄下误人者，此也。

然有当下不可下，而又不得不下者，何也？夫以羸弱之人，虚细之脉，一旦热邪乘之，是为正虚邪盛，最难措手。古人有清法焉，有润法焉，有导法焉，有少微和之法焉，有先补后攻，先攻后补之法焉，有攻补并行之法焉，不可不讲也。如三黄解毒，清之也。麻仁、梨汁，润之也。蜜煎、猪胆汁、土瓜根导之也。凉膈散、大柴胡，少少和之也。更有脉虚体弱不能胜任者，则先补之而后攻之，或暂攻之而随补之，或以人参汤，送下三黄枳术丸。又或以人参、栝楼、枳实，攻补并行而不相悖。盖峻剂一投，即以参、术、归、芍维持调护于其中，俾邪气潜消而正气安固，不愧为王者之师矣。又有杂症中，大便不通，其用药之法可相参者。如老人、久病人、新产妇人，每多大便闭结之症，丹溪用四物汤，东垣用通幽汤，予尝合而酌之，而加以苁蓉、枸杞、柏子仁、芝麻、松子仁、人乳、梨汁、蜂蜜之类，随手取效。又尝于四物加升麻，及前滋润药，治老人血枯，数至圊而不能便者，往往有验，此皆委曲疏通之法。若果人虚，虽传经热邪，不妨借用，宁得猛然一往，败坏真元，至成洞泻，虽曰天命，岂非人事哉！所谓下之贵得其法者此也。

然又有当下而下，而不知浅深，不分便溺与蓄血，不论汤丸以误人者何也？如仲景大承气汤，降痞、满、燥、实兼全者，乃可用之。若仅痞满而未燥实者，仲景只用泻心汤。痞满兼燥而未实者，仲景只用小承气汤。除去芒硝，恐伤下焦阴血也。燥实在下而痞满轻者，仲景只用调胃承气汤，除去枳、朴，恐伤上焦阳气也。又有太阳伤风证，误下而传入太阴，以致腹痛者，则用桂枝汤加芍药；大实痛者，桂枝汤加大黄，是解表之中兼攻里也。又有邪从少阳来。寒热未除，则用大柴胡汤，是和解之中兼攻里也。又结胸证，项背强，从胸至腹硬满而痛，手不可近者，仲景用大陷胸汤、丸。若手按不痛者，只用小陷胸汤。若寒食结胸，用三白散热药攻之。又不结胸，头出汗者，用小半夏加茯苓汤。水停胁下，痛不可忍者，则用十枣汤。凡结胸阴阳二症，服药罔效，《活人》俱用枳实理中丸，应手而愈。又《河间三书》云：郁热蓄甚，神昏厥逆，脉反滞涩，有微细欲绝之象，世俗未明造化之理，投以温药，则不可救；或者妄行攻下，致残阴暴绝，势大可危。不下亦危，宜用凉膈散合解毒汤，养阴退阳，积热借以宣散，则心胸和畅，而脉渐以生。此皆用药浅深之次第也。又如太阳证未罢，口渴，小便短涩大便如常，此为溺涩不通之证，治用五苓散。又太阳传本，热结膀胱，其人如狂，少腹硬满而痛，小便自利者，此为蓄血下焦，宜抵当汤、丸。若蓄血轻微，但少腹急结，未至硬满者，则用桃核承气汤。或用生地四物汤，加酒洗大黄各半下之，尤为稳当。盖溺涩证，大便如常；燥粪证小便不利；蓄血证小便自利，大便色黑也。此便溺、蓄血之所由分也。血结膀胱，病势最急，则用抵当汤，稍轻者，抵当丸。结胸恶证悉具，则用大陷胸汤，稍轻者，大陷胸丸。其他荡涤肠胃、推陈致新之法，则皆用汤。古人有言：凡用下药攻邪气，汤剂胜丸散。诚以热淫于内，用汤液涤除之，为清净耳。此汤、丸之别也。

然又有杂症中，不别寒热、积滞、痰水、虫血、痈脓以误人者何也？东垣治伤食证，腹痛、便闭、拒按者，因于冷食，用见晛丸；因于热食，用三黄枳术丸；若冷热互伤，则以二丸酌其所食之多寡而互用之，应手取效。又实热老痰，滚痰丸；水肿实证，神佑丸；虫积，剪红丸；血积，花蕊丹、失笑丸；肠痈，牡丹皮散，随证立方，各有攸宜。此杂症攻之良法也。

近世庸家，不讲于法，每视下药为畏途，病者亦视下药为砒鸠，致冷热证垂危，袖手旁观，委之天数，大可悲耳。昔张子和《儒门事亲》三法，即以下法为补，谓下去其邪而正气自复，谷、肉、果、菜，无往而非补养之物。虽其说未合时宜，而于治病攻邪之法正未可缺。吾愿学者仰而思之，平心而察之，得其要领，以施救济之方，将以跻斯民于寿域不难矣。

《医学心悟·卷一·医门八法·论下法》

十一、唐宗海

或问血证多虚，汗、吐且有不可，则攻下更当忌矣！予曰：不然。血之所以上者，以其气腾溢也，故忌吐、汗动其气。至于下法，乃所以折其气者，血证气盛火旺者，十居八九，当其腾溢而不可遏，正宜下之以折其势。仲景阳明证有急下以存阴法；少阴证有急下以存阴法。血证火气太盛者，最恐亡阴，下之正是救阴，攻之不啻补之矣。特下之须乘其时，如实邪久留，正气已不复支，或大便溏泻，则英雄无用武之地，只可缓缓调停，纯用清润降利，以不违下之意，斯得法矣。

《血证论·卷一·用药宜忌论》

十二、许浚

通则不痛，不通有痛。又云：诸实为痛，痛随利减。

凡心胃痛甚，须用下药利之，是为捷法。

《东医宝鉴·心胃痛宜下》

十三、吴又可

温疫发热一二日，舌上白苔如积粉，早服达原饮一剂，午前舌变黄色，随现胸膈满痛，大渴烦躁，此伏邪即溃，邪毒传胃也，前方加大黄下之，烦渴少减，热去六七，午后复加烦躁发热，通舌变黑生刺，鼻如烟煤，此邪毒最重，复瘀到胃，急投大承气汤。傍晚大下，至半夜热退，次早鼻黑苔刺如失。

《温疫论·急证急攻》

大凡客邪贵乎早治，乘人血气未乱，肌肉未消，津液未耗，病人不至危殆，投剂不至掣肘时，愈后亦易平复。欲为万全之策者，不过知邪之所在，早拔去病根为要耳。但要量人之虚实，度邪之轻重，察病之缓急，揣邪气离募原之多寡，然后药不空投，药无太过不及之弊。是以仲景自大柴胡以下，立三承气汤，分多与少与，必有轻重之殊。勿拘于下不厌迟之说。应下之证。见下无结粪，以为下之早；或以为不应下，而误投下药，殊不知承气本为逐邪，而非专为结粪设也。如必候其结粪，血液为热所搏，变证迭起，是犹酿病贻害，医之过也。况多有溏粪失下，但蒸作极臭，如败酱，如藕泥，临死不结者，但得秽恶一去，邪毒从此而消，证脉从此而退，岂徒孜孜粪结而后行哉！

《温疫论·注意逐邪勿拘结粪》

凡下不以数计，有是证则投是药。医家见理不透，经历未到，中道生疑，往往遇此证，反致耽搁。但其中有间日一下者，有连下三四日者，有应连下二日间一日者，其间宽缓之中，有应用柴胡清燥汤者，有应用犀角地黄汤者。至投承气，某日应多与，某日应少与，其间不能得法，亦足以误事。此非可以言传，贵乎临时斟酌。

《温疫论·因证数攻》

十四、吴鞠通

热结液干之大实证，则用大承气汤；偏于热结而液不干者，旁流是也，则用调胃承气；偏于液干多而热结小者，则用增液，所以回护其虚，务存津液之心法也。

阳明温病，诸症悉有而微，脉不浮者，小承气汤微和之。

阳明温病，汗多谵语，舌苔老黄而干者，宜小承气汤。

阳明温病，无汗，小便不利，谵语者，先与牛黄丸；不大便，再与调胃承气汤。

阳明温病，面目俱赤，肢厥，甚则通体皆厥，不瘛疭，但神昏，不大便，七八日以外，小便赤，脉沉伏，或并脉亦厥，胸腹满坚，甚则拒按，喜凉饮者，大承气汤主之。

阳明温病，纯利稀水无粪者，谓之热结旁流，调胃承气汤主之。

阳明温病，下利谵语，阳明脉实，或滑疾者，小承气汤主之；脉不实者，牛黄丸主之，紫雪丹亦主之。

温病三焦俱急，大热大渴，舌燥，脉不浮而躁甚，舌色金黄，痰涎壅甚，不可单行承气者，承气合小陷胸汤主之。

阳明温病，无上焦证，数日不大便，当下之，若其人阴素虚，不可行承气者，增液汤主之。服增液汤已，周十二时观之，若大便不下者，合调胃承气汤微和之。

下后数日，热不退，或退不尽，口燥咽干，舌苔干黑，或金黄色，脉沉而有力者，调胃承气汤微和之；脉沉而弱者，增液汤主之。

阳明温病，下之不通，其证有五，应下失下，正虚不能运药，不运药者死，新加黄龙汤下之。喘促不宁，痰涎壅滞，右寸实大，肺气不降者，宣白承气汤下之。左尺牢坚，小便赤痛，时烦渴甚，导赤承气汤下之。邪闭心包，神昏舌短，内窍不通，饮不解渴者，牛黄承气汤主之。津液不足，无水舟停者，间服增液，再不下者，增液承气汤下之。

《温病条辨·卷二·中焦篇》

主要参考书目

1. 王付．方剂学临床应用要旨．北京：人民军医出版社，2013

2. 范仁忠．中医治法精粹．合肥：安徽科学技术出版社，1990

3. 吕连祥．下法新论．大连：大连出版社，1995

4. 高学敏等．实用中药学．北京：中国中医药出版社，2006

5. 谭同来等．常用中药配对与禁忌．太原：山西科学技术出版社，2003

编 后 语

本书的第 1 ~ 3 章由谭同来研究员执笔；第 4 ~ 7 章由湖南中医药高等专科学校张咏梅高级政工师执笔。写作过程中，参考了许多名医治病的专著及报刊等文献内容，在此，谨向许多专家、文献作者及出版单位表示衷心的感谢！由于我们学识水平有限，取舍不当，书中难免有少少错误或不当之处，敬请广大读者指正。

作　者

图书在版编目（CIP）数据

中医泻下法／谭同来，张咏梅编著 . —太原：山西科学技术出版社，2020.5

（中医临床必备实用疗法系列丛书／谭同来总主编）

ISBN 978 - 7 - 5377 - 5985 - 4

Ⅰ.①中… Ⅱ.①谭… ②张… Ⅲ.①泻下 Ⅳ.①R243

中国版本图书馆 CIP 数据核字（2020）第 001868 号

中医泻下法
ZHONG YI XIE XIA FA

出　版　人：赵建伟

编　著　者：谭同来　张咏梅

责 任 编 辑：郝志岗

封 面 设 计：杨宇光

出 版 发 行：山西出版传媒集团·山西科学技术出版社

　　　　　　地址：太原市建设南路 21 号　邮编：030012

编辑部电话：0351 - 4922072

发 行 电 话：0351 - 4922121

经　　　销：各地新华书店

印　　　刷：山西基因包装印刷科技股份有限公司

网　　　址：www. sxkxjscbs. com

微　　　信：sxkjcbs

开　　　本：880mm×1230mm　1/32　印张：10.75

字　　　数：208 千字

版　　　次：2020 年 5 月第 1 版　2020 年 5 月太原第 1 次印刷

书　　　号：ISBN 978 - 7 - 5377 - 5985 - 4

定　　　价：32.00 元

本社常年法律顾问：王葆柯

如发现印、装质量问题，影响阅读，请与发行部联系调换。